中药特色蜡疗

主审◎何天有

主编◎张小林　张小金

全国百佳图书出版单位

中国中医药出版社

·北京·

图书在版编目（CIP）数据

中药特色蜡疗 / 张小林，张小金主编. ––北京：
中国中医药出版社，2025.9.
ISBN 978-7-5132-9464-5

Ⅰ. R244.9

中国国家版本馆 CIP 数据核字第 2025EU6608 号

中国中医药出版社出版

北京经济技术开发区科创十三街 31 号院二区 8 号楼
邮政编码　100176
传真　010-64405721
山东润声印务有限公司印刷
各地新华书店经销

开本 787×1092　1/16　印张 18　彩插 0.5　字数 371 千字
2025 年 9 月第 1 版　2025 年 9 月第 1 次印刷
书号　ISBN 978-7-5132-9464-5

定价　80.00 元

网址　www.cptcm.com

服 务 热 线　010-64405510
购 书 热 线　010-89535836
维 权 打 假　010-64405753

微信服务号　zgzyycbs
微商城网址　https://kdt.im/LIdUGr
官 方 微 博　http://e.weibo.com/cptcm
天猫旗舰店网址　https://zgzyycbs.tmall.com

如有印装质量问题请与本社出版部联系（010-64405510）

《中药特色蜡疗》

编委会

主　审　何天有

主　编　张小林　张小金

副主编　文　新　李姝睿　何彦东

编　委　典迎彬　张秋林　郭俊美　张小霞

　　　　冯小科　冯振华　于庆山　程锡玲

　　　　张　禹　朱庆春　李朋珍　杜　丽

中藥特色蠟療
造福全民健康

贺中藥特色蠟療一書付梓

甲辰冬吉日
啸宏

原卫生部副部长陈啸宏为《中药特色蜡疗》题词

弘扬中医蜡疗药技
民卫展业
民卫发展全民健康重业

彭顺超书
二〇二五年七月二十九日九十一岁于长沙

彭顺超先生为《中药特色蜡疗》题词

中藥蠟療劲果好

歲次甲辰冬 亞柳書

人民榜样（国医大师）伍吉云为《中药特色蜡疗》题词（1）

紫氣德行東天來下

歲次甲辰冬月 亞柳書

人民榜样（国医大师）伍吉云为《中药特色蜡疗》题词（2）

序 言

我国蜡疗历史悠久，早在东晋时期葛洪所著的《肘后备急方》中就有相关记载：
"火灸蜡，以灌疮中"。早在 8 世纪，著名的藏医学家云丹贡布就在《四部医典》中记
载："可施蜡灸疗法之病症，食积火衰浮肿水肿痞，胆寒头部四肢之黄水，痰核炭疽，
以及虚热证，疯癫健忘一切脉疾类，发热之后一般蜡灸除，总之风痰所转诸寒证……
蜡灸堪称奇。"唐代刘禹锡在《传信方》中记载了蜂蜡疗法的相关内容，即取蜂蜡一
斤熔化，涂于旧绢布上，随患病处之大小狭阔，趁热缠脚，注意脚心，并穿袜包裹，
待蜡凉后更换热蜡，风热者兼裹两手心，治脚转筋、心躁惊悸兼暴风、通身凉冷如
瘫痪者。宋代太医局设疮肿兼折疡科，元代太医院设十三科，均载录了在进行颞下
颌关节脱位手法复位后采用蜡疗热敷等外治法。明代李时珍在《本草纲目》中记载：
"……用蜡二斤，盐半斤相和，于镟罗中熔令相入，捏作一兜鍪，势可合脑大小，守
头至额，其病立止也。"蜡疗对暴风身冷、破伤风湿、脚上冻疮等均有奇效。

综上可知，蜡疗源远流长，从古至今均应用于临床，并有很好的疗效。随着中
医适宜技术的推广应用，蜡疗在防病治病方面发挥越来越重要的作用。

《本草纲目》云"脚上冻疮，浓煎黄蜡涂之""汤火伤疮……用麻油四两，当归
一两，煎焦去滓，入黄蜡一两，搅化放冷，摊帛贴之，神效"，《本草纲目》是目前
已知最早记载中药与蜡疗结合内容的文献，为开发中药特色蜡疗、提高蜡疗的临床
疗效提供了理论依据。

清代吴尚先在其所著的《理瀹骈文》中指出："若使皮肤皱揭，蜡润其肌。"蜡
疗有消除瘢痕、润肌美容、祛斑抗皱之功效，这也对我们开发蜡疗美容产品起到了
启迪、引领作用。

如何做好蜡疗的传承与发展呢？我认为，蜡疗作为中医外治法，首先要在中医
基础理论的指导下，以阴阳五行学说、脏腑学说、气血津液学说、经络学说等理论
为基础，根据中医辨证论治的原则，对临床上的各类证候进行归纳分析，以明确疾

病的病因病机、病位病性，然后进行相应的配穴处方，最后按方施术、辨证施蜡。本人创新发展了五行蜡疗、脏腑蜡疗、经络蜡疗、穴区蜡疗等治疗技术，并将这些技术应用于临床实践，获得了很好的临床效果，使蜡疗从理论到临床形成了较完善的体系。

本人主编了第一部《实用中医蜡疗学》，对蜡疗的传承与发展具有重要的意义。该书的出版将蜡疗上升至中医学高度，使其有了进一步的提高与发展。本人与众多学者共同研究蜡疗的发展方向，特别是河南紫德堂生物科技有限公司的总经理张小林，他精心研读《实用中医蜡疗学》三年，认为蜡疗是中华民族的瑰宝，应发扬光大，造福人类，于是他带着这个想法来到兰州与我共商蜡疗发展之事，后来确定由该公司对蜡疗产品进行开发与推广应用。

最初的蜡疗只是一种把医用蜡加热熔化制成蜡块，然后敷于病变部位进行治疗的方法，治疗病种单一、疗效一般。本团队把如何提高蜡疗的临床疗效作为重点研究项目，首先将中药与蜡疗相结合，将纯中药提取物溶入蜂蜡与医用蜡制成中药特色蜡块，然后根据疾病治疗部位的不同，研发符合临床需要的模具，使蜡块更能贴合病变部位，便于操作、方便治疗，最后根据病证特点与辨证分型的不同，研制出了五行蜡疗中药特色蜡块、蜡灸膏、何氏蜡灸本草散结康膜保健液、何氏蜡灸本草痹痛康膜保健液、蜡美人等系列产品，做到了辨证施蜡、专病专蜡，扩大了蜡疗的临床应用范围，提高了临床疗效，并在养生保健领域进行了推广应用，获得了多项国家专利。

自2012年《实用中医蜡疗学》一书出版以后，本团队致力于特色中药蜡疗的开发与研究，历经10余年，追溯历史渊源，以中医基础理论为指导，开展了中药特色蜡疗作用机理的研究，注重特色中药蜡块系列产品的开发，制定了技术操作规范，将中药特色蜡疗广泛应用于临床各科，进行了系统的疗效观察，取得了良好的临床效果，并将中药特色蜡疗与其他中医适宜技术整合，在养生保健与治未病方面推广应用，获得了很好的社会效益与经济效益，深受患者的信赖与好评。

本团队对中药特色蜡疗的研究资料进行了系统的整理，由甘肃岐黄中医药研究院发起，河南紫德堂生物科技有限公司组织，经过整个专家团队的共同努力，几经修改，编成《中药特色蜡疗》，希望本书的出版能够为中医蜡疗学的发展作出贡献，为中药特色蜡疗的研究与应用提供可靠的资料，以造福人民。在本书出版之际，特别向参编的各位专家，以及中国中医药出版社的领导与编辑人员表示衷心的感谢！

何天有

2025 年 5 月

目 录

第一章

中药特色蜡疗概述

第一节　中药特色蜡疗的定义

中药特色蜡疗是一种在中医理论的指导下，以脏腑学说、经络学说为基础，根据辨证确定相应的中药处方和配穴处方，按方施术，以防病治病的治疗方法。中药特色蜡疗将蜡疗的作用与中药方剂的作用有机结合，将加热的石蜡敷在患部，基于四诊、八纲理论，对临床上各种不同证候进行归纳分析，以明确病因病机、病位病性，借蜡疗之力使药物渗透吸收，效力直达病所，以通其经脉、调其气血、平衡阴阳，从而达到预防和治疗疾病的目的。

中药特色蜡疗改变了传统给药途径，将中药或中药制剂与蜡疗相结合，借助蜡疗的力量使药物渗透吸收，效力直达病所，作用更加直接，使"良药不再苦口"，让患者在整个治疗过程中感觉很舒服，没有痛苦，"将治疗变成一种享受"。中药特色蜡疗具有无创伤、无痛苦、成本低、好掌握、易推广、疗效显著、安全环保等优势，深受广大患者信赖。

第二节　中药特色蜡疗的起源和发展

我国的蜡疗历史悠久，在晋唐时期，蜂蜡疗法已逐步完善和盛行，比 1909 年法国萨脱福倡导的石蜡疗法早了 1000 多年。

明代李时珍在《本草纲目》中记载："……用蜡二斤、盐半斤相和，于鎞罗中熔令相入，捏作一兜鍪，势可合脑大小，搭头至额，其病立止也。于破伤风湿、暴风身冷、脚上冻疮……均有奇效。"这段话讲的就是蜡疗，蜡疗是一种将加热的蜡敷在患部，或将患部浸入蜡液的理疗方法。在医疗技术尚不发达的古代，人们就能够运用蜂蜡来治疗疾病，这是一项伟大的创举。蜡疗与针灸、推拿等疗法共同构成了中医理疗医学的基础。

1082 年，世医唐慎微（1056—1093）集成《经史证类备急本草》32 卷，第 20 卷不仅收载了葛洪、孙思邈用热蜂蜡外治疾病的方法，而且详述了唐代《刘禹锡传言方》中的蜂蜡方法：取蜂蜡 0.5kg 熔化，涂于旧绢布上，随所患疾处大小阔狭，趁热缠脚，注意脚心，并穿袜包裹，待蜡凉后再更换热的蜡，有风毒者兼裹两手心，治脚转筋、心躁惊悸及暴风通身冰冷如瘫痪者。遗憾的是蜡疗没有像针灸、推拿那样形成较大的使用规模，为人们所熟知，究其原因是受当时技术条件和蜂蜡资源的限制，多种疾病的临床治疗无法开展。不过，由于传统的蜡疗在关节炎引发的腰腿痛的治疗方面效果显著，而且治疗时间短、见效快、疗效持久，更重要的是采用的外敷法是近乎天然的疗法，因而还是受到了患者的青睐。

现代蜡疗技术得到了进一步完善，除传承传统的蜡疗方法外，还将中药与蜡疗有机地结合在了一起，使蜡疗在施治技术和诊疗效果上都有了很大的发展和提高。相关临床统计结果表明，关节炎、肩关节周围炎（简称"肩周炎"）、椎间盘突出症及风湿性疾病运用中药蜡疗治疗后，重症期患者的症状可明显减轻，早、中期患者则完全可以达到治愈或长期不发病的效果。

现代蜡疗所使用的温热介质早已不局限于蜂蜡，主要还是将石蜡或复合蜡等用作介质，比如美容用的美容蜡、脱毛蜡、薄荷蜡等，都是通过在蜂蜡或石蜡中添加植物油、维生素 E、胶原蛋白、树脂等加强营养与黏性制成的。

目前国内不少疗养院或医院理疗科已开设蜡疗门诊，国际流行的蜡疗美容技术已经在国内开展。相信随着蜡疗技术的不断完善与推广，在人们追求回归自然、崇尚自然疗法的热潮中，蜡疗一定会在未来成为一种个人或家庭常用、简便的康复保健方法。

第二章

中药特色蜡疗的中医学基础

中药特色蜡疗的应用是在中医基础理论的指导下进行的，所以掌握中医基础知识非常重要。

第一节　阴阳五行学说

阴阳五行学说包括阴阳学说与五行学说，是我国古代唯物论和辩证法用以认识自然的世界观与方法论。阴阳五行学说贯穿中医理论体系的各个方面，借以阐明人类生命的起源，以及人体的生理功能、病理变化，指导临床诊断与治疗，是中医学的重要组成部分。

一、阴阳学说

1. 阴阳的基本概念

（1）阴阳具有普遍性

阴阳是对自然界相互关联的某些事物和现象对立双方的概括，包含对立统一的概念，既可以代表两个相互对立的事物，也可以代表同一事物内部存在的相互对立的两个方面。也就是说，宇宙间的任何事物都可以概括为阴和阳两类，任何事物内部又可以分为阴和阳两个方面，而每一事物中的阴或阳任意一方还可以再分阴阳，以至无穷。《素问·阴阳离合论》说："阴阳者，数之可十，推之可百，数之可千，推之可万，万之大不可胜数，然其要一也。"

（2）阴阳具有相对性

事物的阴阳属性不是绝对的，而是相对的。这种相对性，一方面表现为在一定的条件下，阴和阳之间可以相互转化，即阴可以转化为阳，阳可以转化为阴；另一方面体现于事物的无限可分性，比如就白昼和黑夜而言，昼为阳、夜为阴，就上午和下午而言，上午为阳中之阳、下午为阳中之阴，就前半夜和后半夜而言，前半夜为阴中之阴、后半夜为阴中之阳。《类经》说："阴阳者，一分为二也。"唐代的王冰对《素问·阴阳离合论》中所说的"阴阳者，数之可十，推之可百，数之可千，推之可万，万之大不可胜数，然其要一也"做了注解，即"一，谓离合也"，进一步说明了阴阳的相对性。

2. 阴阳的基本内容

（1）阴阳的相互对立

阴与阳两个方面相互对立，它们之间相互制约、相互消长，不断取得动态平衡。就一年四季来说，有明显温、热、凉、寒的气候变化，春夏之所以温热，是因为春夏的温热之气上升抑制了寒凉之气，秋冬之所以寒凉，是因为秋冬的寒凉之气上升抑制了温热之气。自然界气候的变化，正是阴阳之气相互制约、消长的结果。

阴阳相互制约的过程也是相互消长的过程。人体的生理活动也是如此，白天阳气盛、阴气弱，而阳主动、阴主静，动的力量较强，制约了静，人就显得精神振奋；黑夜阴气盛、阳气弱，由于静的力量较强，制约了动，人就显得精神倦怠。虽然白天与黑夜相比，阴阳之间有多有少，并不平衡，但从整个昼夜来看，还是相对平衡的。

机体阴阳失衡时，可运用阴阳对立制约的原理治疗，"寒者热之，热者寒之"。

（2）阴阳的相互依存

阴阳学说认为，阴阳双方不仅是相互对立的，而且是相互依存的，任何一方都不能脱离另一方而单独存在。例如：上为阳、下为阴，没有上就无所谓下；寒为阴、热为阳，没有寒就无所谓热。所以说，阳依存于阴、阴依存于阳，每一方都以另一方的存在为自己存在的条件，正如《素问·阴阳应象大论》所说："阴在内，阳之守也；阳在外，阴之使也。""守"是守于内、"使"是行于外，该句就是对阴阳相互依存的很好的说明。这里的阴阳，主要是指事物与功能，即阴代表物质、阳代表功能。物质集中于内，所以说"阴在内"；功能表现于外，所以说"阳在外"。如果阴阳双方失去了相互依存的条件，就会导致所谓的"孤阴""独阳"，甚至出现"阴阳离决""精气乃绝"的情况，就不能再生化和生长了，人的生命也就消失了。

（3）阴阳的消长平衡

阴和阳之间对立制约，互根互用，并不是处于静止和不变的状态，而是处于不断运动变化的状态。这种运动变化由盛而衰，由衰而盛，中医学称之为"消长平衡"。阴阳的消长平衡大致有4种情况：一是阴或阳自身的消长，比如阴气在一日24小时中有盛有衰；二是阴和阳互为消长，实际上这是它们互相制约的体现；三是阴阳之间的消长是以互长为主的运动状态，即《素问·阴阳应象大论》中说的"阳生阴长"；四是阴阳之间的消长是以互消为主的运动状态，即"阳杀阴藏"。阴阳之间就是在这样不断消长的过程中维持着相对的动态平衡，对人体来说也就是能维持正常的生命活动。这种相对的动态平衡是很重要的，如果只有"阴消阳长"而无"阳消阴长"，或只有"阳消阴长"而无"阴消阳长"，就破坏了阴阳的相对平衡，会形成阴或阳偏盛或偏衰的情况，导致阴阳消长失调。对人体来说，这就是病理状态。正如《素问·阴阳应象大论》所说："阴胜则阳病，阳胜则阴病；阳胜则热，阴胜则寒。"

（4）阴阳的相互转化

阴阳对立的双方在一定条件下可以各自向与其相反的方向转化，阴可以转化为阳，阳可以转化为阴，这样事物的性质就发生了根本的改变。如果说"阴阳消长"是一个量变的过程，那么"阴阳转化"就是一个质变的过程。《素问·阴阳应象大论》所谓"故重阴必阳，重阳必阴""寒极生热，热极生寒"，指的就是阴"重"可以转化为阳，阳"重"可以转化为阴，寒"极"时便有可能向热的方向转化，热"极"时便有可能向寒的方向转化。"阴阳消长"是"阴阳转化"的前提，"阴阳转化"是"阴阳消长"的结果。

3. 阴阳学说在中药特色蜡疗中的应用

（1）说明人体的组织结构

人是一个整体，但可以分割为阴阳两部分。一般来说，上部为阳，下部为阴；体表为阳，体内为阴；背为阳，腹为阴；六腑为阳，五脏为阴。具体到每一脏腑，又有阴阳之分，比如心有心阴心阳、肾有肾阴肾阳等。正如《素问·宝命全形论》所说："人生有形，不离阴阳。"人体的各项生理功能均需以阳的功能、阴的物质为基础来维持。

（2）说明人体的生理功能

中医学认为，人的生命活动是阴阳两个方面保持着对立统一协调关系的结果。例如，对人的功能活动与组织结构等物质基础来说，功能活动为阳、物质基础为阴，二者缺一不可，相互为用。

（3）说明人体的病理变化

阴阳平衡一旦被破坏，就会形成疾病。有的疾病是阴或阳偏盛造成的，有的疾病是阴或阳偏衰造成的，如果偏衰到一定程度，还会造成阴阳互损。另外，由于阴阳之间存在着相互转化的关系，所以阴阳失调所造成的病理现象，还可以在一定条件下向相反的方向转化，即阴证转化为阳证、阳证转化为阴证。

（4）用于诊断与防治

《素问·阴阳应象大论》曰："善诊者，察色按脉，先别阴阳。"人体衰老与疾病发生的根本原因是阴阳失调，都可用阴阳加以概括。

四诊时，医生应当根据获取的信息分清阴阳：望诊——色泽鲜明者属阳，晦暗者属阴；问诊——怕热、口渴、喜冷饮者属阳，怕冷、口淡不渴者属阴；闻诊——声音洪亮、口味与排泄物气味重者属阳，口中无异味、排泄物无异味者属阴；切诊——脉象浮、数、大、滑、实者属阳，脉迟、沉、小、涩、虚者属阴。

辨证时，医生可首先运用八纲辨证分清阴阳，以统领表、里、寒、热、虚、实，即表、热、实属阳，里、寒、虚属阴，再运用脏腑辨证等辨证方法分清心阴心阳、肾阴肾阳等的虚实状态，以及气血津液等的阴阳虚实。

阴阳失调是人体衰老与疾病发生的根本原因，因此调节阴阳平衡是防治疾病与养生保健的基本原则，正如《素问·至真要大论》所言："谨察阴阳所在而调之，以平为期。"第一，我们应以阴阳理论为指导，顺应阴阳的变化，如"春夏养阳，秋冬养阴"等，做好机体的调护与养生保健。第二，治疗时应根据阴阳、脏腑、气血、经络的虚实情况，"实则泻之，虚则补之"。第三，蜡药结合应用时，对阳热者，需配伍寒凉的药物以泄热，即"热者寒之"；对阴寒者，需配伍温热的药物以温阳散寒，即"寒者热之"；对阴虚阳亢者，需滋阴潜阳，阳虚不能制阴，则又需益阳以消阴，即"阳病治阴，阴病治阳"。

二、五行学说

1.五行的基本概念

所谓"五行"，即木、火、土、金、水五种基本物质元素的运动变化。五行学说，就是古人以日常生活中最熟悉的木、火、土、金、水五种物质为代表来归纳事物的属性，用五者之间相互资生、相互制约的关系来论述和推演事物之间的相互关系及其复杂的运动变化规律。

2.五行的基本内容

五行学说的基本内容包括五行的抽象特征，五行的归类和演绎，以及五行之间的相生、相克、相乘、相侮。《尚书》中的"水曰润下，火曰炎上，木曰曲直，金曰从革，土爰稼穑"对五行的特征做出了经典性概括，具体内容如下。

"水曰润下"是指水具有滋润、向下的特征，后引申为具有寒凉、滋润、向下运行等特征。

"火曰炎上"是指火光向上、焚烧、极热，后引申为具有温热、向上、升腾等特征。

"木曰曲直"是指树木的生长形态特征，后引申为具有生长、升发、条达、舒畅等特征。

"金曰从革"，"从"为顺从，"革"为变革，后引申为具有变革、肃杀、下降、洁净等特征。

"土爰稼穑"，"稼"为种植，"穑"为收获，后引申为具有承载万物、化生万物、为万物之母等特征。

3.五行的推演和归类

五行学说是用五行的特性来推演和归类事物的五行属性的，因此事物的五行属性并不等同于木、火、土、金、水本身，而应将事物的性质和作用与五行的特性相类比，进而得出事物的五行属性。如果这个事物与木的特性相似，则归属于木；如果与火的特性相似，则归属于火；等等。

4. 五行的生、克、乘、侮

五行并不是静止、孤立不变的，而是处于相生和相克的变化之中的，相生与相克维持了五行相互协调平衡的整体性与统一性（图2-1）。如果五行之间相生、相克的关系遭到破坏，就会产生相乘、相侮。因此，五行与五脏在生理上相互联系，在病理上相互影响。

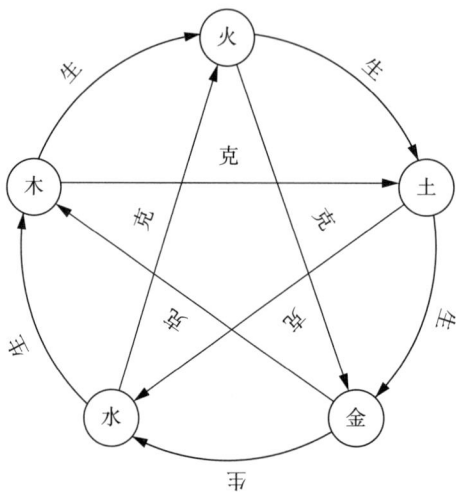

图2-1 五行相生相克关系图

（1）相生

相生是指五行之中的每一行对另一行有促进、助长和资生的作用，这是正常的现象。"木→火→土→金→水→木"，依次资生，循环不息。这种相生，有"生我"和"我生"两种情况，生者为母、被生者为子，比如木生火，则木为火之母、火为木之子，这样就形成了一种母子关系。

（2）相克

相克是指木、火、土、金、水之间存在着有序的制约关系，这也是正常现象。"木→土→水→火→金→木"，依次克制，循环不息。这种相克，有"克我"和"我克"两种情况，以火为例，"克我"者为水、"我克"者为金。五行之间的相克关系，使所有事物都会受到克制，有助于防止太过与不及，以维持相对平衡。

（3）相乘

相乘是指正常的相克遭到破坏后出现的不正常的相克现象，是一种过度克制，有以强凌弱之意。五行中的某一行对被克的一行克制太过，可引起异常反应，或由于被克的一方本身虚弱，不能忍受对方的克伐，可出现克伐太过的病理现象。例如，肝木太过强盛，影响了脾土的功能，这叫木乘土，即肝气犯胃，或肝旺乘脾；如果脾土本身不足，会导致木克土的力量相对过强，使脾土更加不足，即土虚木乘。

（4）相侮

相侮是指五行中的某一行过于强盛，对原来"克我"的一行进行反侮（欺侮），这种情况也叫"反克"，或相克的反向致病。例如，本来是金克木，但由于木过于强硬，金不但不能克木，反受到木的欺凌，这种情况就叫作木侮金，类似于老百姓说的"不快的刀砍不动硬木，反而卷了刃"，临床上把这种情况叫作木火刑金；又如，木本是克土的，若木本身虚弱，不但不能克土，反而被土欺凌，就属于反侮。

5. 五行在中药特色蜡疗中的应用

（1）说明脏腑的生理功能

五行学说用"取象比类"的方法，以五脏配五行。《尚书》说："五行，一曰水，一曰火，一曰木，一曰金，一曰土。水曰润下，火曰炎上，木曰曲直，金曰从革，土爰稼穑。"临床上，用五行之特性可以说明五脏的生理功能特点，比如木性条达顺直，有生长的特点，而肝气性喜舒畅，肝主疏泄，又主生发之气，故肝属木；火为阳热之象，有上炎之性，而心为阳脏，主动，心阳有温煦的作用，故心属火；土为万物之母，有生化、养育万物的特性，而脾能运化水谷之精微，为气血生化之源、后天之本，故脾属土；金有清肃收敛之特性，金可发音，故肺属金；水有湿润下行之特性，而肾主人体水液代谢，使水液下行而排出体外，故肾属水。

五脏又联系着自己所属的五体、五官、五志、五液等，从而把机体各部分连接在一起，又将五行相生、相克的规律，以及自然界中的五气、五味、五方等联系起来，形成了以五脏为中心的生理病理体系。

在养生保健方面，我们可将五行所属的脏腑、组织、器官、自然现象等有机地联系起来，正确认识脏腑的生理功能。

（2）说明脏腑病变的相互影响

五脏在生理上相互联系，在病理上相互影响，临床上可通过五行学说来阐述五脏疾病的传变。

在相生、相乘关系的传变方面有母病及子之说，比如肾属水、肝属木，水能生木，肾为肝母，如果临床上肾精、肾水不足，累及肝脏，就属于母病及子的情况。在相生关系的传变方面还有子病犯母，又叫子盗母气，比如肝属木、心属火，木能生火，故肝为心母，如果心血虚或心火旺影响到肝，导致心肝血虚或心肝火旺，就属于子病犯母的情况。

在相克、相侮关系的传变方面有相克太过的情况，比如前文述及的木乘土，即肝郁太过，脾运不及，肝气横逆犯脾，就属于这种情况。在相克关系的传变方面还有反侮的情况，比如金本克木，倘若肺金不足或肝火太旺，就容易出现肝火犯肺的反侮现象。

在中药特色蜡疗的应用中，把脏腑的病理特点有机地联系起来，有助于正确认识病理现象。

（3）用于诊断与防治

《难经》曰："望而知之者，望见其五色，以知其病；闻而知之者，闻其五音，以别其病；问而知之者，问其所欲五味，以知其病所起所在也；切脉而知之者，诊其寸口，视其虚实，以知其病，病在何脏腑也。"人体是一个有机整体，内脏有病则必有外在表现，可以通过四诊获取信息，从而做出正确的判断。在诊断时还可通过五行生、克、乘、侮的变化规律判断病情，比如先见面色红、口味苦、脉弦数，后见面色萎黄、口淡无味、脉弦细，多为肝木乘犯脾土所致，并提示了病情的转归。

在防治疾病时，首先要顺应五行的变化规律，做好人体的调护与养生保健，再根据五行的生克规律确定治法，如益木助火法、补肝养心法、培土生金法、滋水涵木法、培土治水法、壮水制火法、佐金平木法等，这些方法在临床上被广泛应用，且用之有效，也可应用于养生保健。

（4）五行人分类

在应用中药特色蜡疗前，首先要把患者的体质搞清楚，然后才能将相应体质的特点用作参考。

早在《灵枢·通天》中就有对人进行分类的记载："盖有太阴之人，少阴之人，太阳之人，少阳之人，阴阳和平之人。凡五人者，其态不同，其筋骨气血各不等。"这段话的意思是可以将人分为阴、阳两大类，还可以分成五类，即太阴之人、少阴之人、太阳之人、少阳之人、阴阳和平之人。如果用五行对人进行分类，就是水、金、火、木、土五行之人。

太阴者，多阴无阳，在五行中属水型之人。《尚书》说"水曰润下"，水是往低处流的，能滋润万物，故水型人主润，爱静不爱动，如同冬季一样，善于收藏，能适应自然万物。此型人多性格柔和，谦虚顺从，不好高骛远，办事讲求实际，且沉稳安静，足智多谋，富有同情心。"上善若水"，水利万物而荣，水型人善于与他人交往，心地善良，善于发挥管理才能。水能包容、养育万物，水型人有水滴石穿的吃苦精神。水型人的缺点多为容易自卑，缺乏积极向上的进取心，有时会情志抑郁，多愁忧虑，没有远大的目标。

少阴者，多阴少阳，在五行中属金型之人。《尚书》说"金曰从革"，金质强硬，"革"

就是改革，金型人思想比较激进，意志坚定，行动果断，志向远大，有较强的组织能力，对他人有高支配力，并有严厉的气质，有不达目的不罢休的特点，如同秋季一样，通过自己的上进努力，定能有丰厚的收获。金型人的缺点是情绪急躁，不善于团结他人，对人有时稍显尖酸刻薄，嫉妒心较强，有些虚荣，容易斤斤计较，缺乏灵活性。

太阳者，多阳无阴，在五行中属火型之人。《尚书》说"火曰炎上"，火总是向上窜，其性炎热，故火型人大多热烈、向上、好动，如同夏天一样。火型人为人热情，工作奋进，朝气蓬勃，志向远大，善于外交，敢于冒险，有创业精神，思维敏捷，有创见，可能会有一定的发明创造。火型人的缺点是性格急躁，容易发火，常与人争理，容易夸张、不切合实际，虚荣心较强，争强好斗。

少阳者，多阳少阴，在五行中属木型之人。《尚书》说"木曰曲直"，树木总是向上、向外生长，故木型人多积极进取，谋求发展。《黄帝内经》描述木型人大多长得瘦高，像春风一样，心胸开阔，能与人合作，擅长与人交往，工作积极向上，认真负责，有较强的理解能力，追求的目标比较切合实际，明智而富有同情心；《黄帝内经》还描述少阳之人"立则好仰，行则好摇"，意思是站立时头扬得很高，行走时惯于左右摇摆。木型人的缺点是经常对他人不服气，对上级的服从性稍差，有时情绪不稳定。

阴阳平和者，阴阳平和协调，在五行中属土型之人。《尚书》说"土爱稼穑"，土居中央，乃"生长万物者也"，故土型人性情比较平和，居中而不偏激，生活平静而安稳，一切顺其自然，不计较个人名利，有事业心，诚实而敦厚，并能适应环境，与人和睦相处，如同长夏一样，能统领四方。土型人的缺点是思想较为保守，开拓和进取精神不强，反应较为迟钝，行为不活跃，往往没有明确追求的目标。

第二节 脏腑学说

脏腑是内脏的总称，包括五脏、六腑和奇恒之腑三大类。心、肝、脾、肺、肾合称"五脏"，胆、胃、小肠、大肠、膀胱、三焦合称"六腑"，皆位于胸腹腔内。脏腑学说是研究人体各脏腑的生理功能、病理变化及其相互关系的学说，是中医理论体系的核心组成部分。

一、五脏

1. 心

心位于胸中，在横膈之上，两肺之间，偏于左侧，形似倒垂之莲蕊，外有心包护卫。心的主要生理特点有主血脉、主神志、在液为汗、其华在面、开窍于舌等。

（1）主血脉

血即血液，脉管是血液运行的道路，又称"血之府"，血液在脉管内循环灌注、营周不休，其运行主要依靠心脏的推动作用。心脏是血液循环的动力器官，是循环中枢。心脏在人的一生中有规律地不停歇地跳动（收缩与舒张），从而维持血液循环不息。《素问·痿论》说"心主身之血脉"，主血脉是心脏的重要生理功能。人是一个有机整体，既需要摄入各种营养物质，又需要产生多种代谢产物。机体正是通过血液循环获取代谢原料的，并通过血液循环排出代谢产物。心脏有规律地收缩和舒张，推动血液沿一定方向在脉管内流行，从而维持机体各脏腑的正常生理活动。

（2）主神志

神是人体生命活动的总称，有广义和狭义之分。广义之神是指人体生命活动的整体外在表现；狭义之神是指心所主之神志，即人的精神、意识、思维活动等。现代生理学认为，人的精神、意识、思维活动属于大脑的功能，即大脑对外界客观事物的反映；中医学认为人的思维活动与五脏有关，且与心有更密切的关系。《灵枢·邪客》说："心者，五脏六腑之大主也，精神之所舍也。"《灵枢·本神》说："所以任物者谓之心。"任，是担任、接受的意思。这种接受外界事物的信息而产生反应的思维活动过程，是心的生理功能。

（3）在液为汗

古人有"五液"之说，汗为五液之一，乃心之液。《灵枢·决气》说："腠理发泄，汗出溱溱，是为津。"汗的排出情况由腠理的开阖情况决定。腠理开阖失常，过闭则无汗，过开则自汗、盗汗。腠理之开阖有赖于卫气之调和。

津液是血液的重要组成部分，汗由津液转化而来，故有"血汗同源"之说，发汗过多可以耗津伤血。反之，津亏血弱之人，汗源不足，便不宜发汗，这就是"夺血者无汗，夺汗者无血"的道理。

（4）其华在面

心主血脉的生理功能，除能在脉搏上表现出来外，还能在面部表现出来。面部的脉络最为丰富，且皮肤薄嫩、易于观察，所以心之气血盛衰可以暴露于面部。《素问·六节藏象论》说"心者……其华在面"，所谓"华"，即荣华、精华之义。心之气血旺盛，则面色红润而有光泽；心气不足，心血亏少，则面色白而无华；若心血暴脱，则面部色泽的改变更为明显，正如《灵枢·决气》所说："血脱者，色白，夭然不泽。"至于各种原因引起的心血瘀阻证，常可见到面色青紫、口唇暗等表现。

（5）开窍于舌

心位于胸中，心经的别络上通于舌，因而心之气血上通于舌，如《灵枢·脉度》所说："心气通于舌，心和则舌能知五味矣。"心开窍于舌，即心之精气上通于舌，保证舌的营养供应，维持舌的正常功能。如果心有了病变，亦易于在舌上反映出来。例如，心血不足，则舌质淡白；心火上炎，则舌尖红或舌体糜烂；心血瘀阻，则舌质紫暗或有瘀斑；热入心包或痰迷心窍，则见舌强语謇。

2.肺

肺位于胸中，上接咽喉，开窍于鼻，与外界相通。肺的主要生理特点是主气、司呼吸，主宣发肃降，朝百脉，主通调水道，下输膀胱，主皮毛，开窍于鼻。

（1）主气、司呼吸

肺是体内外气体交换的场所。自然界里的清气被吸入，体内的浊气被呼出，主要是通过肺的活动来完成的。肺有宣有降，就既能呼出气又能吸入气，而且通过吐故纳新，可调节气的升降出入，使气道通畅、呼吸均匀。肺主气，除了指肺为气体交换之场所、肺具有呼吸功能，还指肺主一身之气，与人体真气的生成有关。肺吸入的清气是真气的重要组成部分。《灵枢·刺节真邪》说"真气者，所受于天，与谷气并而充身者也"，说明了真气一方面来源于肺吸入的自然界空气，另一方面来源于脾运化的食物中的精微物质，二者与肾中的精气相结合，化生真气，以充养全身。

（2）主宣发肃降

"宣发"是宣布、发散的意思，"肃降"是清肃、洁净、下降的意思。宣发和肃降是肺气功能活动的两个既矛盾又相辅相成的方面。宣发的具体功能是将元气、津液、水谷精微布散至全身，外达肌肉皮肤，无处不到，排出体内的浊气，宣发卫气于肌表，以发挥其屏障作用，通过出汗与呼气来调节水液代谢，祛除肺和呼吸道中的浊痰。肃降的具体功能是吸入自然界的清气，使吸入的清气、由脾转输至肺的津液和水谷精微下行布散，以保证吸入的清气为人体所用，使代谢后无用的水液得以"下输膀胱"，并肃清肺和呼吸道中的异物，保证呼吸通道的清洁。

（3）朝百脉

肺朝百脉指全身的血都通过脉汇聚于肺，通过肺的呼吸进行体内外清浊之气的交换，然后将富含清气的血液输送至全身。此外，虽然心脏的搏动是血液在脉中循环运行的基本动力，但是循环运行还必须依靠肺的协助，这是因为肺有主气、司呼吸的功能，肺吸入的自然界清气与脾胃运化而得的水谷之精气相结合能生成宗气，而宗气有"贯心脉"以推动血液运行的作用。所以，肺朝百脉实际上是肺协助心脏推动血液运行的作用。

（4）主通调水道，下输膀胱

肺在水液调节方面所起的作用，叫作"通调水道"。肺的宣发功能助脾将吸收的津液、水谷精微运输至周身皮毛，满足生命活动所需。人体将多余的水液排出体外有4条途径，即排尿、排汗、呼吸和排大便，其中以排汗和排尿为主要途径，它们均与肺的功能密切相关。汗的排出依赖于腠理的开阖，受肺气的控制，随呼出之气亦可排出部分水分。尿是水液外泄的主要途径，肺气的肃降使水气下归于肾，再经肾的气化作用，一部分蒸腾上行，一部分下流膀胱，成为尿液后被排出体外。《素问·经脉别论》所说"饮入于胃，游溢精气，上输于脾，脾气散精，上归于肺，通调水道，下输膀胱"概括了水液的代谢过程。

（5）主皮毛

皮毛为一身之表，包括皮肤、汗腺、毫毛等，有分泌汗液、润泽皮肤和抵御外邪等功能。皮毛的功能是流布在皮毛的卫气作用的体现，而卫气之所以能发挥这些作用，主要依靠肺气的宣发，输精于皮毛，宣发卫气。肺与皮毛密切相关，正如《素问·五脏生成》所说："肺之合皮也，其荣毛也。"

（6）开窍于鼻

鼻在生理上是呼吸的通道，因此"鼻为肺窍"。鼻子的通气功能正常与否，以及嗅觉灵敏与否，均依赖于肺气的作用是否调和，肺气和，则呼吸利，嗅觉亦灵，"故肺气通于鼻，肺和则鼻能知臭香矣"。

3. 脾

脾位于中焦，其主要生理特点是主运化、升清，主统血，主四肢、肌肉，开窍于口，其华在唇。

（1）主运化、升清

脾主运化是指脾有主管消化饮食、运输水谷精微和运化水湿的功能。饮食入胃，在胃和脾的共同消化作用下，水谷精微通过脾的运输布散于肺而输送到全身，以营养四肢百骸。脾将代谢后的水液运输到肾，经膀胱排出体外。脾功能强健的状态通常被称为"脾气健运"。脾气的功能特点是以上升为主，所谓"脾气主升"即指此言。脾之所以能将水谷精微上输于肺，再通过心肺作用而化生气血以营养全身，就是因为脾有升清的功能，所谓"升清"是指精微物质的上升与输布。

（2）主统血

脾主统血是指脾气有统摄血液的作用，可使血液运行于脉中，不至于溢出脉外。脾能统血是因为脾为气血生化之源，而气能摄血，如沈目南在《金匮要略编注》中所说："五脏六腑之气，全赖脾气统摄。"

（3）主四肢、肌肉

脾为后天之本，具有运化水谷精微的功能，肌肉营养的丰富有赖于脾气的健运，消化吸收功能强则肌肉丰满。《素问·宣明五气》说"脾主肉",《素问·痿论》说"脾主身之肌肉",即为此意。《素问·太阴阳明论》说:"脾病而四肢不用,何也……今脾不能为胃行其津液,四肢不得禀水谷气,气日以衰,脉道不利,筋骨肌肉皆无气以生,故不用焉。"

四肢又称四末,人体四肢功能活动的正常有赖于脾气输送营养,若脾气健运,升清之气布流全身,营养输送充足,则肌肉丰满有力,四肢刚劲。

(4)开窍于口,其华在唇

脾开窍于口,是指人的饮食、口味等与脾的运化功能密切相关。脾气健旺,消化功能正常,食欲就旺盛,口味也正常。若脾失健运,就可出现食欲缺乏、厌食、口淡乏味等。如果脾为湿困,可见舌苔滑腻、口中多津、口腻发甜等。正如《灵枢·脉度》所说:"脾气通于口,脾和则口能知五谷矣。"

脾为气血生化之源,其华在唇,口唇也常可反映脾运化水谷功能的盛衰。若脾气健运,血源充足,肌肉丰满,则口唇红润光泽。

4.肝

肝位于膈下,右胁之内,其主要生理特点为主疏泄,主藏血,主筋,其华在爪,开窍于目。

(1)主疏泄

肝主疏泄是指肝对人体的气机有疏散、宣达的作用,主要关系到全身气机是否调畅,具体体现在调畅情志和促进消化吸收两个方面。

情志活动是神的表现之一,而神是精气的外在体现。人的精神情志活动除由心所主外,与肝的疏泄功能也密切相关,只有肝的疏泄功能正常,气机通畅,人体才能较好地协调自身的精神情志活动,保持气血平和,心情舒畅。如果肝失疏泄,气机不调,就可能引起情志的异常变化。

肝的疏泄功能不仅可以调畅气机,协助脾胃之气的升降,还可以促进胆汁的分泌,有助于水谷的消化。因此,肝主疏泄是保证脾胃消化功能正常运行的重要条件。如果肝火疏泄,可影响脾胃的消化,以及胆汁的分泌、排泄,从而出现消化不良等问题。肝主疏泄,调畅气机,还有利于三焦疏通水道。

(2)主藏血

肝主藏血是指肝具有储藏血液和调节血流量的功能。人体各部分所需血量随其生理情况的不同而改变。当人休息或睡觉时,机体所需的血量减少,血液归于肝;当人劳动或工作时,机体所需的血量增加,肝脏就排出储存的血液,以满足机体的需要。由于肝脏对血液有调节作用,所以人体脏腑组织各方面的活动都与肝脏功能密切相关。

（3）主筋，其华在爪

筋膜是一种联络关节、肌肉，专司运动的组织。肝主筋是指筋膜只有得到肝血的滋养，才能维持正常的功能。肝血充足，筋膜有所养，则肌肉、关节活动自如。肝血的盛衰还可以影响爪甲的荣枯变化。"爪为筋之余"，肝血充足，则筋强力壮，爪甲坚韧，红润光泽；肝血不足，则筋软无力，爪甲多薄而软，枯而色夭，易于变形或脆裂。

（4）开窍于目

双目只有得肝血的滋养才能发挥正常的视觉功能。肝血充足，则视物清晰，目光敏锐；肝血亏虚，则双目干涩，视物昏花；肝经有风热，可见目赤痒痛；肝风内动，可见双目上视或斜视；等等。

5. 肾

肾是人的生命的根源，被称为"先天之本"，其经脉络膀胱，肾与膀胱相表里，其主要生理特点为主藏精，主生长发育与生殖，主水，主纳气，主骨，生髓，其华在发，开窍于耳。

（1）主藏精，主生长发育与生殖

肾藏精的"精"从内容上讲含义有二：一是指"脏腑之精"，也就是五脏六腑化生出来的精气，包括精、血、津液等，是维持生命活动、滋养人体各部组织器官、促进生长发育的根本物质；二是指"生殖之精"，是人类生育繁殖的物质基础，与男子的精室，以及女子的胞宫、任脉有关。

肾藏精的"精"从形式与来源上讲含义也有二：一是指先天之精来源于父母；二是指后天之精来源于脾胃，通过脾胃运化所生成之精气，以及脏腑生理活动化生之精气的形式用于代谢，有余的部分藏于肾。所藏先天之精，必须有后天之精充养，才能不断充实并继续发挥作用。《素问·上古天真论》所云"肾者主水，受五脏六腑之精而藏之"，即说明了肾精需有五脏精气的不断充养。

人的生殖能力和生长发育过程，主要是由肾之精气决定的。《素问·上古天真论》说："女子七岁，肾气盛，齿更发长；二七而天癸至，任脉通，太冲脉盛，月事以时下，故有子；三七，肾气平均，故真牙生而长极；四七，筋骨坚，发长极，身体盛壮；五七，阳明脉衰，面始焦，发始堕；六七，三阳脉衰于上，面皆焦，发始白；七七，任脉虚，太冲脉衰少，天癸竭，地道不通，故形坏而无子也。丈夫八岁，肾气实，发长齿更；二八，肾气盛，天癸至，精气溢泻，阴阳和，故能有子；三八，肾气平均，筋骨劲强，故真牙生而长极；四八，筋骨隆盛，肌肉满壮；五八，肾气衰，发堕齿槁；六八，阳气衰竭于上，面焦，发鬓颁白；七八，肝气衰，筋不能动；八八，天癸竭，精少，肾脏衰，形体皆极，则齿发去……筋骨解堕，天癸尽矣，故发鬓白，身体重，行步不正，而无子耳。"

（2）主水

肾为水脏，肾主水是指肾在水液代谢中起主导作用，肾中精气的蒸腾气化作用，对体内水液的输布、排泄，以及维持体内津液代谢的平衡，起着极为重要的作用。由于肾与膀胱相表里，肾中精气之蒸腾气化控制膀胱的开阖以排尿。如果肾主水的功能失调，水液代谢失常，既可因"关门不利"而出现尿少、水肿等症，又可因"关门失约"而出现小便清长、尿量明显增多等症。

（3）主纳气

人体的呼吸运动，虽主要为肺所主，但必须依赖于肾的纳气作用，如此才能使呼吸保持一定的深度，从而使肺吸入的清气下达丹田，肺、肾之气相接，保证体内外正常的气体交换。肾的纳气功能，实际上是肾的封藏作用在呼吸运动中的具体体现。肾的纳气功能正常，则呼吸均匀和调。如果肾的纳气功能减退，呼吸就表浅，可出现动则气喘、呼多吸少等症，这种情况被称为"肾不纳气"，故有"肺主出气，肾主纳气""肾为气之根"之说。

（4）主骨，生髓，其华在发

髓分为骨髓和脑髓，由肾精化生而得。肾主藏精，精生髓，髓聚于骨中，滋养骨骼，则骨得以生长。肾精充足，骨髓生化有源，骨骼就有充分的营养供应，故而坚固有力。脊髓上通于脑，脑为髓居而成，肾精充足，髓海充盈，脑的功能就健旺，人就会精力充沛，反应灵敏，记忆力强，听觉灵敏，牙齿坚固，头发有光泽、乌黑。

头发为肾之外华，又称"发为血之余"。肾精及阴血充沛，则发之濡养有源，可见头发乌黑、润泽、茂密、光亮。若肾精或阴血不足，则头发易落、发脆、早白、稀疏。

（5）开窍于耳

耳是听觉器官，听觉灵敏与否，与肾中精气的盈亏密切相关。肾精充足，髓海得养，则听觉灵敏，分辨力较强。正如《灵枢·脉度》所说："肾气通于耳，肾和则耳能闻五音矣。"反之，肾精虚衰，髓海失养，可见听力减退、耳鸣，甚则耳聋，故说"肾开窍于耳"。

二、六腑

六腑是胃、胆、大肠、小肠、膀胱、三焦的总称，其生理功能是受纳腐熟水谷、传化精微、排泄糟粕。《素问·五脏别论》说："六腑者，传化物而不藏，故实而不能满也。"六腑是以通为用的。食物从入口至排出的过程为经过唇（飞门）、齿（户门），从口腔通过会厌（吸门）进入食管，经胃（贲门）从其下口（幽门）出，进大肠、小肠（阑门），精微被吸收后，糟粕从肛门（魄门）排出体外。《难经》将上述七个"门"称为"七冲门"，只有七个冲要部位通畅，才能保持六腑畅通。

水液的正常代谢需要膀胱通调，三焦水道通利，胆腑疏泄也要畅通。六腑以通为顺、以通为用，通和降是正常的生理现象，凡太过或不及，都会导致病变产生。

1. 胃

胃又称胃脘，分上、中、下三部，胃的上部为上脘，包括贲门；胃的中部为中脘，即胃体的部位；胃的下部为下脘，包括幽门。胃有受纳、腐熟水谷，以及以降为和的生理特点。

（1）主受纳水谷

胃主受纳水谷是指胃具有接受和容纳食物的作用。食物经口唇、牙齿和舌的搅拌咀嚼，吞咽后经过会厌，由食道进入胃中。胃被称为"水谷之海""仓廪之官"等，胃受纳水谷，为人体营养之源，胃的受纳功能强健，则机体化源充足，气血旺盛。

（2）主腐熟水谷

腐熟是指对食物的濡磨和消化作用。食物进入胃后会在胃中停留一定的时间，经过胃的初步消化，一部分"游溢精气，上输于脾"，脾"为胃行其津液"而上输至肺，进而输布全身；另一部分食糜则在胃的通降作用下下传至小肠，被进一步消化和吸收。胃的腐熟功能正常，则饮食水谷得以被消化，气血精微得以化生，各脏腑组织得以受到营养物质的滋养。

（3）以降为和

食物入胃，经胃的腐熟后，必须下行至小肠以进行进一步消化和吸收。这个消化过程就是食物从上向下运输的转变，最终人体将糟粕排出体外。在这个过程中，胃的作用是非常重要的，只有胃气和降，糟粕排出体外的过程才能完成。如果胃失和降，不仅会影响胃的受纳、消磨作用，使食糜不能下降或停滞于胃脘，导致不思饮食、胃脘胀满、大便秘结不通等症，还会引起胃气上逆，进而导致恶心、呕吐等症。

2. 胆

胆为六腑之一，又是奇恒之腑之一，呈囊形，附于肝。胆在人体的生命活动中有贮藏、排泄胆汁，以及主决断的生理特点。

（1）贮藏、排泄胆汁

胆汁生成于肝，贮藏于胆。肝具有疏泄作用，可促使胆汁排于肠中，以促进食物的消化，并参与消化油脂。若肝气郁结而失于疏泄，则胆汁排泄不利，进而出现胸胁胀满、食欲下降、厌油腻、腹胀便溏等症；若肝疏泄太过，肝气横逆或肝火上炎，可引起胆汁上逆，除见胸胁胀满外，还可见口苦、呕吐苦水，西医学的胆汁反流性食管炎、胃炎等疾病常可见类似症状；若湿热蕴结于肝胆，胆汁外溢于肌肤，则可见黄疸，以目黄、身黄、尿黄为特征。胆汁排泄不利，可反过来引起肝病。

（2）主决断

《素问·灵兰秘典论》说"胆者，中正之官，决断出焉"，指的是胆气与人的精神、情志活动有一定的关系，与决断和决定的做出有关，在防御和消除某些精神刺激（如突然受惊）的不良影响，维持和控制人体气血的正常运行，促进脏腑功能的协调方面有着重要的作用。人们常说的"胆大""胆小""吓破了胆"，就与胆主决断的生理特点有关。临床上常见的惊悸、失眠、多梦等病症，有一部分就是"心虚胆怯"引起的，从胆治疗常有效。

3. 小肠

小肠是一个较长的管道通路，位于腹腔，上接幽门与胃相通，下接阑门与大肠相连，与心相表里。小肠有主受盛、化物和分清泌浊的生理特点。

（1）主受盛、化物

《素问·灵兰秘典论》说："小肠者，受盛之官，化物出焉。"小肠接受经胃初步消化的食糜，并进一步消化和吸收，故被称为"受盛之官"，可将食糜分为清、浊两部分。若小肠的受盛与化物功能失常，则会出现腹胀、腹泻等症。

（2）分清泌浊

小肠有分清泌浊的作用。所谓清者，即在小肠的消化作用下产生的精微物质（多种营养物质），通过脾的运化作用上输心、肺，进而散布周身。所谓浊者，一般包括两部分：一部分是食物被消化和吸收后产生的糟粕，下注大肠而变成大便后被排出体外；另一部分是多余、无用的水液，经肾脏渗入膀胱而变为尿液后被排出体外。小肠分清泌浊的功能正常，则水谷精微、糟粕与水液各守其道，水谷精微由脾输布，小便通利，大便正常；若分清泌浊功能失常，则营养不能被吸收，水液与糟粕不能下降，导致疲乏无力、泄泻下利、小便短少等症，此时临床上常用"分利法"（即"利小便而实大便"之法）治疗。

4. 大肠

大肠居于腹中，上口在阑尾处连接小肠，下端紧接肛门，主要起到传导糟粕的作用。若大肠传导功能失职，则会出现大便秘结、泄泻下痢等症。

5. 膀胱

膀胱位于小腹中央，有储尿、排尿的功能。若膀胱气化不利，开阖失司，则可出现小便不利或癃闭，以及尿频、尿急、小便失禁等症。

6. 三焦

三焦是上焦、中焦、下焦的合称，为六腑之一。三焦既是人体气机升降出入的通路，是气化的场所，又是水液代谢的通道，与各个脏腑共同完成水液的代谢。

第三节　气血津液学说

气、血、津液是构成人体的基本物质，由脏腑功能所化生，又是脏腑、经络、组织器官进行生理活动的物质基础。由于其形态、性质及所在部位不同，所以有气、血、津液之别。由于它们都是生理活动的产物，又共同协作维持人体的生命活动，所以彼此之间是密不可分的。了解气、血、津液的性能及相互之间的关系，对进一步掌握脏腑的生理、病理特点和临床辨证，都有十分重要的意义。

一、气

在古代，气是人们对自然现象的一种朴素的认识，人们认为气是一种极细微的物质，是构成世界上各种事物的本源，宇宙间的一切事物都是由气的运动变化产生的。东汉王充在《论衡·自然》中说："天地合气，万物自生。"何休在《春秋公羊解诂》中说："元者，气也，无形以起，有形以分，造起天地，天地之始也。"这种朴素的唯物观也渗透到了医学领域里，正如《素问·宝命全形论》所说"人以天地之气生""天地合气，命之曰人"，中医学认为，人体也是由气构成的。

有人问：气是什么？答曰：气是维持人体生命活动的基本物质，是不断运动着、具有很强活力的精微物质。那么气真的存在吗？回答是肯定的，气无处不在。因为我们用肉眼难以观察到气，所以只能通过感官根据事物的各种变化或人体的生命活动功能来感受它的存在。《难经》说："故气者，人之根本也。"这句话的意思是气不仅是构成人体的重要物质，也是生命活动的物质基础，通过气的变化可以阐述人的生理功能和病理变化。

中医所讲的气有两个含义：一是指构成人体和维持生命活动的精微物质，如先天之精气、水谷精气、呼吸之气等；二是指一个生生不息的有机体，生命存在的表现即在于它不断与周围环境进行物质交换，而这种物质交换又必须依靠气的各种功能活动进行，二者密不可分。所以，气既是物质的，又是功能的。

1. 气的生成

气从何生？气源自先天与后天，故有先天之气与后天之气之分。由先天之精化生而来的气为先天之气，又称元气，是生命活动的原动力；后天化生的水谷精气为后天之气，又称真气或正气，是生命的源泉。《灵枢·刺节真邪》说："真气者，所受于天，与谷气并而充身也。"对人的生命活动来说，先天之气与后天之气是相互依存而不可分割的。

《灵枢·脉度》说："气之不得无形也，如水之流……其流溢之气，内溉脏腑，外濡腠理。"可见，气是以"如水之流"的形式存在于体内并发挥生理作用的。

2. 气的分类

由于气的来源与分布有所不同，其功能也有所不相同。中医学常将气归纳为元气、宗气、营气、卫气、脏腑之气等。

（1）元气

元气，又称"原气""真气"，有原始、基本的意思。元气是人体诸气中最重要、最根本的气。元气发源于肾，由先天之精化生而来，藏于丹田。元气依赖于后天水谷精微之气的补充和滋养，通过三焦分布于全身，内至脏腑器官，外达腠理肌肤，无所不到。《灵枢·刺节真邪》说："真气者，所受于天，与谷气并而充身也。"《难经》说："脐下肾间动气者，人之生命也，十二经之根本也，故名曰原。三焦者，原气之别使也，主通行三气，经历于五脏六腑。"可见，元气有"与谷气并而充身"的作用，同时人体各脏腑器官受到元气的激发才能各自发挥相应的功能，从这个角度来讲，元气可谓人体生命的原始动力。元气越充沛，脏腑功能越强健，身体就越健康。《金匮要略》说："若五脏元真通畅，人即安和。"反之，如果先天禀赋不足或先天受损，就会引起元气衰弱，导致脏腑功能低下，进而产生病变。可见，元气充沛是人体健康的重要保证。

（2）宗气

宗气由饮食水谷所化生之气与吸入的自然清气结合而成，积于胸中，即"上气海"（膻中），是全身之气运行输布的本始。《灵枢·邪客》对宗气的功能进行了描述："故宗气积于胸中，出于喉咙，以贯心脉，而行呼吸焉。"这句话的意思是宗气能推动肺的呼吸和心血的运行。我们可以通过观察心尖部位的搏动了解宗气的盛衰，呼吸、言语、声音的强弱及肢体的活动能力也与宗气有关，所以宗气也有"动气"之说，比如《读医随笔》记载："宗气者，动气也，凡呼吸、言语、声音，以及肢体运动，筋力强弱者，宗气之功用也。"

（3）营气

营（荣）气是宗气灌注于血脉产生的营养之气，循行于脉中，是血的组成部分。营气营运周身并发挥营养推动的作用。《素问·痹论》说："荣者，水谷之精气也，和调于五脏，洒陈于六腑，乃能入于脉也，故循环上下，贯五脏、络六腑也。"可见，营气与血的作用密不可分，故有营血之称。

（4）卫气

"卫"有"卫护""保卫"之义。宗气宣发于脉外的气即为卫气，其性剽悍滑疾，善于走散，达于体表，温润皮肤，滋养腠理，司汗孔之开阖，以护卫肌表、抵御外邪。《灵枢·本脏》说："卫气者，所以温分肉，充皮肤，肥腠理，司开阖者也。"当外邪侵袭机体时，卫气卫外而抗邪，临床上常见恶寒、战栗、汗毛竖起等症。卫气胜邪，则邪退病除；反之则邪气不祛，疾病由浅入深，进一步发展。有的人卫气不足，卫外不固，所以经常出汗，反复感冒。

（5）脏腑之气

气行于脏腑者称为脏腑之气，比如心有心气、脾有脾气，还有胃气、胆气、大小肠之气、膀胱之气等。各个脏腑之气均是该脏腑的动力，维持着脏腑正常的生理功能。如果脏腑之气不足，则会出现脏腑功能衰退，进而产生一系列病理现象，比如肺气不足会导致呼吸无力而气短；心气不足则见心慌气短、汗出；等等。

3. 气的运行

气是一种活动能力很强的精微物质，它处于不断运动的状态之中，输布全身，无处不在。气的运动是人的生命活动及脏腑功能活动的体现，气的运动被称为"气机"。

不同类型的气有着不同的运动形式，但"升降出入"是各类气运动的基本形式。《素问·六微旨大论》说："是以升降出入，无器不有。"

气的升降出入是通过各个脏腑的功能活动与脏腑之间的相互协调来完成的。例如，肺气的宣发肃降与呼气、吸气相关；肝主升发，肺主肃降，脾气要升，胃气要降，肺主吸气，肾主纳气；等等。气的升降出入正常，气机调畅，则脏腑的生理功能正常。一旦气升降失调、出入不利，就会造成运行阻滞或气机逆乱。如果脏腑经络、上下内外的协调统一与平衡被破坏，就会产生多种病理表现，如肝气郁结而横逆、胃气上逆、脾气下陷、肺不肃降、肾不纳气等。《素问·举痛论》说："余知百病生于气也。"临床上常以治气为首，如《医方考》所说："良医以气为首务也。"《素问·六微旨大论》说"故非出入，则无以生长壮老已；非升降，则无以生长化收藏"，指出气的升降出入一旦停止，生命活动也将结束。

4. 气的功能

气的功能正常是维持人体生命活动的根本。因气分布的部位不同，其功能特点各有侧重，概括起来主要有以下6点。

（1）推动作用

人的生长发育、脏腑经络的生理活动、血液的循环、津液的输布等都要靠气的激发和推动来维持正常。如果气虚推动无力，就会导致人的生长发育迟缓、脏腑经络功能衰退、血液运行受阻、水液的输布与排泄障碍等，故有"气行则血行，气行则水行"之说。

（2）气化作用

气可以化生万物，它将水谷之精微转化为气、血、津液、精以滋养人体，维持人体的正常生理功能。气可以将饮食中的残渣转化为糟粕，使之通过二便排出体外。此外，人体的水液代谢、脏腑功能的转化等，都要靠气化作用来完成。

（3）温煦作用

《难经》说："气主煦之。"人体之所以能维持正常的体温，主要是靠气的温煦作用来调节的。脏腑维持生理功能需要的热量，以及精、血、津液（温而不凝）的产生，均有赖于气的温煦。气的温煦作用如同人体的"锅炉"，温暖着全身。如果气不能温煦，就会出现四肢不温、畏寒怕冷等症状，还会导致脏腑功能衰退，精、血、津液运行障碍。

（4）防御作用

气能护卫肌表，抵御外邪侵入：一来气能抵御外邪侵入，如《医旨绪余》所说"卫气者，为言护卫周身，温分肉，肥腠理，不使外邪侵犯也"；二来当外邪侵入人体时，气可与外邪相争，以逐邪外出，使人体恢复健康。如果气虚则防御作用低下，人就容易生病，且预后较差。《黄帝内经》所说的"正气存内，邪不可干""邪之所凑，其气必虚"，讲的就是气的防御作用。气的防御功能与西医学讲的免疫功能相似。相关研究证明，一些有补气作用的中草药有增强人体免疫力的作用。

（5）固摄作用

"固摄"就是固护、统摄的意思。气的固摄作用主要体现在以下3个方面：一是统摄血液，使血液运行在脉管内，而不溢于脉外，如果气虚不能统摄血液，就会导致各种出血症状；二是固摄肾精，摄纳肾气，使肾精、肾气不过度外泄，如果肾气虚则精不能固，就会出现遗精、滑精、早泄等问题，如果肾不纳气就会出现呼吸表浅、气短咳喘等现象；三是固摄汗液、尿液、唾液、胃液、肠液等，使其有节制地排出体外，防止体液过度丢失，如果不能固摄津液，就会出现自汗、尿频、遗尿、多尿、流涎、泄泻等情况。另外，如果气虚不能固摄，还可能会出现胃下垂、脱肛、子宫脱垂等情况。

（6）营养作用

气对人体有营养作用，不仅能"肥腠理""荣四末"，而且能"内注五脏六腑"，营养人体内外上下。《妇人良方》记载："荣者，水谷之精，和调于五脏，洒陈于六腑，乃能入于脉也。源源而来，化生于脾，总统于心，藏受于肝，宣布于肺，施泄于肾，灌溉一身。目得之而能视，耳得之而能听，手得之而能握，足得之而能步，脏得之而能液，腑得之而能气。"这段话较为具体地论述了气对人体的营养作用。

二、血

中医学的血与西医学的血液概念相近，因为是肉眼能看到的东西，所以比气的概念易于理解。血是由脾胃运化产生的水谷精微与行于脉中的营气构成的，含有丰富的营养与滋润物质，是构成人体、维持生命活动的基本物质之一。因为血流动于脉中，故脉被称为"血府"。《脾胃论》说:"脉者,血之府也。"

1.血的生成

血生成的物质基础是水谷精微,与营气、津液、精髓相关。

(1)脾胃是血的生化之源

血来源于水谷精微物质,是经过一定的生理变化而成的。《灵枢·决气》说:"中焦受气取汁,变化而赤,是谓血。"脾胃是血的生化之源,气血同源。若脾胃虚弱,不能"受气取汁"或不能化精微为血,则见血虚证候。

(2)营行脉中,化生血液

营气是行于脉中的营养之气,相当于血液中的有机成分。基于营气的作用,津液分泌后行于脉中与肺之清气相合,变成红色而为血液。《灵枢·邪客》说:"营气者,泌其津液,注之于脉,化以为血。"

(3)精血相互化生,骨髓有造血功能

肾藏精,精可化为血,精血是相互化生的,故有"精血同源"之说。肾藏精,主骨生髓,肾中的精髓亦可化生血液,故精髓充则血充,若先天之精不足,骨髓不充,则新血不能化生,而见血虚证候。临床治疗血虚证时,经常将补血法与充精法、填髓法并用,比如治疗再生障碍性贫血时,除用补血药外,配伍补肾填精益髓之药往往更能显效。可见,中医学精血同源理论与西医学骨髓造血功能的含义是近似的。

(4)五脏共同协作,完成生化过程

血由脾胃运化而来的水谷精微所化生,脾又有统摄作用,使血行于脉内而不溢于脉外,故脾胃为气血生化之源,即脾主统血;肝主疏泄,血藏于肝,即肝主藏血;肺司呼吸,为血提供了清气,即肺朝百脉;肾主骨生髓,肾气的温煦作用帮助精血互化;心主血脉,是血脉的通道、血运的动力,即心主血。另外,心的行血功能可使脏腑得到润养,从而维持人体正常的生理功能。

五脏共同协作,完成了血液的生化过程。

2.血的运行

血液运行于脉管之中,流布全身,环周不休,运转不息,为各个脏腑提供丰富的营养,以满足其物质与能量需要。

血液运行的具体走向,正如《素问·经脉别论》所说:"食气入胃,散精于肝……食气入胃,浊气归心,淫精于脉,脉气流注,经气归于肺,肺朝百脉,输精于皮毛,毛脉合精,行气于府,府精神明,留于四脏,气归于权衡。"血的运行有赖于气的推动,以及各脏腑间的共同作用,比如心主血脉、肺朝百脉,血与清气合并,经肺气的宣发布散于全身。另外,血液的运行还有赖于脾气的统摄,以及肝藏血和肝主疏泄功能。因此,其中任何一脏的功能失调，都会导致血液运行的失常。若心气虚，运血无力，则心血瘀阻；若脾气虚，统血失调，则会导致出血；若肝失疏泄，肝气上逆，则会血随气涌，导致吐血、呕血。

3. 血的功能

血具有营养与滋润作用，是感觉和运动的物质基础，是神志活动的物质基础，为女子之本。

（1）血有营养与滋润的作用

《难经》说"血主濡之"，意思是血具有濡润、营养全身的作用，内至五脏六腑，外达皮毛筋骨，灌溉一身，无所不及。如果血虚不足，失去濡润作用，就可出现面色不华、两眼昏花、肢体麻木、关节不利、皮肤干燥等症。

（2）血是感觉和运动的物质基础

《素问·五脏生成》说："肝受血而能视，足受血而能步，掌受血而能握，指受血而能摄。"血和则筋骨强，关节滑利也。如果血虚不足，感觉和运动就会失去物质基础，导致功能障碍，甚至痿废不用。

（3）血是神志活动的物质基础

心主血脉而司神明，有"神为血气之性"之说。气充血旺，则神志清晰，精力充沛。故《黄帝内经》说"血气者，人之神""血脉和利，精神乃居"，指出了神与血的依附关系，血是神的物质基础，成就了神的功能活动。如心血不足，肝血亏虚，则不能养神，常见惊悸、失眠、多梦；若血分有热，扰乱心神，则可见神昏谵语、烦躁等症。

（4）血为女子之本

《证治准绳》说："妇人之于血也，经水蓄而为胞胎。"《赤水玄珠》说："夫血者，水谷之精气也，和调五脏，洒陈六腑，男子化而为精，女子上为乳汁，下为经水。"女子以血为本，有了血的滋养，才能有行经、化乳汁、孕育胞胎的功能，故血是维持女性生理功能的物质基础。如果血虚，则可能会出现闭经、月经不调、不孕、乳汁少等病症，女子的养生保健与治疗多以养血补血为要。

三、津液

1. 津液的生成与输布

津液来源于饮食水谷，在脏腑的气化作用下形成于体内。《素问·经脉别论》说："饮入于胃，游溢精气，上输于脾，脾气散精，上归于肺，通调水道，下输膀胱，水津四布，五经并行。"这段话简要论述了津液的生成与输布过程，即通过胃的"游溢"、脾的"散精"，经脾的传输、肺的肃降、三焦水道的通调、肾的气化，使得清升浊降。津液的循行与输布以三焦为通道，《素问·灵兰秘典论》说"三焦者，决渎之官，水道出焉。"水谷经胃下移至小肠、大肠，一部分水被吸收，经脾、肺、三焦宣发于皮毛而外泄为汗，另一部分通过三焦水道下输膀胱，经气化作用排出为尿。水谷精微通过以上步骤外达皮毛肌肤、内注脏腑，滋灌全身各个器官，这便是"水精四布，五经并行"。此外，津液的生成与输布还与肝主疏泄、心主血脉有密切的关系。

2.津液的分类与功能

津比较稀薄，流动性大，如汗、泪、尿等，多渗透在皮肤、体表肌肤之间；液多黏稠、厚浊，流动性小，如关节液、髓液等，多灌注于骨节、脏腑、脑、髓等处。《素问·宣明五气》说："心为汗，肺为涕，肝为泪，脾为涎，肾为唾，是谓五液。"五液为五脏所化生，对五脏起到滋润、濡养的作用。

津有滋润作用，可充养皮肤、滋润肌肉；液有濡养作用，可滑利关节、滋养孔窍、补益脑髓。《灵枢·决气》说："腠理发泄，汗出溱溱，是谓津……谷入气满，淖泽注于骨，骨属屈伸，泄泽补益脑髓，皮肤润泽，是谓液。"

津液渗入血中可滑利血脉，津液还是血的重要组成部分。《灵枢·痈疽》说："中焦出气如露，上注谿谷，而渗孙脉，津液和调，变化而赤为血……"

津液的生成、输布、排泄过程既维持了体液的动态平衡，又维持了体温和阴阳的相对协调。

第四节　经络学说

一、经络的概念与组成

经络是运行全身气血、联络脏腑肢节、沟通上下内外、调节体内各部功能活动的通路，是人体特有的组织结构与功能系统。具体来讲，经络是指经脉和络脉。

经，有路径之义，是经络系统的主干，指十二正经和奇经八脉。十二正经即手足三阳经和手足三阴经，有一定的起止交接顺序，有一定的肢体走向和分布规律，与体内脏腑有直接的络属关系。奇经八脉，即督脉、任脉、冲脉、带脉、阴维脉、阳维脉、阴跷脉、阳跷脉，它们与十二正经不同，既不直接络属脏腑，也无表里配伍关系，而是"别道奇行"，故称"奇经"，它们穿插循行于正经之间，补充正经的功能活动。

络，有网络之义。络脉有别络、浮络、孙络之别，是从经脉上分出去的。别络较大，共有十五络，其中十二经脉与任、督二脉各有一支别络，再加上脾之大络，合为"十五络脉"。它们由经脉别出，有一定的循行部位，起着沟通表里、加强联系与调节的作用。浮络、孙络更为细小，数量很多，像网子一样把全身联系起来。

就这样，经络组成了人体四通八达、无处不到的组织系统，使人体成为有机的整体。

二、经络的循行规律

经络在人体内有一定的循行规律，它与脏腑器官又有着密切的联系，了解它的知识对理解经络在生命活动与养生保健中起到的作用具有重要意义。

十二经脉的循行有一定的规律，手三阴经从胸走手，包括手太阴肺经、手厥阴心包经、手少阴心经，它们循行于胸与上肢内侧，手太阴肺经在前，手厥阴心包经在中，手少阴心经在后；手三阳经从手走头，包括手阳明大肠经、手少阳三焦经、手太阳小肠经，它们循行于上肢外侧与头面，手阳明大肠经在前，手少阳三焦经在中，手太阳小肠经在后；足三阴经从足走腹胸，包括足太阴脾经、足厥阴肝经、足少阴肾经，它们循行于下肢内侧与腹胸，在内踝上 8 寸以上为足太阴脾经在前，足厥阴肝经在中，足少阴肾经在后，在内踝上 8 寸以下为足厥阴肝经在前，足太阴脾经在中，足少阴肾经在后；足三阳经从头走足，包括足阳明胃经、足少阳胆经、足太阳膀胱经，它们循行于头面与躯干和下肢外侧，足阳明胃经在前，足少阳胆经在中，足太阳膀胱经在后。

三、经络与脏腑器官的联系

经络与脏腑器官有着密切的联系，一是因为人体的五脏六腑与五官九窍，以及筋、脉、骨、皮毛等联系在一起，组成了一个有机的整体，这些关系是通过经络来实现的；二是因为五脏六腑与各个组织器官间保持相对的协调统一，以发挥正常的生理功能，这也是通过经络来实现的。那么，经络又是怎样与脏腑器官联系的呢？每一条经脉都络属一脏一腑，形成了脏脉络腑、腑脉络脏、一阴一阳、一脏一腑的关系，比如手太阴肺经与手阳明大肠经相表里，手厥阴心包经与手少阳三焦经相表里，手少阴心经与手太阳小肠经相表里，足阳明胃经与足太阴脾经相表里，足太阳膀胱经与足少阴肾经相表里，足少阳胆经与足厥阴肝经相表里，它们均构成了络属关系。

四、经络的作用

1. 联系脏腑器官，沟通表里上下

人体由五脏六腑、五官九窍、皮肉筋骨等构成，它们虽有不同的生理功能，但共同进行着有机、协调的整体活动，从而使机体的表里上下保持完整和统一。机体各部分的有机联系和相互配合，主要是依靠经络系统的沟通和联络作用来实现的。十二经脉及其分支纵横交错，入里出表，通上达下，络属于脏腑，奇经八脉沟通十二正经、十二经筋、十二皮部，联络筋脉皮肉，将人体各个脏腑器官有机地联系在一起，使表里上下紧密联

系在一起，使人体成为协调统一的整体。

（1）脏腑与四肢联系

十二经筋分属于十二经脉，而十二经脉内连脏腑，故使筋肉组织同脏腑之间通过经脉联系，相互沟通。例如，手三阴经从胸走手，足三阴经从足走胸腹入脏，使内脏与四肢相连。正如《素问·海论》所说："夫十二经脉者，内属于腑脏，外络于肢节。"

（2）脏腑与五官九窍联系

十二经脉各与内在的一脏一腑相络属，与五官九窍相连。例如，心经属心络小肠，上行别系舌本；肝经属肝络胆，上行连于目系；肺经属肺络大肠，上行连鼻与咽喉；脾经属脾络胃，上行连舌根；肾经属肾络膀胱，上行连耳；胃经属胃络脾，上环口唇；等等。

（3）脏腑之间相互联系

十二经脉不仅各与一脏一腑相络属，形成表里关系，而且通过别络、经别使相邻的脏腑之间产生联系。

（4）经络系统的组成本身相互联系

十二经脉阴阳表里相接，有一定的衔接和流注次序，十二经脉与奇经八脉纵横交错，比如手三阳与足三阳经脉交会于督脉，故称督脉为"阳脉之海"；任脉与手足三阴经、阴维脉、冲脉会聚，故称任脉为"阴脉之海"；冲脉是十二经脉所会之处，故称冲脉为"十二经脉之海"。

2. 通行气血，濡养全身

人体的各个组织器官均有赖于气血的濡润滋养，如此方能维持正常的生理活动。经络是人体气血运行的通路，能将营养物质输布全身各个组织器官，从而"和调于五脏，洒陈于六腑"，更好地维持人体正常的生命活动。正如《灵枢·本脏》所说："经脉者，所以行血气而营阴阳，濡筋骨，利关节者也。"

3. 抗御外邪，保卫机体

经络能"行血气而营阴阳"，营气行于脉中，卫气行于脉外，从而使营卫之气密布周身，不易遭受外邪的侵犯。当外邪侵犯机体时，往往先从皮毛开始，这时卫气就会发挥抗御外邪、保卫机体的屏障作用。因此，保持经络畅通，使经络之气充实，对防病治病与养生保健具有重要意义。

4. 平衡阴阳，调节功能

人体的生命活动始终处在一个动态平衡的调节状态，人体脏腑器官生理功能的平衡与经络功能的调节密不可分。经络就是一个有着多层次联系的循环系统与调控系统，通过"行血气而营阴阳"保持气血的畅通与阴阳的平衡，使人体的功能活动保持相对平衡。当某种因素导致某一部分脏腑经络失去正常的生理功能时，则可以通过调节经络功能让机体进行自我修复，使之自愈。身体中的某些脏腑器官发生病变时，也可通过调节经络功能来发挥治疗作用，使之恢复正常。

5.传导感应，反映病情

经络感传是对经络感应、传导、放散规律的系统概括与总结，其表现是当用针刺或其他方法刺激有关经络腧穴时，人体会产生酸、麻、胀、重的感觉及放射样感觉，并且这些感觉会沿着经脉的循行路线而传导放散，这种经络感传现象中医学称之为"得气"或"气至"，应用针灸的方法达到这一目的时又叫作"行气"，这是针灸治病取效的关键，"气至而有效"。

经络的感传功能对人体各脏腑器官起到的联系沟通作用也反映在病邪传变方面。例如，当机体受到外邪侵袭时，可通过经络传导至脏腑；当脏腑生理功能失调时，也可通过经络反映在体表的某些部位上。临床上，我们可通过经络的某些表现认识疾病、诊断疾病，还可通过调节经络功能来治疗疾病。

五、十四经脉

1.手太阴肺经

手太阴肺经起于中焦，下络大肠，环循胃口，穿过横膈到胸中，属于肺脏，再上行咽喉，横行到胸部上方（中府），向下沿上臂内侧前缘下行，过肘窝中到腕部寸口，经过鱼际，沿鱼际的边缘，出拇指内侧端（少商）。手腕后方的支脉从列缺处分出，一直走向食指内侧端（商阳），与手阳明大肠经相接。（图2-2）

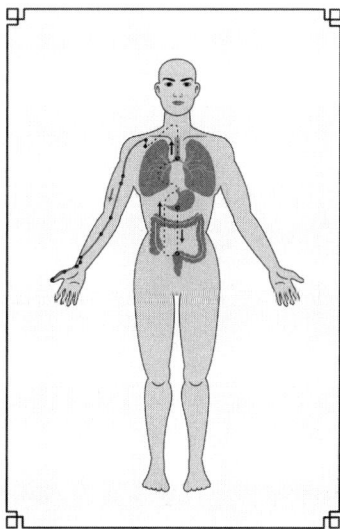

图2-2 手太阴肺经循行图

本经可用于肺与肺经的养生保健，并可防治咳嗽、气喘、胸闷、气短、咽喉疾病、缺盆痛、手臂内侧前缘疼痛等。

本经共有 11 个腧穴，其中中府、尺泽、孔最、列缺在养生保健方面有重要意义。

2. 手阳明大肠经

手阳明大肠经起于食指桡侧端，沿食指内（桡侧）上行，通过第 1、2 掌骨之间（合谷），向上进入两筋（拇长伸肌腱、拇短伸肌腱）之间，沿前臂桡侧进入肘外侧，再沿上臂外侧前缘，上走肩端（肩髃），沿肩峰前缘向上出于颈椎，与诸阳经交会于"手足三阳经会聚处"（大椎，属督脉），再向下进入缺盆（锁骨上窝部），联络肺脏，通过横膈，入属大肠。缺盆部支脉上走颈部，通过面颊，进入下齿龈，回绕至上唇，在水沟左右交叉，上夹鼻孔两旁（迎香），与足阳明胃经相接。（图 2-3）

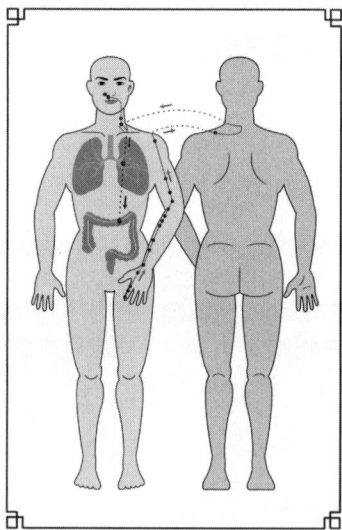

图 2-3　手阳明大肠经循行图

本经可用于大肠与大肠经的养生保健，并可防治腹痛、肠鸣、泄泻、便秘、咽喉肿痛、牙痛、鼻塞流涕、鼻衄和上肢循行部位的疼痛。

本经共有 20 个腧穴，其中迎香、肩髃、曲池、合谷在养生保健方面有重要意义。

3. 足阳明胃经

足阳明胃经是十二经脉中一条大的经脉，循行路线长，分支多。该经起于鼻翼两侧，上行至鼻根部，旁行入目内眦，与足太阳经交会，沿着鼻外侧（承泣）向下，入上齿中，回出环绕口唇，在颏唇沟承浆（属任脉）处左右相交，再向后沿下颌下缘出于下颌大迎处，沿下颌角颊车，上行耳前，经过上关（属足少阳胆经），沿着发际，到达前额（神庭），其分支从大迎前下走人迎，沿着喉咙向下进入缺盆部，下行穿过膈肌，属胃，络脾。从缺盆直行一支，沿乳中线下行，夹脐旁（脐旁2寸）向下，进入少腹两侧的气冲。又一分支从胃下口分出，沿腹内下行到气冲，与直行之脉会合，再由此下行至髀关，直抵伏兔部，至膝髌，沿下肢胫骨前缘下行至足背，进入足第2趾外侧端（厉兑）。另一支从膝下3寸（足三里）处分出，下行入足中趾外侧端（隐白），与足太阴脾经相接。（图2-4）

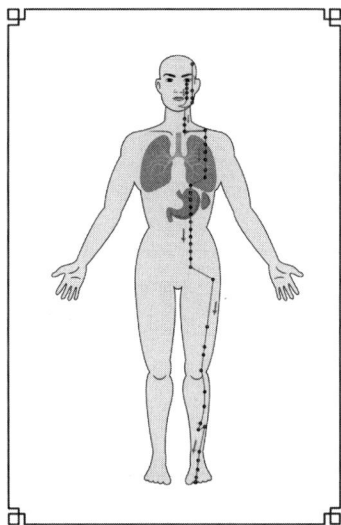

图2-4 足阳明胃经循行图

本经可用于胃和胃经的养生保健，并可防治胃痛胃胀、恶心呕吐、腹胀肠鸣、泄泻、便秘，胃经热盛导致的发热、消谷善饥、口渴咽干、咽喉肿痛、鼻衄及部分神志病，以及经脉循行经过的胸、腹、下肢部位疼痛等。

本经共有45个腧穴，其中头维、四白、巨髎、地仓、颊车、天枢、梁丘、足三里、上巨虚、下巨虚、丰隆在养生保健方面有重要意义。

4. 足太阴脾经

足太阴脾经起于足大趾内侧端（隐白），沿着赤白肉际，经过大趾上行至内踝前缘，再上小腿，沿着胫骨内侧正中线上行，到内踝上8寸的地方，交出厥阴之前，经膝股内侧前缘进入腹部，属脾，络胃，通过横膈上行，沿食道两旁，连系舌根，散于舌下。胃部的支脉，向上通过膈肌，流注于心，与手少阴心经相接。（图2-5）

本经可用于脾和脾经的养生保健，并可防治脘腹胀痛、恶心呕吐、嗳气、泄泻、便秘、身重乏力、水肿、黄疸等，以及妇科病、男科病和经脉循行所经过部位的病症。

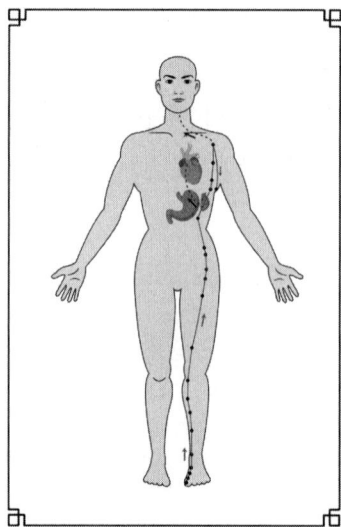

图 2-5　足太阴脾经循行图

本经共有 21 个腧穴，其中血海、阴陵泉、三阴交在养生保健方面有重要意义。

5.手少阴心经

手少阴心经起于心中，出属心系（心与其他脏器相联系的部位），通过横膈，下络小肠。从心系向上有一支脉，上夹咽喉，连于目系（眼球连于脑的部位）。从心系直行的一条支脉，上行于肺部，再向下出腋窝部（极泉），下循上臂内侧后缘，行于手太阴经和手厥阴经之后，下肘窝，沿前臂内侧后缘，抵掌后豌豆骨进入掌内，沿小指内侧出其端（少冲），与手太阳小肠经相接。（图 2-6）

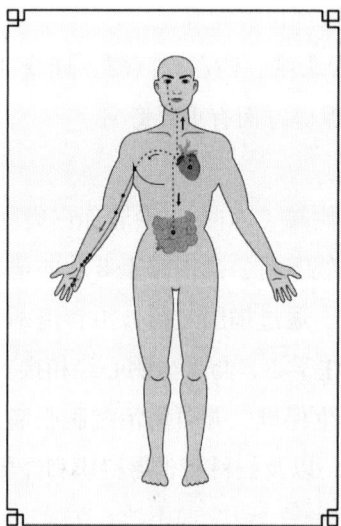

图 2-6　手少阴心经循行图

本经可用于心和心经的养生保健，并可防治心痛、胸痛、神志病、心烦、口渴、手心发热、上肢内侧疼痛等。

本经共有 9 个腧穴，其中极泉、少海、阴郄、神门在养生保健方面有重要意义。

6. 手太阳小肠经

手太阳小肠经起于手小指外尺侧端，沿手背外侧至腕部，出于尺骨茎突，沿前臂外侧后缘，经尺骨鹰嘴与肱骨内上髁之间，沿上臂外侧后缘向上，出于肩关节，绕行肩胛部，在大椎处与督脉相会，又向下进入缺盆部，联络心脏，沿着食管，通过横膈到胃部，属小肠。其分支从缺盆沿着颈部上行面颊到眼外角，转入耳中（听宫）。另一支从面颊分出，上行目眶下，达鼻根部内眼角（睛明），与足太阳膀胱经相接，然后斜行到颧部。（图 2-7）

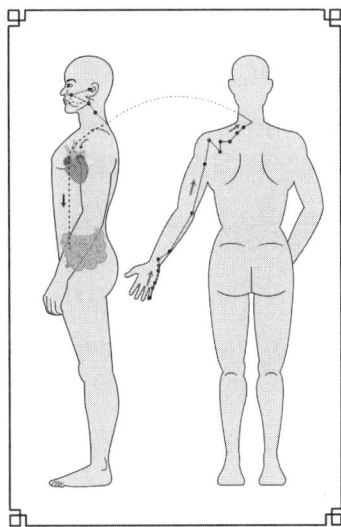

图 2-7　手太阳小肠经循行图

本经可用于小肠和小肠经的养生保健，并可防治耳聋、耳鸣、目黄、颊肿、咽喉肿痛、肩背痛与肩臂外侧后缘疼痛等。

本经共有 19 个腧穴，其中听宫、养老、后溪在养生保健方面有重要意义。

7. 足太阳膀胱经

足太阳膀胱经是十二经脉中循行路线最长、穴位最多的一条经脉。该经起于目内眦（睛明），上行额部，交于颠顶（百会）。它的分支从头顶分出到耳上角。直行之脉从头顶入里，络脑，复出下行项部，沿肩胛部内侧、夹脊旁 1.5 寸到达腰部，进入脊旁肌肉，联络肾，属膀胱。背部一支从腰中分出，向下通过臀部，进入腘窝中。背部另一支通过肩胛骨内缘直下，经过臀部（环跳）下行，沿大腿后外侧，与腰部下行的支脉会合于腘

窝，由此向下经过腓肠肌，出于外踝的后面，沿第 5 跖骨粗隆到达小趾外侧端（至阴），与足少阴肾经相交。（图 2-8）

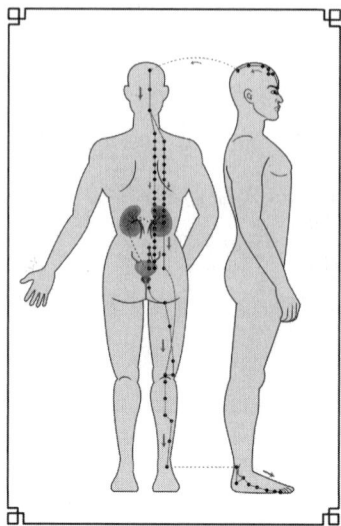

图 2-8　足太阳膀胱经循行图

本经可用于膀胱和膀胱经的养生保健，并可防治小便不通、尿频、尿急、遗尿、尿失禁等。每个脏腑在膀胱经都有一个背俞穴，能治疗五脏六腑的病证。膀胱经通过头、项、背、腰、臀、下肢、足而贯穿全身，故能治目疾、头痛、项背、腰臀及下肢循行部位的疼痛等。

本经共有 67 个腧穴，其中肺俞、心俞、肝俞、脾俞、肾俞、胆俞、胃俞、大肠俞、小肠俞、三焦俞、膀胱俞、膏肓俞在养生保健方面有重要意义。

8. 足少阴肾经

足少阴肾经起于足小趾之下，斜行于足心（涌泉），出行于舟骨粗隆下，沿着内踝的后方上行进入足跟，再上行到小腿内侧后缘，出腘窝内侧，沿股内侧后缘通向脊柱（长强），属肾，络膀胱。其直行支脉沿腹部正中线旁开 0.5 寸、胸部前正中线旁开 2 寸上行，进入肺，沿喉咙，到舌根两旁。另一支脉从肺出，络心，注于胸中，与手厥阴心包经相交接。（图 2-9）

本经可用于肾与肾经的养生保健，并可防治腰痛、腿脚痿软无力、精力不足、头晕、耳鸣、阳痿、早泄、遗精、水肿、小便不利、泄泻，以及妇科病、前阴病证、下肢后侧痛等。

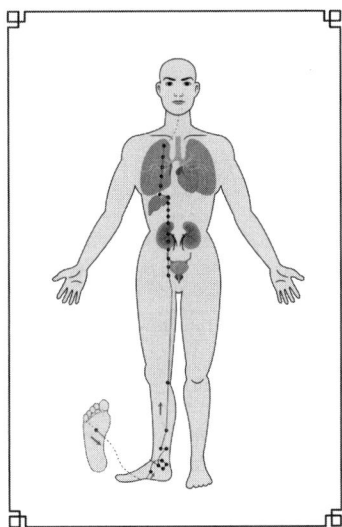

图 2-9　足少阴肾经循行图

本经共有 27 个腧穴，其中太溪、涌泉在养生保健方面有重要意义。

9. 手厥阴心包经

手厥阴心包经起于胸中，出属心包络，向下通过横膈，从胸至腹依次联络上、中、下三焦。胸部有一支脉，沿胸部行于胁部，至腋下 3 寸处（天池），再上行到腋窝中，向下沿着上臂内侧，行于手太阴经与手少阴经中间，进入肘窝中，向下行于前臂两筋之间，进入掌中，沿中指直达其端（中冲）。掌中还有一支脉，从劳宫分出，沿无名指到指端（关冲），与手少阳三焦经相接。（图 2-10）

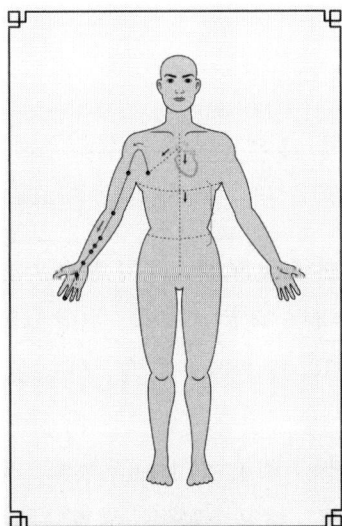

图 2-10　手厥阴心包经循行图

本经可用于心与心包经的养生保健，并可防治胸闷、心痛、五心烦热、面赤、目黄、心悸、失眠、癫狂、喜怒无常，以及胁痛、腋下痛、上肢痛、手掌痛等经脉循行部位的疼痛不适。

本经共有 9 个腧穴，其中内关、劳宫在养生保健方面有重要意义。

10. 手少阳三焦经

手少阳三焦经起于无名指末端（关冲），向上行于小指与无名指之间，沿着手背行至腕关节，出于前臂桡骨与尺骨之间，向上通过肘尖，沿上臂外侧到肩关节，交出于足少阳经的后面，进入缺盆部，分布于胸中，脉气散布联络心包，向下通过横膈，从胸至腹，统属上、中、下三焦。本经有一分支，从胸廓向上，出于锁骨上窝，上走颈部至耳后，沿耳后上行至耳上额角，再屈而下行至面颊部及眼眶下部。另一分支从耳后进入耳中，出行至耳前，在面颊部与前条支脉相交，到达目外眦（丝竹空之下），与足少阳胆经相交接。（图 2-11）

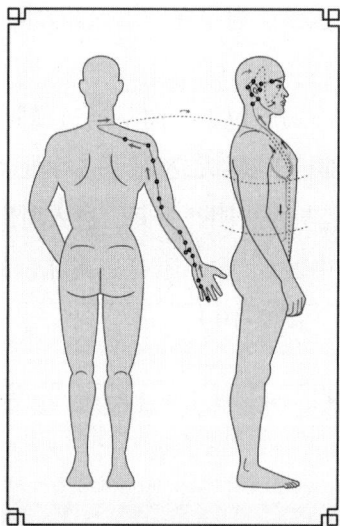

图 2-11　手少阳三焦经循行图

本经可用于三焦和三焦经的养生保健，并可防治耳鸣、耳聋、咽喉肿痛、偏头痛、眼外角病、面瘫、面痛，以及胸胁、肩后、肩臂、肘外侧等循行部位的疼痛。

本经共有 23 个腧穴，其中耳门、翳风、支沟、外关在养生保健方面有重要意义。

11. 足少阳胆经

足少阳胆经起于目外眦（瞳子髎），向上行至额角，下耳后，沿颈部向后交会于大椎，再向前入缺盆部，入胸过膈，络肝，属胆，沿着胁肋内出于腹股沟动脉部，绕阴部毛际，横行进入髋关节部（环跳）。一分支从耳后入耳中，出走耳前，到达目外眦后向下经过颊车，在颈部向下与前脉会合于缺盆，从缺盆下行腋下，沿胸侧，经过季肋，下行与前脉会合于髋关节部，再向下沿大腿外侧出于膝外侧，沿腓骨前面直下达腓骨下端到外踝前，从足背部进入第4趾外侧端（足窍阴）。另一支从足背分出，沿第1、2跖骨之间，出于大趾端（大敦），与足厥阴肝经相交接。（图2-12）

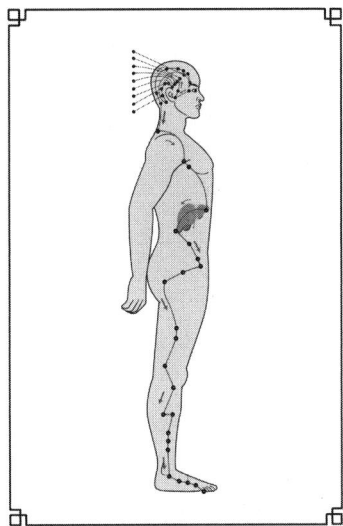

图 2-12 足少阳胆经循行图

本经可用于胆和胆经的养生保健，并可防治胁痛、口苦、黄疸、耳鸣耳聋、外眼病、头痛、下颌痛、咽喉病，以及循行路线上的缺盆痛、胸胁痛、腹股沟痛、髋关节痛、下肢外侧与足外侧疼痛等。

本经共有44个腧穴，其中阳白、听会、风池、环跳、风市、阳陵泉在养生保健方面有重要意义。

12. 足厥阴肝经

足厥阴肝经起于足大趾（大敦），沿着足背上行到内踝前1寸处，沿小腿内侧行至内踝上8寸处，交出足太阴脾经的后面，上行过膝内侧，沿大腿内侧进入阴毛中，环绕阴部，上达少腹，夹胃旁，属肝，络胆。向上通过横膈，分布于胁肋部，沿着喉咙的后面，向上进入鼻咽部，上行连接"目系"（眼球连接于脑的部位），向上出于前额，与督脉交会于颠顶部。一分支从目系分出，下行颊里，环绕在口唇内。另一分支从目出，通过横膈，上注于肺，与手太阴肺经相连接。（图2-13）

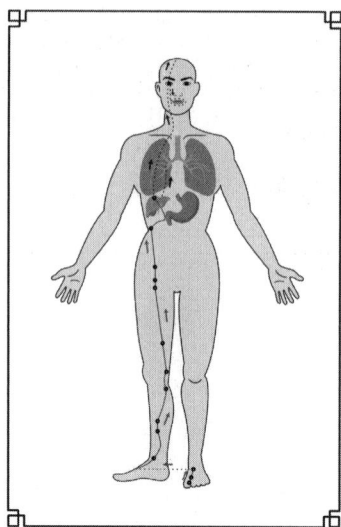

图 2-13　足厥阴肝经循行图

本经可用于肝和肝经的养生保健，并可防治肝失疏泄导致的胁痛、嗳气、呕逆，肝阳上亢导致的头痛头晕、耳鸣、耳聋、目赤肿痛，肝风内动导致的癫痫、惊风，以及妇科病、男性病、前阴病、经脉循行部位的病症。

本经共有 14 个腧穴，其中期门、太冲在养生保健方面有重要意义。

13. 任脉

任脉起于少腹内，下出会阴，向上行于阴毛部，沿着腹内向上经过关元等穴，通过上腹，经胸部正中线到咽喉部，再向上环绕口唇，经过面部进入目眶下（承泣）。（图 2-14）

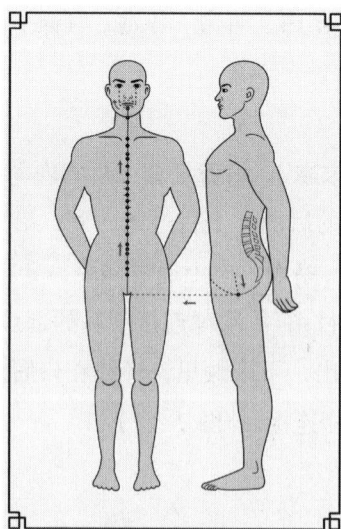

图 2-14　任脉循行图

本经可用于任脉的养生保健，并可防治不孕不育、月经不调、痛经、闭经、带下、阴挺、阳痿、早泄、遗精、遗尿、前列腺疾病、疝气、盆腔炎症及肿块等。

本经共有 24 个腧穴，其中膻中、中脘、神阙、气海、关元、中极、曲骨在养生保健方面有重要意义。

14. 督脉

督脉起于少腹内，下出于会阴部，向后行于脊柱内部，沿后正中线上达风府，进入脑内，上行颠顶，沿前额下行至鼻柱。（图 2-15）

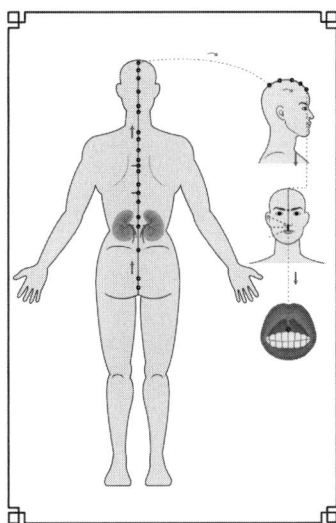

图 2-15　督脉循行图

本经可用于督脉的养生保健，并可防治腰脊强痛、头痛头重、癫痫、中风、惊风、痴呆、耳鸣、眩晕、健忘等。

本经共有 29 个腧穴，其中百会、大椎、命门、腰阳关在养生保健方面有重要意义。

第三章

中药特色蜡疗的作用及作用机理

蜡疗是中医外治法的一种,大量临床实践证明,该疗法具有温通经络、散寒祛湿、活血化瘀、消肿散结、行气止痛、调节脏腑功能、健脾和胃、祛风除湿、增强免疫力等作用。

在正常情况下,机体处于经络疏通、气血畅达、脏腑功能协调、阴阳平衡的状态;而在病理情况下,会出现经络壅滞、气血不畅、脏腑功能失调、阴阳失衡等问题。蜡疗治病就是以石蜡的特性及药物的作用为基础,在相应穴区、经络上通过多途径治疗疾病,以畅通经络气血、调节脏腑阴阳,达到治疗疾病的目的。

第一节　中药特色蜡疗的作用

一、温经止痛,疏通经络

温经散寒、疏通经络是蜡疗治病起到的最主要、最直接的作用。中医理论中的"不通则痛"是指因经络闭阻不通而引发的多种病症。经络闭阻不通,气血运行不畅,甚至气滞血瘀,就会引发肢体麻木、疼痛、拘挛,甚至脏腑功能失调。人体生命活动的正常进行有赖于气血的推动,气行则血行,气止则血止,血气在经脉中流行,凭借的是"气"的推送作用。气虚、寒凝、阳虚等各种原因均可导致经络阻塞,气血运行不畅,如"寒则气收,热则气疾"等。温度的变化可以影响气血的流行,变生百病,气温则血滑,气寒则血涩,也就是说,气血的运行有遇温则散、遇寒则凝的特点,如朱丹溪所说:"血见热则行,见寒则凝。"可见,凡是气血凝涩、没有热象的疾病,都可用温热的方法来治疗。《灵枢·刺节真邪》说"脉中之血,凝而留止,弗之火调,弗能取之",蜡疗正是通过温热刺激起到温经通络散寒的作用的,如此可通过促进机体气血的运行达到临床治疗的目的。因此,蜡疗可用于血寒运行不畅,瘀滞经络引起的痹证、腹泻等疾病的治疗,效果甚为显著。

二、活血化瘀,消肿散结

经络分布于人体各部,内联脏腑,外布肌肉、骨骼。正常情况下,气血在经络中周流不息，循序运行，如果由于受到风、寒、暑、湿、燥、火等外邪的侵袭，人体整体或局部气血凝滞，经络的正常运行受阻，即可出现肿胀、疼痛和一系列功能障碍，此时若在一定的穴位施用蜡疗，可以起到调和气血、疏通经络、平衡机体功能的作用，临床上可用于跌打损伤、颈椎病、腰椎病及四肢关节扭伤（或挫伤）等病症。

三、祛风除湿，行气止痛

机体阳气虚弱，卫外不固，风寒湿邪乘虚而入，侵袭肌肉、筋脉、关节，致气血阻滞，经络闭塞，不通则痛；或久居湿地，汗后涉水淋雨，过度使用风扇、空调等，积而为病。若风寒湿邪痹阻肌肉、经络、关节，寒邪最为关键，寒性收引、凝滞，可郁闭阳气，不通则痛，治当祛风除湿、散寒止痛。蜡疗有温经散寒、祛风除湿、行气止痛的功效。特色蜡疗方中常用温里药附子以温少阴之虚、防亡阳之变，配伍温经散寒、通络解表的细辛、桂枝、威灵仙、蚕沙、独活，可温经通络、散少阴经之寒，使阳气振奋而寒邪外达，增强祛风湿、除痹痛之功效，临床上常用于风湿性关节炎、类风湿关节炎及软组织风湿病等病症的治疗。

四、透表达里，调节脏腑

特色蜡疗的作用机理主要源于中医学的经络学说，经络内属脏腑、外络肢节、沟通内外、贯通上下，将人体内部和外部联系在一起，使人体成为一个有机整体，并借以运行气血，营养全身，使人体各部分的功能活动得以协调并保持相对平衡。

人体整个外部皮肤分别属于十二经皮部，脏腑经络之气又输注于体表之腧穴及穴区。蜡疗正是通过对腧穴及穴区施术来治疗各种疾病的。蜡疗除通过温热作用对皮部和腧穴进行刺激外，特色药物本身也对皮部和腧穴有着物理刺激作用和药理效应，并通过经络运行直达病所，或影响脏腑功能，调节脏腑阴阳之偏盛偏衰，从而达到扶正祛邪、调整虚实、协调阴阳平衡、治疗疾病、维持健康的目的，临床多用于治疗内科、儿科、妇科等的病症。

五、益气温阳，升阳举陷

人生赖阳气为根本，得其所则人寿，失其所则人夭，故阳病则阴盛，阴盛则为寒、为厥，正如《素问·厥论》所云："阳气衰于下，则为寒厥。"阳气衰微则阴气独盛，阳气不通于手足，则手足逆冷。凡遇寒性疾病，必用热性药物来治疗，即"寒者热之"。蜡疗本是热性疗法，遇阳虚寒盛类病症时，可加益气温阳类药物辅助治疗，石蜡的温热特性和药物的温煦作用两阳相得，往往可以起到很好的治疗作用，临床上对脾肾阳虚所致的腰腿痛、颈椎疼痛、头痛、寒湿痹病，胃寒所致的腹痛、泄泻，阳气虚弱不固导致上实下虚、气虚下陷引起的脱肛、阴挺、久泄久痢、崩漏等均有良好疗效。蜡疗不仅可以起到益气温阳、升阳举陷的作用，对卫阳不固、腠理疏松者亦有良效，临床多用于气虚下陷性病症，如胃下垂、脱肛及子宫脱垂等。

六、扶正祛邪，调和阴阳

《黄帝内经》曰"正气存内，邪不可干""邪之所凑，其气必虚"，扶正祛邪是蜡疗治疗疾病的根本治则和手段，调和阴阳是蜡疗治病的根本目的。

疾病的发生发展及其转归过程，就是正气与邪气斗争的过程。疾病的发生正是因为正气处于相对劣势、邪气处于相对优势。若正能胜邪，则邪退病愈；若正不胜邪，则病情加重。

蜡疗治病不外乎扶正与祛邪两个方面。石蜡的温热效应是祛除寒邪的基础，蜡疗扶正祛邪作用的实现除与石蜡的温煦特性有关外，还与部分腧穴的偏补偏泻性能有关。偏补的腧穴，如气海、关元、命门、肾俞、膏肓等，多在扶正时使用；有双向调节作用的腧穴，如中脘、内关、三阴交、合谷、太冲、足三里等，临床上既可用于扶正又可用于祛邪。在临床上要根据疾病性质的不同，灵活选用穴位。

疾病的发生从根本上说是阴阳平衡遭到了破坏，即阴阳的偏盛偏衰代替了正常的阴阳消长。因此，调理阴阳，使失调的阴阳向着协调的方向转化，恢复阴阳的相对平衡，是中医治病的基本原则。蜡疗通过温通经络、益气散寒、升阳举陷、扶正祛邪等途径使人体达到阴阳调和的状态，从而达到防治疾病的目的。

第二节　中药特色蜡疗的作用机理

蜡疗的作用主要有温热作用、机械压迫作用和其他作用。

一、温热作用

将石蜡涂于人体某一部位后，局部皮肤温度很快升高为 $80 \sim 120℃$，经过 $5 \sim 12$ 分钟才逐渐下降，且下降速度缓慢，尚能保持一定的温度 30 分钟～ 1 小时，所以涂蜡后患者起初可能会有灼热的感觉，但不久后就会有舒适感。而且，蜡疗的热作用较深，可深达皮下 $0.2 \sim 1.0cm$，故在治疗时能使局部血管扩张，促进血液循环，使细胞的通透性增加，有利于水肿的吸收，加快水肿的消散，并能增强巨噬细胞的吞噬功能，有利于炎症的消退，可加快代谢。由于石蜡含有油质，对皮肤有润泽作用，能使皮肤柔软、富有弹性，因此不仅可降低神经兴奋性，有止痛作用，还可增强胶原纤维组织的可延伸性，有软化瘢痕和松解结缔组织粘连的作用，有利于改善关节活动功能，增大关节的活动范围。

二、机械压迫作用

由于石蜡具有良好的可塑性及黏附性，因此不仅能与皮肤紧密接触，而且体积能在冷却过程中逐渐缩小（体积可缩小 10% ~ 20%），对皮肤及皮下组织产生柔和的机械压迫作用。例如，应用蜡疗治疗早期炎症、急性扭伤与挫伤时，既可防止组织内淋巴液和血液渗出，又可促进渗出物的吸收，减轻损伤组织水肿。

三、其他作用

石蜡本身并无化学刺激作用，如在石蜡中加入化学物质或油类物质则能使其呈现化学作用。向石蜡中加入维生素、鱼肝油等可使其具有治疗皮肤溃疡、促进创伤修复的作用。此外，组成石蜡的碳氢化合物能刺激上皮生长，防止细菌繁殖，促进创面愈合。向石蜡中加入放射性物质，能使石蜡具有放射治疗作用。蜡疗还有镇痛解痉的作用，可广泛用于内科、外科、神经科和妇科疾病。

第四章

中药蜡块的研发与应用

第一节　特色中药蜡块与普通蜡块的区别

中药特色蜡疗是在传统蜡疗的基础上加入纯中药形成的，常用中药包括黄芪、当归、川芎、鸡血藤、狗脊、杜仲、桑寄生、透骨草、伸筋草、白花蛇舌草、郁金、桂枝等，将这些中药提纯后加入蜂蜡、医用蜡，即配制成了特色中药蜡块。特色中药蜡块的熔点为70℃左右，针度2cm，厚度2cm，规格17cm×24cm，pH中性，含油量低，软硬度适中，导热性弱，熔解时会吸收热量，冷却后缓慢地将热量释放出来。特色中药蜡块有比热容大、导热性弱、散热慢、保温时间长的特点，且具有良好的可塑性及黏稠性，能与皮肤紧密接触，能有效地去除致痛因子，消除炎症，减慢关节老化速度，从而达到治疗关节疼痛等疾病的目的。

一、制作特色

1.使用优质、绿色的蜂蜡与医用石蜡基质

中药蜡疗取材于天然基质，由高级蜂蜡、医用石蜡、天然中药材等材料制作而成，具有吸附紧致、排毒排污、单向渗透、逆向反渗透、聚合排毒、载体运输等作用。

2.采用最新技术将蜂蜡、医用石蜡、纯中药结合在一起

中药蜡疗有祛除体内风寒湿邪的作用，同时起到活血化瘀、疏通经络、调节酸碱平衡、补气充血等作用。

3.中药配方选材上乘

中药蜡疗一病一方，一方一蜡，疗效显著。中药配伍出自名家何天有之手，从天然、绿色的中药里提取精华，每克蜡块的药物含量是中药材中药物含量的十几倍以上。

二、整体特色

1.颜色

透亮、自然。

2.味道

无蜡味、清香。

3. 质地

有韧性，手拉成条、折叠不断。

4. 触感

温润如脂、光滑如玉。（图 4-1、图 4-2）

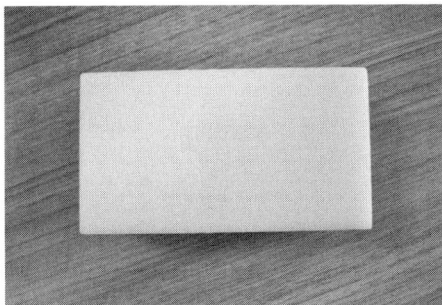

图 4-1 中药蜡块正面图

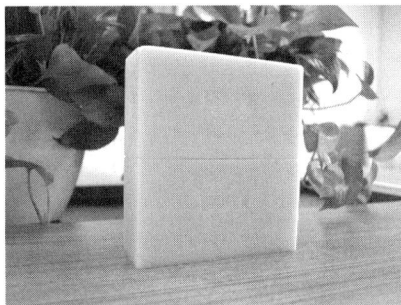

图 4-2 中药蜡块整体图

5. 资质

（1）很多医院设有蜡疗科，且蜡疗在全国医保范围内。

（2）仅蜡块就获得国家知识产权局颁发的发明专利（专利号：ZL 2017 1 0018159.X，图 4-3）、实用新型专利（专利号：ZL 2017 2 0029141.5，图 4-4）两项。

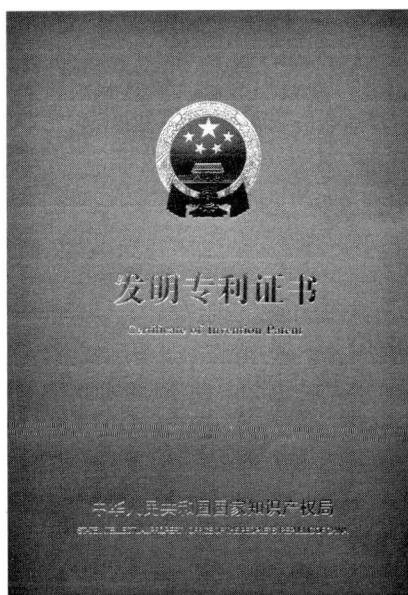

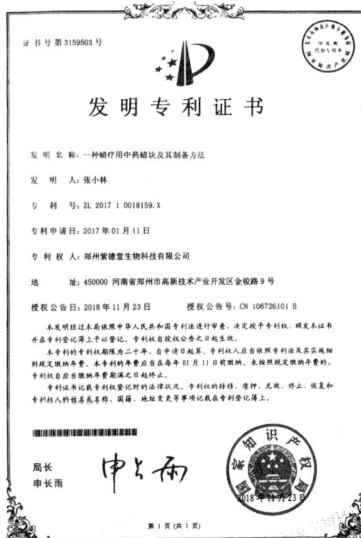

图 4-3 发明专利证书

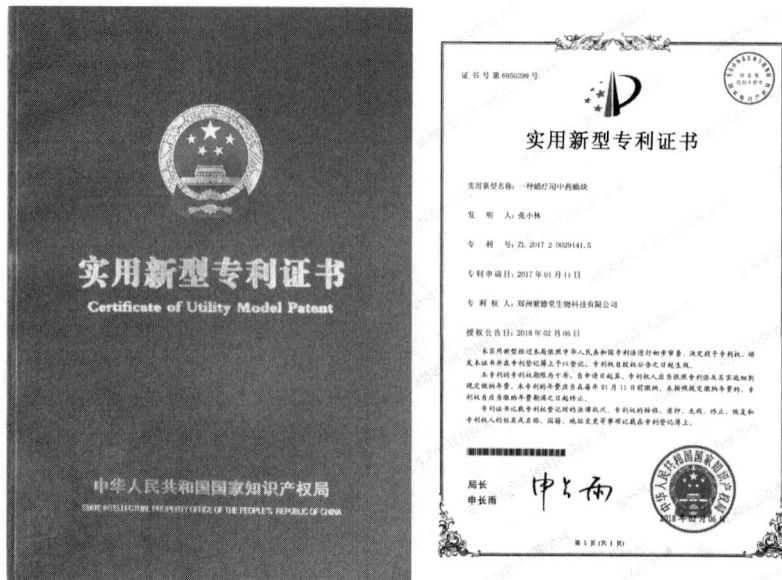

图 4-4　实用新型专利证书

6. 测试指标

中药蜡块具有敷贴性、舒适性、持续性（人员测试结果见图 4-5）。

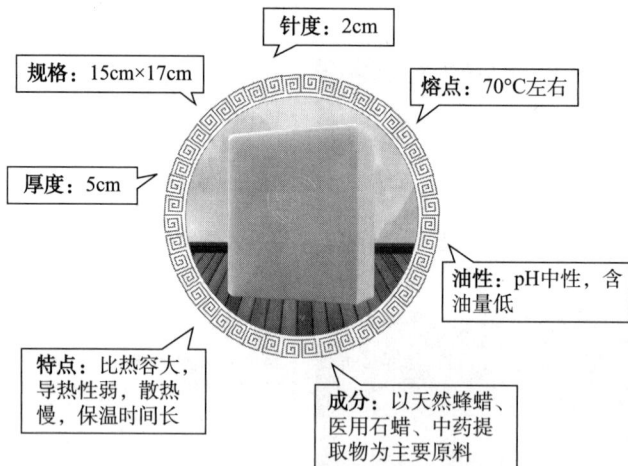

图 4-5　人员测试结果

7. 治疗原理

（1）蜡块敷贴 10 分钟以上，能使皮肤毛孔打开 3 ～ 5 倍，使里外通透性增强。

（2）基于蜡块本身的性质，药性在经过热力传导后不能向上发散，只能向下进入人体。

（3）由于皮肤是人体最大的呼吸器官，药性通过皮肤毛囊到达毛囊下毛细血管，再到达大血管，可使血液循环顺畅，起到活血化瘀、消肿止痛、疏通经络的作用。

（4）敷贴20分钟之后，蜡块逐渐变凉、变硬、收缩，对皮肤产生轻微抓起作用，进而消除水肿、粘连，使皮肤紧致。

第二节　特色中药蜡块的制作

特色中药蜡块主要分为3层，使用时接近皮肤的为内层，由内而外依次是厚度为4～6mm的蜂蜡层、厚度为6～8mm的松香热熔胶中药层、厚度为7～9mm的微晶蜡层。

一、原料

松香热熔胶中药层由以下重量份数的原料制备而成：热熔胶90～110份，中药粉45～55份，松香4～6份，渗透剂1～2份。

松香热熔胶中药层的中药粉由以下重量份数的原料组成：制川乌55～65份，制草乌55～65份，威灵仙45～55份，秦艽45～55份，伸筋草45～55份，透骨草45～55份，补骨脂45～55份，菟丝子45～55份，牛膝45～55份，肉桂45～55份，乳香55～65份，没药55～65份，血竭45～55份，麝香8～12份。

二、具体步骤

1. 制备蜂蜡层

取蜂蜡加热使之熔化成液态，倒入蜡块成型模具中，液态蜂蜡冷却后即形成厚度为4～6mm的蜂蜡层。

2. 制备松香热熔胶中药层

将各中药原料粉碎成粉末状，混合均匀后即得中药粉。取热熔胶和松香混合加热熔融至半流体状态，然后加入中药粉和渗透剂，搅拌均匀后即得膏状物，将膏状物均匀摊在上一步骤中制备好的蜂蜡层的外侧，在蜂蜡层的外侧形成厚度为6～8mm的松香热熔胶中药层。

3. 制备微晶蜡层

取微晶蜡加热熔化成液态，倒在上一步骤中制备好的松香热熔胶中药层的外侧，均匀覆盖松香热熔胶中药层，待其冷却成固态，在松香热熔胶中药层的外侧形成厚度为7～9mm的微晶蜡层，即得特色中药蜡块。

第三节　加入的代表性中药成分

一、透骨草

透骨草又名药曲草、蝇毒草等，为多年生草本，入药部分为植物全草，以全草、色绿、干燥、质嫩、无杂质者为佳，其茎亦名透骨草。透骨草有活血化瘀、利尿解毒、通经透骨之功效，味甘、辛，性温，入肺、肝二经。

二、三七

三七是五加科植物三七的干燥根和根茎，性温，味甘、苦，入肝、胃二经，有散瘀止血、消肿定痛的功效，主治出血证、跌打损伤、瘀血肿痛。三七在临床上的应用非常广，可用于各种血证，如咯血、吐血、便血、崩漏等，因为三七既可以活血又可以止血，具有双向调节的功能。

第五章

中药特色蜡疗模具的研发

第一节　模具的成分

模具由食品级硅胶制成，使用的是硅酸缩聚而成的无机高分子胶体材料，主要成分是 $SiO_2 \cdot nH_2O$，含量在 98% 以上，无毒无味，化学性能稳定，在常态下除苛性碱和氢氟酸外，不与任何酸碱盐产生反应。

食品级硅胶的孔径为 8 ~ 10nm，比表面积为 300 ~ 500m^2/g。食品级硅胶经过精制和灭菌，与食品、药品按需要量混合后可以直接保证食品的干燥并与食品一起食用，无明显不良反应（图 5-1）。

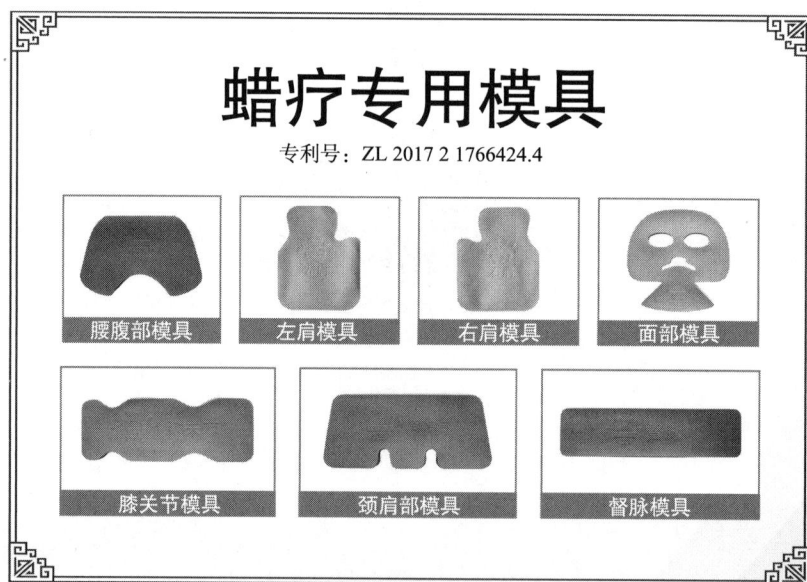

蜡疗专用模具
专利号：ZL 2017 2 1766424.4

腰腹部模具　　左肩模具　　右肩模具　　面部模具

膝关节模具　　颈肩部模具　　督脉模具

图 5-1　蜡疗模具照片

第二节　模具的优势与使用方法

一、优势

1. 使用食品级硅胶，环保、无毒、无气味、透明度高。

2. 常温下长久放置不变黄、不喷霜、不吐白、不褪色。

3. 柔软、弹性好、耐扭结、不变形。

4. 不开裂、使用寿命长、耐寒、耐高温。

5. 不粘、不残留，用完一抹，洁净如新。

6. 具有较好的抗撕强度和优越的电气性能。

7. 化学稳定性强，抗腐蚀，不与中药产生化学反应。

二、使用方法

1. 模具放置的环境要求为水平无倾斜、底层散热快，以瓷砖地面为佳。

2. 将蜡液倒入模具的技巧为速度平缓均匀，注意观察蜡液在模具中的流动状况，酌情改变倒蜡液的位置。

3. 蜡液倒入量不能过多，以免溢出模具；也不能过少，以免蜡块过薄。

第六章

中药特色蜡疗的操作

第一节 操作流程

一、制备步骤

1. 熔蜡

将紫德堂复合专利中药蜡块放入熔蜡锅中，将蜡块完全熔化为半透明蜡液（图6-1）。

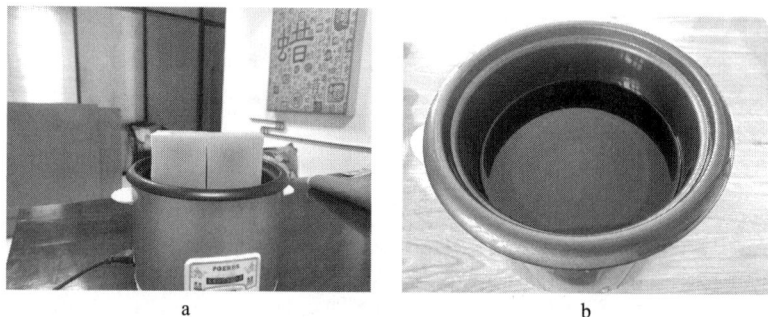

a

b

图6-1 熔蜡

2. 倒蜡、铸模

将熔好的蜡液倒入指定的模具中，使其温度逐渐下降，凝固成蜡块，用手触摸蜡面时无液体流动感即可（图6-2、图6-3）。

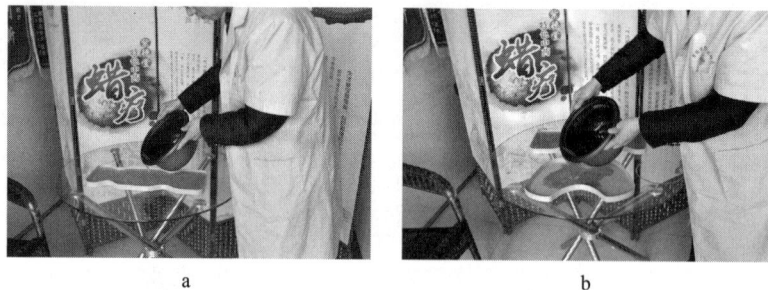

a

b

图6-2 倒蜡

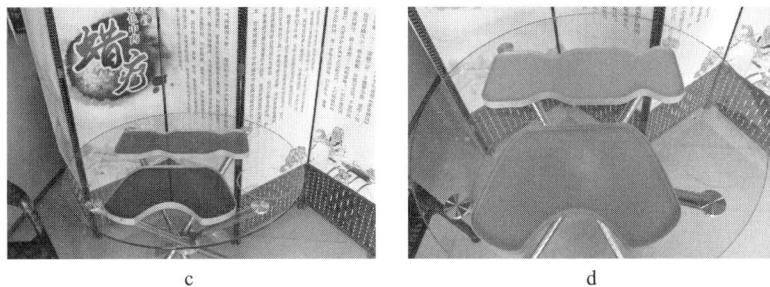

c

d

图 6-2 倒蜡（续）

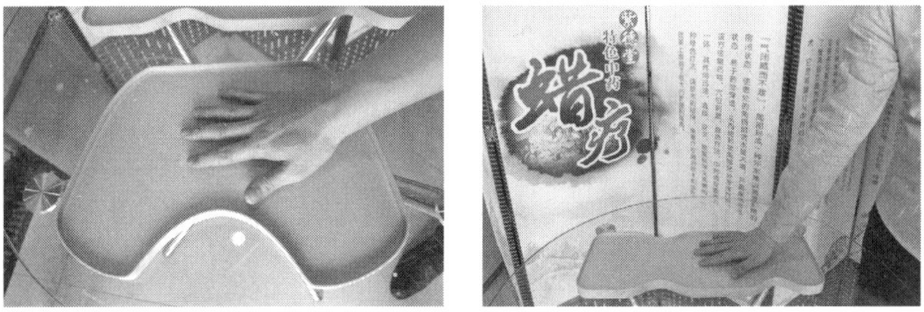

a

b

图 6-3 铸模

熔蜡、倒蜡、铸模操作步骤
（扫码看视频）

3. 脱模

将蜡块从模具中脱出即可（图 6-4）。

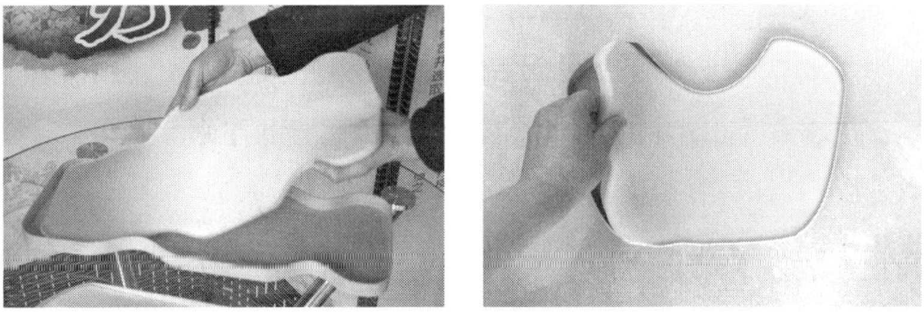

a

b

图 6-4 脱模

二、操作手法

手法核心：点按穴位、疏通经络、调和脏腑。

1. 背部

（1）开穴手法

①推法：全掌贴合皮肤，均匀用力，从颈部到腰骶部，自上往下推督脉及两侧膀胱经（疏通阳经，以上通下达），各推 6～9 遍。

②按揉手法：双手重叠，按揉两侧膀胱经，放松整背肌肉（疏通阳经，以上通下达）。

③点按：点按膀胱经穴位及夹脊穴（促进血液循环，加快代谢，缓解背部疼痛）。

（2）通络手法

摩揉：平推局部肌肉，使局部肌肉完全放松。

2. 颈肩部

（1）开穴手法

①推法：全掌贴合皮肤，均匀用力，在双侧肩部各推 6～9 遍。

②拿揉手法：拿揉大椎至风府穴，然后从风池穴自上往下、自下而上均匀拿揉，手法应均匀柔和、持久有力。

③直推法：推督脉、膀胱经，并采用分推手法推两侧肩部肌肉。

④点揉：单指（拇指）点揉或叠合（两个拇指重叠）点揉肩部肌肉和穴位。

⑤拿揉：拿揉斜方肌，双手拇指与其余四指相对，同时放在斜方肌上由内向外拿揉，手法应均匀柔和、持久、有渗透力。

（2）通络手法

平推法：平推局部肌肉，使局部肌肉完全放松。

3. 腰部

（1）开穴手法

①平推法（单侧推、双侧推）：自上往下平推腰部肌肉。

②按揉手法：双手重叠，按揉腰部两侧肌肉，先左后右或先右后左都可以。

③点穴：点按肾俞、大肠俞，依次点按腰 1～腰 5 旁开 1.5 寸膀胱经上的背俞穴，依次点按腰 1～腰 5 旁开 0.5 寸的夹脊穴，起到强腰健肾的作用。

（2）通络手法

①擦法：从上往下擦腰 1～腰 5 椎体两侧，然后平推腰部肌肉。

②摇法：术者双手重叠，轻按患者腰部，另一位术者扶着患者的一条腿，沿顺时针、逆时针分别转 3～5 圈，然后缓缓放下，换另一条腿操作（充分放松腰部肌肉，使腰部、髋关节、下肢肌肉都达到放松状态）。

4. 胸部

（1）开穴手法

①摩法：摩胸部肌肉。

②按揉：从胸壁处一直按揉到乳头。对于有硬结处，用 3 个手指轻轻地反复按揉。

（2）通络手法

分推法：散结节。

5. 腹部

（1）开穴手法

①摩腹：全掌贴合，手腕放松，以肘关节为支点，均匀柔和地以肚脐为中心顺时针摩腹。

②点穴：三指绷紧，以中指为受力点，点中脘、气海穴，边点边揉 1 分钟。

③拿揉：用拇指和食指拿揉天枢穴，刺激消化系统、泌尿系统、生殖系统。

（2）通络手法

①拿揉：拿揉腹直肌。

②揉腹：掌根紧贴腹部揉腹。

6. 四肢部

（1）开穴手法

①推法：离心推，从最顶端推到指尖或脚踝（上肢及下肢，内侧及外侧，均采用推法）。

②拿揉：手法均匀柔和。

③点穴：上肢——极泉、曲池、外关、合谷；下肢——气冲、委中、足三里、三阴交、太冲。

（2）通络手法

抖法：轻轻拉着患者的上肢或者下肢抖一抖，使肌肉的气血循行均匀柔和。

第二节 注意事项

1. 进行蜡疗前必须诊断明确，熟悉蜡疗的适应证，在不清楚病情和病因的情况下盲目做蜡疗是危险的，容易贻误病情。

2. 各类蜡疗每次的治疗时间一般为 30 ～ 40 分钟，每日 1 次，年老体弱者每次治疗不宜超过 2 个部位，每 20 ～ 30 次为 1 个疗程，医生要鼓励患者耐心坚持，不要一味追求立竿见影。

3. 患者在做蜡疗前后要多喝温开水，在治疗过程中如有不适应及时告知医生，蜡疗结束后要注意保暖，不要立刻离开蜡疗室，防止受凉受风。

4. 在治疗过程中，蜡疗室的温度要合适。当患者出现头晕、心悸、恶心、呕吐、大量出汗、局部疼痛严重，以及起红疹、水肿时应停止蜡疗。

5. 熔解中药蜡时用老式电饭锅即可，熔化后可自动保温，以免破坏蜡质。

6. 中药蜡有其特有的药性，不建议长期使用，一般以用 15～20 次为宜，每次使用后必须去除污秽物和其他杂质（如毛发、皮屑等）。

7. 重复使用中药蜡时，每次应加入 15%～25% 的新蜡。

8. 用于疮面、体腔部位的蜡不得重复使用，且每次进行蜡疗前都要严格消毒。

第三节 适应证与禁忌证

一、适应证

1. 软组织（肌肉、肌腱、韧带、筋膜）挫伤，以及扭伤、挤压伤、骨折等。

2. 外伤或术后组织器官粘连、瘢痕疙瘩及关节挛缩强直等。

3. 肉芽生长缓慢的营养性溃疡、烧灼伤、冻伤及其后遗症等。

4. 颈椎病、腰椎间盘突出症、肩周炎、肱骨外上髁炎、腱鞘炎、滑膜炎、滑囊炎等。

5. 肌炎、肌营养不良、肌萎缩等。

6. 神经外伤及其后遗症、神经性皮炎、周围性面神经麻痹、带状疱疹后遗神经痛、三叉神经痛、重症肌无力、脑血管病后遗症等。

7. 慢性胃炎、膈肌痉挛、反胃、慢性胆囊炎、胃下垂等。

8. 慢性盆腔炎、乳腺增生、痛经、月经不调、宫寒等。

9. 阳痿、早泄、遗精、前列腺增生等。

10. 湿疹、黄褐斑、神经性皮炎等。

11. 小儿遗尿、单纯性肥胖、白细胞减少症等。

二、禁忌证

1. 高热、恶性肿瘤、温热感觉障碍、血液循环障碍、糖尿病、心力衰竭、肾衰竭、体质虚弱、化脓性炎症或厌氧菌感染者禁用。

2. 结核病、脑动脉硬化、甲状腺功能亢进、原发性慢性肾上腺皮质功能减退症、感染性皮肤病、出血、有出血倾向者，以及 1 岁以下的患儿禁用。

3. 微血管扩张、局部组织液渗出未停止者，以及面部痤疮、油性皮肤者禁用，孕妇禁用。

第四节　优势与特点

中药特色蜡疗在传承传统蜡疗的基础上，本着传承而不泥古、创新而不离宗的原则，对取穴、配穴、疗法、药方等进行综合运用，辨证施术，在临床应用过程中进行了系统的研究总结，又经过反复临床实践，不断进行改进和创新，在疾病治疗方面取得了显著优势。

辨证论治是中医理论体系和治疗方法的最大特点，中药特色蜡疗也是在辨证的基础上施术的，通过望、闻、问、切和完善辅助检查，对获得的资料进行综合分析，认清各个脏腑与各种疾病的整体情况，然后在整体分析的基础上具体分析，找出整体与局部之间的联系。治疗时可应用不同的辨证方法，如八纲辨证、脏腑辨证、气血津液辨证、六经辨证等。辨证施术可提高蜡疗的效果，只有进行辨证才能因证施术，比如治疗阴病时可在阳部、阳经取穴，以阳经为主；治疗阳病时可在阴部、阴经取穴，以阴经为主。当然，也可根据病症属性的不同，治疗阳病时在阳经取穴，治疗阴病时在阴经取穴，根据"正反逆从""阴阳相引"的原则确定治法与取穴。病在表者，应先治其外，取合谷、列缺、外关等，以发散为主；病在里者，应直取其内，先治其内，后治其外。治疗热证时，可取具有泻热作用的腧穴，如合谷、曲池、大椎及十二井穴等，施以泻法；治疗寒证时，可取具有温阳散寒作用的腧穴，如关元、命门等，施以补法。临床上还可以脏腑学说为依据，根据脏腑病证的不同选穴施术，比如胁肋胀痛、胃胀、嗳气、脉弦等表现属肝气犯胃证候，可取肝经和胃经的腧穴以疏肝和胃。临床上还可以气血津液辨证为依据，比如气虚者选关元、气海，有四君子汤之效；血虚者选膈俞、肺俞、心俞，有四物汤之功。六经辨证、三焦辨证在中药特色蜡疗的临床应用方面也具有重要意义。可见，中药特色蜡疗的应用需遵循辨证施治的原则，只有辨证施术，才能提高中药特色蜡疗的疗效。

第五节　核心技术——五行蜡疗

五行即木、火、土、金、水五种物质及其运动变化。五行中的"五"指由宇宙本原之气分化的构成宇宙万物的木、火、土、金、水五种基本物质；"行"指这五种物质的运动变化。若从方法论的角度来看，五行已超越了物质性概念，衍化为归纳宇宙万物并阐释其相互关系的五种基本属性。

一、五行蜡疗之木（木套盒）的应用

1. 木之特点

肝属木，肝主疏泄、藏血，在体合筋。

2. 适用范围

木套盒适用于肩周炎、颈椎痛、腰腿痛、跌打损伤、骨质增生、骨伤后遗症、劳损及风湿性关节炎引起的疼痛等（图 6-5）。

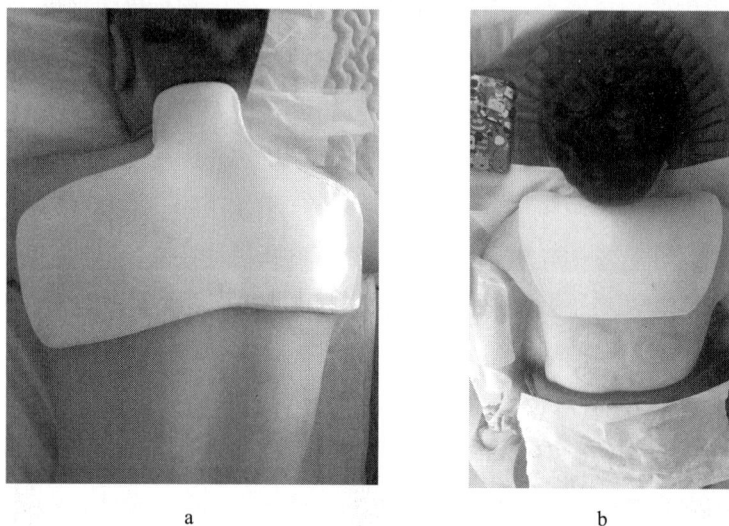

a   b

图 6-5　颈肩调理示意图

3. 操作步骤

（1）熔蜡：将复合专利蜡块放入熔蜡锅中，待蜡块熔化为半透明蜡液。

（2）铸模：将熔好的蜡液倒入相应的模具中，用手触摸蜡面，下层无液体流动感即可。

（3）药油开穴：取通脉推摩精油少许，用掌推法按摩患处 15 分钟，以疏通经络、剥离粘连、加速血液循环。

（4）敷药：将中药丸压扁放于相应穴区上，一次一丸，给药两次，以活血化瘀、行气止痛。

（5）敷蜡：揭开模具，将塑形好的蜡块敷于患处，可根据患者的实际需求调整蜡块位置。该法集温热效应、穴位给药、透皮吸收于一体，效力直达病灶，可排寒湿、通经络、软坚散结、行气止痛。

（6）上膜：敷蜡之后在蜡面上加盖一层保鲜膜，效果更佳。

（7）卸蜡：敷蜡 30 分钟之后，可将蜡块卸下。

（8）喷开络液：卸蜡之后，将开络液喷于施蜡处，保温 3 ～ 5 分钟，再次给药，以补益气血。

4. 案例分享

柴某，男，52 岁，常年于冷库内工作，经医院诊断为双侧肩周炎，时常疼痛，肩臂酸沉，活动受限，采用针灸、按摩、膏药综合调理后时有减轻，近一月来疼痛难忍。

蜡疗调理：采用五行蜡疗之木套盒，开穴，蜡敷肩上穴区、肩臂穴区、天宗穴区，调理 1 次后疼痛明显减轻，调理 5 次后活动受限程度改善，调理 1 个月后疼痛、酸沉症状完全消失，活动受限程度也大有改善。

二、五行蜡疗之火（火套盒）的应用

1. 心之特点

心属火，心主血脉、藏神，在体合脉，其华在面。

2. 适用范围

火套盒适用于体虚、四肢无力、经常感冒、头痛、头重、颈部发硬、头晕耳鸣、嗜睡、眼花、癫痫、腰背僵痛、手足颤抖、抽搐、麻木、中风后遗症，以及免疫力低下的人群（图 6-6）。

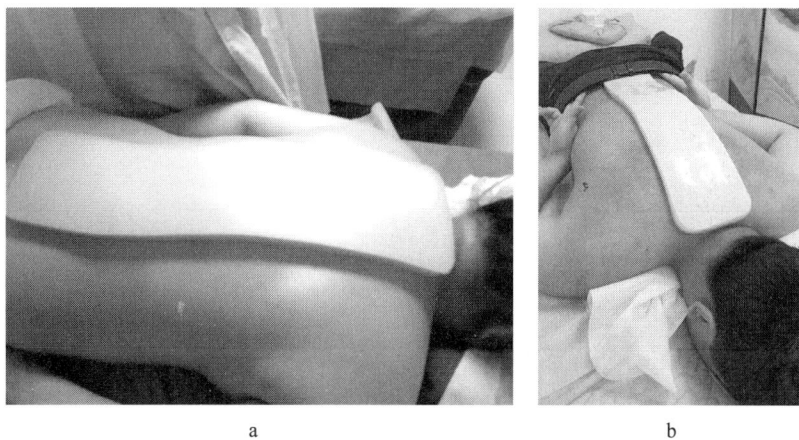

a　　　　　　　　　　　b

图 6-6　督脉调理示意图

3. 操作步骤

（1）熔蜡：将复合专利蜡块放入熔蜡锅中，待蜡块熔化为半透明蜡液。

（2）铸模：将熔好的蜡液倒入相应的模具中，用手触摸蜡面，下层无液体流动感即可。

（3）药油开穴：取通脉推摩精油少许，用掌推法按摩患处 15 分钟，以疏通经络、剥离粘连、加速血液循环。

（4）敷药：将中药丸压扁放于相应穴区上，给药两次，以益肾强脊。

（5）敷蜡：揭开模具，将塑形好的蜡块敷于督脉。该法集温热效应、穴位给药、透皮吸收于一体，可温经散寒、祛湿通痹、补肾升阳。

（6）上膜：敷蜡以后在蜡面上加盖一层保鲜膜，效果更佳。

（7）卸蜡：敷蜡30分钟后，可将蜡块卸下。

（8）喷开络液：卸蜡之后，将开络液喷于督脉处，再次给药，以补益气血。

4. 案例分享

王某，女，62岁，后背僵硬、发凉、发紧，怕风、怕冷。

蜡疗调理：蜡敷胸脊上穴区、胸脊中穴区、胸脊下穴区、腰脊穴区、骶脊穴区，调理3次后后背发紧、发凉、僵硬症状改善，调理30次后症状完全消失。

三、五行蜡疗之土（肠胃套盒）的应用

1. 土之特点

脾属土，脾主运化、统血，在体合肉，主四肢。

2. 适用范围

肠胃套盒适用于肠胃失调引起的腹胀、嗳气等（图6-7）。

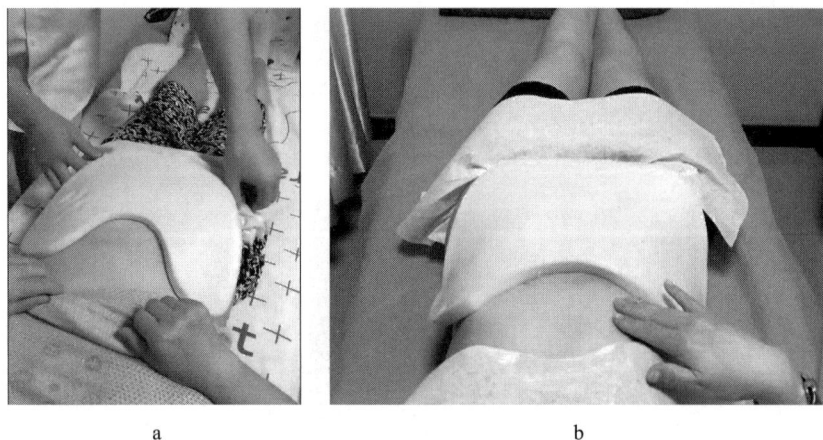

a   b

图6-7　肠胃调理示意图

3. 操作步骤

（1）熔蜡：将复合专利蜡块放入熔蜡锅中，待蜡块熔化为半透明蜡液。

（2）铸模：将熔好的蜡液倒入相应的模具中，用手触摸蜡面，下层无液体流动感即可。

（3）药油开穴：取通脉推摩精油少许，用掌推法按摩患处15分钟，以疏通经络、剥离粘连、加速血液循环。

（4）敷药：将中药粉敷于腹部穴区，给药两次，以调和脾胃、理中益气。

（5）敷蜡：将塑形好的蜡块脱离模具，敷于腹部。该法集温热效应、穴位给药、透皮吸收于一体，可散寒利湿、疏肝解郁、温补脾肾。

（6）上膜：在蜡面上加盖一层保鲜膜，效果更佳。

（7）卸蜡：敷蜡 30 分钟后，将蜡块卸下。

（8）贴肚脐贴：用蜂蜜调和中药粉成膏状，制成肚脐贴药芯，将药芯涂到空肚脐贴上，将肚脐贴贴于肚脐处。

4. 案例分享

冯某，男，52 岁，食欲减退，消化不良，嗳气，中脘穴旁可触及一疙瘩。

蜡疗调理：药油开穴，蜡敷中脘穴区、神阙穴区、胃肠穴区，调理 3 次后嗳气有所改善，调理 15 次后症状全部消失。

四、五行蜡疗之土（瘦身套盒）的应用

1. 土之特点

脾属土，主运化、统血，在体合肉，主四肢。

2. 适用范围

瘦身套盒适用于肥胖人群（图 6-8）。

肥胖症是指体内脂肪堆积过多或分布异常造成体重增加的病症，是包括遗传因素和环境因素在内的多种因素相互作用所引起的慢性代谢性疾病。中医学认为，肥胖的原因包括先天禀赋不足、后天过食肥甘，以及久卧久坐、少劳等，临床上以气虚痰湿偏盛为主要表现，多伴有头晕乏力、神疲懒言、少动气短等症状。

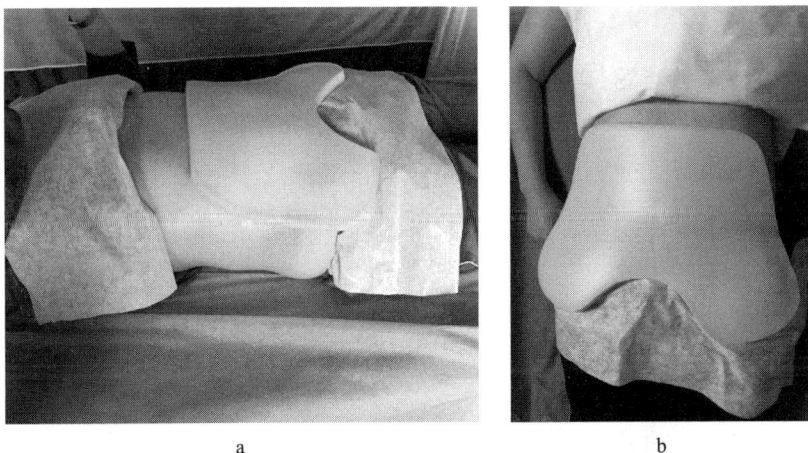

a   b

图 6-8 瘦身调理示意图

3. 操作步骤

（1）熔蜡：将复合专利蜡块放入熔蜡锅中，待蜡块完全熔化为半透明蜡液。

（2）铸模：将熔好的蜡液倒入相应的模具中，用手触摸蜡面，下层无液体流动感即可。

（3）药油开穴：取燃脂精油少许，用掌推法按摩患处 15 分钟，以疏通经络、剥离粘连、加速血液循环。

（4）敷药：将中药粉敷于腹部穴区，给药两次。

（5）敷蜡：将塑形好的蜡块脱离模具，敷于腹部。该法集温热效应、穴位给药、透皮吸收于一体，可散寒利湿、疏肝解郁、温补脾肾。

（6）上膜：在蜡面上加盖一层保鲜膜，效果更佳。

（7）卸蜡：敷蜡 30 分钟之后，将蜡块卸下。

（8）精油按摩：经过药油开穴和敷蜡，脂肪已得到充分"燃烧"，再用紧致精油按摩 5 分钟，可以使皮肤更加紧致、有弹性。

4. 案例分享

张某，女，52 岁，腹部松弛。

蜡疗调理：药油开穴，蜡敷带脉穴区、中脘穴区、关元穴区，调理 5 次后腹围减小约 3cm，调理 15 次后腹围减小约 5cm，体重减轻约 2.5kg。

五、五行蜡疗之金（金套盒）的应用

1. 金之特点

肺属金，主气、司呼吸，主行水，朝百脉，在体合皮，其华在毛。

2. 适用范围

金套盒适用于老年气管支气管疾病，如慢性支气管哮喘（支气管哮喘简称"哮喘"）、慢性阻塞性肺疾病、支气管扩张等。因五行中金生水，故金套盒也用于前列腺疾病等（图 6-9）。

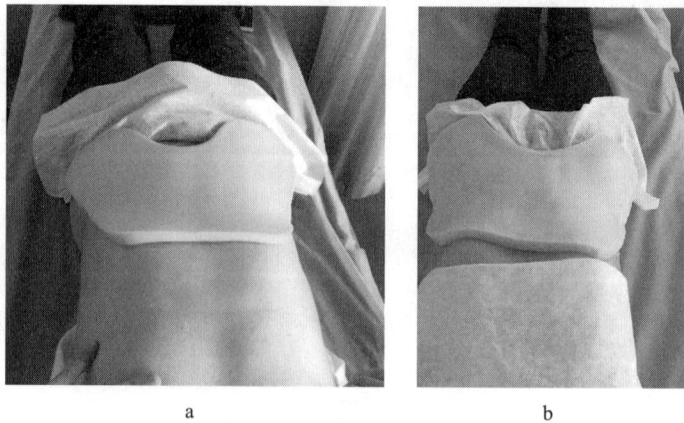

a   b

图 6-9　前列腺调理示意图

3. 操作步骤

（1）熔蜡：将复合专利蜡块放入熔蜡锅中，待蜡块完全熔化为半透明蜡液。

（2）铸模：将熔好的蜡液倒入指定的模具中，用手触摸蜡面，下层无液体流动感即可。

（3）精油开穴：取通脉推摩精油少许，用掌推法按摩患处15分钟，以疏通经络、剥离粘连、加速血液循环。

（4）敷药：将中药粉敷于相应穴区，给药两次，以调补阴阳、通经活络。

（5）敷蜡：将塑形好的蜡块脱模，敷于腹部。该法集温热效应、穴位给药、透皮吸收于一体，可益肾固精止遗、滋阴健脾。

（6）上膜：敷蜡之后在蜡面上加盖一层保鲜膜，效果更佳。

（7）卸蜡：敷蜡30分钟之后，将蜡块卸下。

（8）喷开络液：卸蜡之后，将开络液喷于施蜡处，再次给药，以补益气血。

4. 案例分享

苏某，男，32岁，货车司机，尿频、尿不尽、尿无力、排尿困难。

蜡疗调理：药油开穴，蜡敷关元穴区、双侧腹股沟、三阴交穴区，调理5次后尿频症状改善，调理15次后尿无力、排尿困难有所缓解，调理20次后症状完全消失。后续使用火套盒巩固调理10次，未见复发。

六、五行蜡疗之水（水套盒）的应用

1. 水之特点

肾属水，主藏精、主水、主纳气，在体合骨，生髓，其华在发。

2. 适用范围

水套盒适用于膀胱、肾、子宫病变（图6-10）。

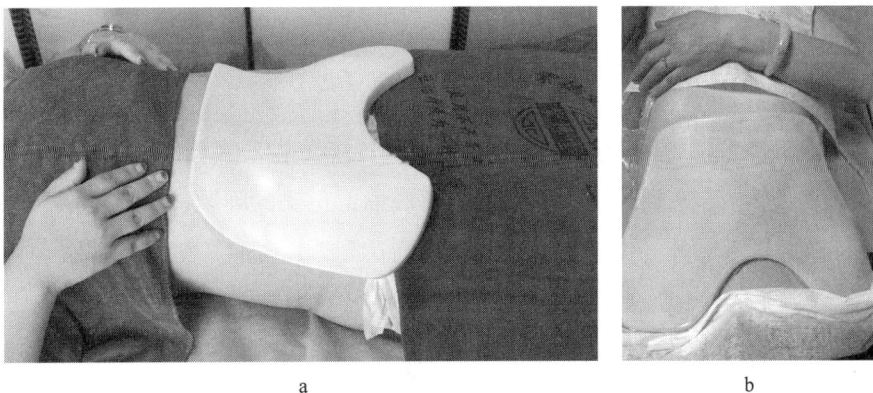

a   b

图6-10 妇科调理示意图

3. 操作步骤

（1）熔蜡：将复合专利蜡块放入熔蜡锅中，待蜡块完全熔化为半透明蜡液。

（2）铸模：将熔好的蜡液倒入指定的模具中，用手触摸蜡面，下层无液体流动感即可。

（3）精油开穴：取通脉推摩精油少许，用掌推法按摩患处15分钟，以疏通经络、剥离粘连、加速血液循环。

（4）敷药：将中药粉敷于相应穴区，给药两次，以温经止痛、活血化瘀。

（5）敷蜡：将塑形好的蜡块脱模，敷于腹部。该法集温热效应、穴位给药、透皮吸收于一体，可温阳通络、调和营卫、散寒止痛。

（6）上膜：敷蜡之后在蜡面上加盖一层保鲜膜，效果更佳。

（7）卸蜡：敷蜡30分钟之后，将蜡块卸下。

（8）喷开络液：卸蜡之后，将开络液喷于施蜡处，再次给药，以补益气血。

4. 案例分享

赵某，女，36岁，护士长，备孕二胎，小腹凸起、冰凉。

蜡疗调理：药油开穴，蜡敷神阙穴区、八髎穴区、命门穴区、阴陵泉穴区，调理3次后小腹冰凉改善，调理15次后小腹变得柔软，坚持调理1个月后成功受孕。

附：五行蜡疗疗效观察

随机选择100位患者，调理1～2个疗程，每次调理55分钟，每日1次，15天为1个疗程，随访6～12个月，痊愈15人，显效35人，好转42人，无效8人，有效率92%。

第六节 面部美容蜡与蜡灸膏

一、面部美容蜡

1. 理论知识

面部美容蜡技术以中医理论为指导，与中医传统美容技术相结合，通过调理脏腑、平衡阴阳、调畅气血、疏通经络，从根本上解决面部色斑的问题，又通过局部调理扶正祛邪，改善面部血液循环，促进皮肤代谢，从而达到改善面色、延缓面部衰老、抗皱防皱、美容祛斑之目的。

蜡疗美容是一种集物理、化学和生物技术于一体的美容方法，能够达到营养润泽皮肤、保持皮肤弹性的目的，所用蜂蜡具有稳定的物理和化学性质，含有多种动物、植物活性成分，比如与皮肤结构相似的小分子磷脂、脂肪酸、固醇类、羊毛脂衍生物和柔韧滋润皮肤的水杨酸甲酯等。

利用蜡疗美容，能软化肌肤角质层，保持皮肤湿润柔软，而且通过热传导渗透，可以将蜂蜡中的营养成分向皮肤深层输送，促进细胞更新，减少皱纹，恢复皮肤弹性。

2.适用范围

黄褐斑、肤色暗沉、面部暗黄、痤疮等面部问题。

3.操作步骤

（1）面部清洁

用温水湿润脸部，然后用洁面乳清洗面部，按摩颧部、额头、两颊及口周，改善微循环，增加血供。

（2）面膜调制

将熔好的面部美容蜡液倒入模具中，等待蜡块降至合适的温度并凝固（图6-11）。

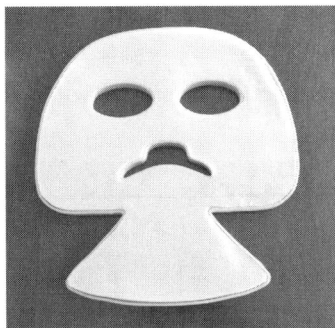

图6-11　面部美容蜡

（3）面部敷蜡

将凝固好的面部美容蜡敷于面部（图6-12），等待10～15分钟，然后取下蜡膜。

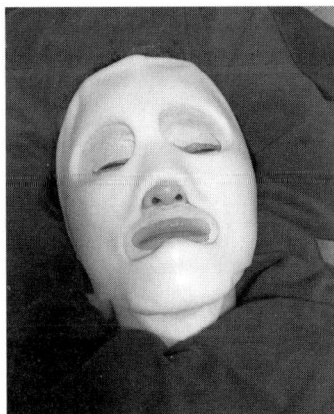

图6-12　美容蜡敷面效果图

通过蜡块的热敷作用，蜡块内的中药成分可在毛孔充分张开后直达皮肤底层并得以在体内循环，增加面部供血，由内而外调理面部肌肤。

二、蜡灸膏

中医学有许多延年益寿的养生保健措施，灸法就是其中的一种重要手段。蜡灸是在传统蜡灸、艾灸、膏药的基础上传承发扬、创新发展起来的。艾灸作为我国最早的治病方法之一，具有温通经络、消瘀散结、祛散阴寒、益气升阳、回阳救逆、保健强身和预防疾病等作用。《扁鹊心书》曰："夫人之真元，乃一身之主宰，真气壮则人强，真气虚则人病，真气脱则人死，保命之法，灼艾第一……"蜡灸膏将对人体有益的中草药与蜂蜡有机地结合起来，可对机体持续供热，使中药精华通过蜡的温热效应气化，在肌肤腠理打开后进入需要调理的部位，最终起到通经活络、排寒湿、调阴阳、旺气血、除百病的作用，属于灸疗范畴。

临床常用的蜡灸膏类型有疼痛型蜡灸膏、温阳型蜡灸膏、前列腺型蜡灸膏、养宫型蜡灸膏、乳腺型蜡灸膏、瘦身型蜡灸膏等（图 6-13 ～图 6-15）。

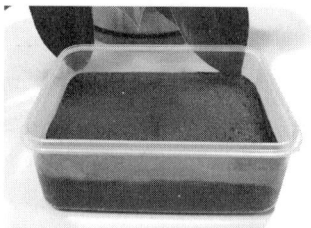

图 6-13 蜡灸膏展示图

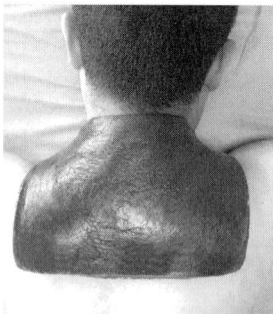

图 6-14 蜡灸膏颈部调理示意图

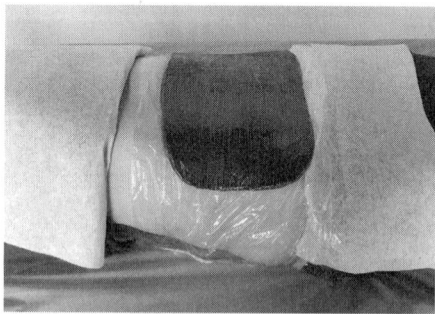

图 6-15 蜡灸膏腹部调理示意图

1.疼痛型蜡灸膏

（1）配方解析

当归、三七、川芎、没药、全蝎可活血化瘀，消肿散结；木香、乳香、冰片芳香走窜，可行气止痛；艾叶、肉桂可益气温阳；狗脊、续断可补肝肾，强筋骨。

（2）适用范围

肩周炎、颈椎痛、腰腿痛、跌打损伤、骨质增生、骨伤后遗症、劳损及风湿性关节炎引起的疼痛等。

（3）操作步骤

①加热：将蜡灸膏放到微波炉中加热2～3分钟即可。

②塑形：取出蜡灸膏后，搅拌均匀，倒在防渗透聚丙烯（简称"PP"）膜上，轻压成形。可根据患处的不同调整蜡灸膏的形状。

③敷蜡灸膏：托起蜡灸膏，揭开PP膜，敷于患处。敷蜡时间为30分钟。

蜡灸膏操作步骤
（扫码看视频）

2. 温阳型蜡灸膏

（1）配方解析

由海马、锁阳、炒山药、熟地黄、桑螵蛸、雄蚕蛾、玄驹等组成，可补肾益精、固精缩尿、滋补肝肾、补气益肺。

（2）适用范围

肾气亏虚、腰膝酸软、自汗乏力等。

（3）操作步骤

见疼痛型蜡灸膏的操作步骤。

3. 前列腺型蜡灸膏

（1）配方解析

由郁金、川楝子、牛膝、路路通、皂角刺、制鳖甲、淫羊藿等组成，可疏肝解郁、行气止痛、补肾壮阳、消炎散结。

（2）适用范围

尿频、尿急、小腹坠胀、前列腺增生等。

（3）操作步骤

见疼痛型蜡灸膏的操作步骤。

4. 养宫型蜡灸膏

（1）配方解析

由当归、血竭、没药、熟大黄、艾叶、红花、川芎、益母草、乌药、夏枯草等组成，可活血化瘀、消肿生肌、行气止痛、温肾散寒。

（2）适用范围

宫寒、痛经、月经不调、手脚冰凉、畏冷怕风等。

（3）操作步骤

见疼痛型蜡灸膏的操作步骤。

5. 乳腺型蜡灸膏

（1）配方解析

由当归、三七、柴胡、炒王不留行、川芎、炒麦芽、夏枯草等组成，可清热泻火、消肿散结、活血化瘀、疏肝解郁、行气止痛。

（2）适用范围

乳腺增生、乳房结节、乳房胀痛等。

（3）操作步骤

见疼痛型蜡灸膏的操作步骤。

6. 瘦身型蜡灸膏

（1）配方解析

由半夏、厚朴、炒槟榔、大黄、决明子、苍术、泽泻、猪苓、荷叶等组成，可利水渗湿、减肥降脂、润肠通便、清热燥湿。

（2）适用范围

全身肥胖或局部肥胖。

（3）操作步骤

见疼痛型蜡灸膏的操作步骤。

第七节　核心技术——穴区蜡疗

一、常用腧穴与应用

养生保健灸与防病治病灸的常用腧穴很多，可参照《针灸治疗学》选用，在此处不再论述。

二、常用穴区与应用

1. 头面颈项部

（1）百会穴区

【穴区组成】百会穴区由百会、四神聪、前顶穴组成，从后神聪始，到前神聪、前顶穴止，旁及左右神聪穴，治疗时应使隔灸物覆盖长约10cm、宽约4cm的区域。

【功能与应用】百会为足太阳之会，有醒脑开窍、升阳举陷之功，主治中风、头痛、眩晕、癫痫、脱肛、阴挺等；四神聪有安神镇静之功，主治失眠、多梦、神经衰弱等；前顶有醒脑通络之效，主治头痛、眩晕、中风、癫狂等。诸穴配伍，可用于头脑的养生保健，并可治疗脑血管疾病、神经系统疾病、内脏下垂等。

（2）前额穴区

【穴区组成】前额穴区由上星、神庭、眉冲、印堂穴组成，从上星穴始到印堂穴止，旁及两侧眉冲穴，治疗时应使隔灸物覆盖长约 10cm、宽约 5cm 的区域。

【功能与应用】上星和神庭有散风通窍、镇静安神、清利头目之功，主治头痛、眩晕、失眠、癫痫、鼻渊等。眉冲有祛风、明目、安神之功，主治头痛、目疾等。印堂有清利头目、通窍止痛之功，主治前头痛、鼻塞不通等。诸穴配伍，可用于前额的养生保健，并可治疗神经性头痛、精神分裂症、癫痫、神经衰弱、鼻炎、鼻窦炎等。

（3）鼻部穴区

【穴区组成】鼻部穴区由迎香、鼻根穴组成，治疗时应使隔灸物覆盖长约 6cm、宽约 1.5cm 的区域。

【功能与应用】迎香在鼻翼外缘中点旁；鼻跟穴在鼻根部。该穴区具有通鼻开窍、祛风通络之功，可用于鼻的养生保健，并可治疗鼻炎、鼻窦炎导致的鼻塞流涕，以及头痛等。

（4）四白穴区

【穴区组成】四白穴区由承泣、四白、巨髎穴组成，治疗时应使隔灸物覆盖长约 4cm、宽约 2cm 的区域。

【功能与应用】承泣在面部瞳孔直下；四白在面部瞳孔直下，眶下孔凹陷处；巨髎在瞳孔直下，平鼻翼下缘处，在鼻唇沟外侧。该穴区具有祛风散邪、通经活络之功，可用于面部的养生保健，并可治疗鼻病、面神经麻痹、面神经痛等。

（5）面颊穴区

【穴区组成】面颊穴区由地仓、大迎、颊车、下关穴组成，治疗时应使隔灸物覆盖长约 8cm、宽约 7cm 的区域。

【功能与应用】该穴区具有祛风活络、通经开窍之功，可用于面部的养生保健，并可治疗面瘫、面痛、腮腺炎、牙痛、牙关紧闭等。

（6）颈部穴区

【穴区组成】颈部穴区以颈 1～颈 7 督脉线为中心，由哑门及颈 1～颈 7 夹脊穴组成，治疗时应使隔灸物覆盖长约 12cm、宽约 4cm 的区域。

【功能与应用】该穴区具有通督脉、散风通络、活血祛瘀之功，可用于颈部的养生保健，并可治疗颈椎病、颈项强直、后头痛、肩臂痛、上肢疾病等。

2. 胸腹背腰部

（1）胸脊上穴区

【穴区组成】以胸 1～胸 6 督脉线为中心，由大椎、陶道、身柱、神道、灵台、胸 1～胸 6 夹脊穴组成，治疗时应使隔灸物覆盖长约 18cm、宽约 6cm 的区域。

【功能与应用】大椎为手足三阳、督脉之会，有通阳解表、清热解毒、镇静安神之功；陶道、身柱、神道、灵台有宣降肺气、养心安神之效；胸 1～胸 6 夹脊穴有宣肺理气、养心安神、活血通络之功。诸穴配伍，可用于心肺的养生保健，并可治疗上焦心肺疾病，如感冒、咳喘、惊悸、心痛等，以及本穴区段的脊柱疾病。

（2）胸脊中穴区

【穴区组成】胸脊中穴区由胸 6～胸 10 督脉线上的灵台、至阳、筋缩、中枢穴，以及胸 6～胸 10 夹脊穴组成，治疗时应使隔灸物覆盖长约 12cm、宽约 6cm 的区域。

【功能与应用】灵台、至阳、筋缩、中枢具有疏肝利胆、健脾和胃、舒筋活络之功；胸 6～胸 10 夹脊穴有疏利肝胆、理气和胃之效。诸穴配伍，可用于肝胆的养生保健，并可治疗胁肋胀痛连及胃脘、癫痫、黄疸，以及本穴区段的椎体病变。

（3）胸脊下穴区

【穴区组成】胸脊下穴区由胸 9～胸 12 督脉线上的筋缩、中枢、脊中、悬枢穴，以及胸 9～胸 12 夹脊穴组成，治疗时应使隔灸物覆盖长约 9cm、宽约 6cm 的区域。

【功能与应用】该穴区诸穴配伍，具有健脾利湿、调理脾胃、舒筋通络之功，可用于脾胃的养生保健，并可治疗脾胃、肠道疾病，如脘腹胀痛、胃炎、胃下垂、肠炎、泄泻、痢疾，以及该穴区段的椎体病变。

（4）腰脊穴区

【穴区组成】腰脊穴区由腰 1～腰 5 督脉线上的悬枢、命门、腰阳关穴，以及腰 1～腰 5 夹脊穴组成，治疗时应使隔灸物覆盖长约 9cm、宽约 6cm 的区域。

【功能与应用】悬枢、命门、腰阳关具有补肾壮阳、强腰固下、散寒通络、调经止带之功，与夹脊穴相合，可用于肾与膀胱的养生保健，并可治疗下焦疾病，如腰痛、肾病、阳痿、遗精、痛经、月经不调、带下、淋浊，以及该穴区段的腰脊病变。

（5）骶脊穴区

【穴区组成】骶脊穴区由腰 5～骶 4 督脉线上的腰俞、上髎、次髎、中髎、下髎穴组成，治疗时应使隔灸物覆盖长约 9cm、宽约 6cm 的区域。

【功能与应用】该区诸穴有强腰膝、通督脉、散寒利湿、舒筋通络之功，可用于肾与膀胱的养生保健，并可治疗下焦与下肢疾病，如腰骶部疼痛、下肢痿痹、男科疾病、妇科疾病、泌尿系统疾病等。

（6）背俞上穴区

【穴区组成】背俞上穴区由大杼、风门、肺俞、厥阴俞、心俞、督俞穴组成，治疗时应使隔灸物覆盖长约 18cm、宽约 6cm 的区域。

【功能与应用】大杼为骨会，可强筋骨、通经络，合风门可疏散风邪、宣肺解表；肺俞为肺之背俞穴，有宣肺止咳、益气和营之功；厥阴俞、心俞为心包与心之背俞穴，可养心安神、宁心和营，合督俞可宽胸理气、通络止痛。诸穴配伍，可用于心肺的养生保健，并可治疗心系、肺系疾病，如感冒、咳喘、心悸、心痛、胸背痛、肋间神经痛、神经衰弱等。

（7）背俞中穴区

【穴区组成】背俞中穴区由膈俞、肝俞、胆俞、脾俞、胃俞穴组成，治疗时应使隔灸物覆盖长约 18cm、宽约 6cm 的区域。

【功能与应用】膈俞为血会，有利气宽胸、活血化瘀之功；肝俞、胆俞为肝胆之背俞穴，有疏肝利胆、行气通络之效；脾俞、胃俞为脾胃之背俞穴，有健脾益胃、利湿导滞之功。肝、胆、脾、胃在生理与病理上相互影响。诸穴相合，相互为用，对肝、胆、脾、胃气滞血瘀者更为适宜，可用于肝、胆、脾、胃的养生保健，并可治疗胁肋痛、胃脘痛、胃炎、肝炎、胆囊炎、黄疸、水肿、泄泻等。

（8）背俞下穴区

【穴区组成】背俞下穴区由三焦俞、肾俞、气海俞、大肠俞、关元俞、小肠俞、膀胱俞穴组成，治疗时应使隔灸物覆盖长约 20cm、宽约 6cm 的区域。

【功能与应用】三焦俞可通利三焦、利水消肿；肾俞可益肾壮阳、强腰利水；气海俞、关元俞可培元固本，调理下焦；膀胱俞可通利水道。与大肠俞、小肠俞配伍，可用于肾、膀胱、肠的养生保健，并可治疗虚劳、腰痛、泄泻、遗精、遗尿、尿闭、月经不调等，亦常用于膀胱炎、尿道炎等泌尿系统炎症，以及盆腔炎症、性功能障碍等。

（9）膻中穴区

【穴区组成】膻中穴区由中庭、膻中、玉堂、紫宫穴组成，治疗时应使隔灸物覆盖长约 11cm、宽约 6cm 的区域。

【功能与应用】中庭可理气宽胸、和胃降逆；膻中为心包经之募穴、八会穴之气会。该穴区有调节心脏功能、理气活血、宽胸利膈之效。诸穴配伍，可用于心肺的养生保健，并可治疗胸痛、心痛、咳嗽、气喘、呕吐、呃逆等。

（10）期门穴区

【穴区组成】期门穴区由期门、日月穴组成，治疗时应使隔灸物覆盖长约 7cm、宽约

6cm 的区域。

【功能与应用】期门为肝之募穴，日月为胆之募穴，具有疏肝利胆、通经止痛之功，可用于肝胆的养生保健，并可治疗肋间神经痛、痞块、鼓胀等。

（11）中脘穴区

【穴区组成】中脘穴区由任脉的上脘、中脘、建里、下脘穴，足少阴肾经的腹通谷、阴都、石关、商曲穴组成，治疗时应使隔灸物覆盖长约 10cm、宽约 6cm 的区域。

【功能与应用】任脉之中脘为手太阳、手少阳、足阳明、任脉之会，胃之募穴，八会穴之腑会，能调节胃功能，促进胃与十二指肠炎症的吸收及溃疡的愈合，是治胃病之要穴，与上脘、下脘、建里穴相合，具有健脾和胃、理气止痛、消食降逆之功。足少阴肾经在腹部的腧穴腹通谷、阴都、石关、商曲与以上四穴相对，加强了调理脾胃、理气散瘀之功。该穴区的 2 条经脉、8 个腧穴涉及整个胃部，可用于胃的养生保健，并可治疗胃脘胀痛、胃炎、胃溃疡、十二指肠球部溃疡、呕吐、泄泻、消化不良等。

（12）神阙穴区

【穴区组成】神阙穴区以神阙穴为中心，涉及脐上 1 寸的水分穴、脐下 1 寸的阴交穴，脐旁 2 寸的天枢穴，治疗时应使隔灸物覆盖长约 6cm、宽约 9cm 的区域。

【功能与应用】脐部血液循环丰富，药物易于渗透吸收，故神阙为施灸要穴，灸效显著，有回阳固脱、调理肠胃之功，与上下之水分、阴交相配，有良好的温补下焦、健脾利水之效。天枢为大肠募穴，可调理肠道气机，有止泻、通便的双向作用。诸穴配伍，可用于气血与肠的养生保健，并可治疗中风脱证、休克、腹泻、水肿、带下、崩漏等。

（13）关元穴区

【穴区组成】关元穴区由石门、关元、中极、曲骨穴组成，治疗时应使隔灸物覆盖长约 11cm、宽约 6cm 的区域。

【功能与应用】以上四穴均在脐下任脉线上，具有温补下焦、培本固元之功，是人体重要的补益强壮穴位，可提高机体的免疫力，调节肠功能与肾功能。石门为三焦之募穴；关元为足三阴、任脉之会，为小肠之募穴；中极为膀胱经之募穴，有固精、利尿、止带之效，对泌尿生殖系统有调节作用。诸穴配伍，可用于养生保健，并可治疗虚劳、阳痿、遗精、小便不利、水肿、月经不调、前列腺炎、盆腔炎、附件炎等。

（14）腹股穴区

【穴区组成】腹股穴区由气冲（腹股沟稍上方）、夹阴（平耻骨联合上缘，左右侧腹股沟处）、冲门（腹股沟外侧）穴组成，治疗时应使隔灸物覆盖长约 11cm、宽约 6cm 的区域。

【功能与应用】两穴下有腹壁、髂动脉、髂静脉与髂腹股沟神经分布，深层有精索

（男）或子宫圆韧带（女）经过。该穴区具有疏通经脉、清利湿热、活血化瘀之功，又可促进血液循环，调节盆腔内器官的神经功能，起到综合治疗作用，可用于养生保健，并可治疗少腹及腹股沟疼痛，以及前列腺炎、盆腔炎、精索炎、睾丸炎、男性不育、子宫脱垂、疝气等。

（15）带脉穴区

【穴区组成】带脉穴区由五枢、维道、带脉穴组成，治疗时应使隔灸物覆盖长约12cm、宽约6cm 的区域。

【功能与应用】带脉者，环绕腰腹部一周，经过十四椎，交会于足少阳胆经的带脉、五枢、维道三穴，其功用为总束诸脉，健运腰腹与下肢。腰腹者，为胞宫和下焦之位，可固摄下元，通冲、任二脉，与男女生殖器官的关系尤为密切。诸穴配伍，可用于养生保健，并可治疗腰胁痛、侧腹痛、闭经、月经不调、带下、子宫脱垂、疝气、男科疾病等。

3. 手足四肢部

（1）肩上穴区

【穴区组成】肩上穴区由肩髃、巨骨、肩井穴组成，治疗时应使隔灸物覆盖长约12cm、宽约6cm 的区域。

【功能与应用】肩髃为手阳明、手太阳、足太阳、阳维之会，巨骨为手阳明、阳跷之会，肩井是足少阳经在肩部的腧穴。三穴均在肩部，具有祛风通络、理气止痛之功，可用于肩部的养生保健，并可治疗肩部疾病，如肩周炎、颈椎病引起的颈肩疼痛等。

（2）肩前穴区

【穴区组成】肩前穴区由肩髃、肩前穴组成，即腋前皱襞顶端与肩髃连线区，治疗时应使隔灸物覆盖长约11cm、宽约6cm 的区域。

【功能与应用】该穴区具有祛风通络、行气止痛之功，可用于肩部的养生保健，并可治疗肩臂痛、臂不能举等。

（3）肩后穴区

【穴区组成】肩后穴区由肩贞、肩髎、臑会穴组成，治疗时应使隔灸物覆盖长约12cm、宽约6cm 的区域。

【功能与应用】肩贞属手太阳小肠经；臑会亦属太阳经，为手太阳、阳维、阳跷之会；肩髎属手少阳三焦经。三穴均在肩后方，具有祛风通络、活血止痛之功，可用于肩臂的养生保健，并可治疗肩臂痛、肩周炎、臂重不能举、上肢瘫痪等。

（4）肩胛后穴区

【穴区组成】肩胛后穴区由肩中俞、肩外俞、秉风、曲垣、天宗穴组成，治疗时应使隔灸物覆盖长约 16cm、宽约 8cm 的区域。

【功能与应用】本区五穴均属手太阳小肠经，均在肩胛后区，具有宣肺理气、祛风活血、通络止痛之功，可用于肩胛的养生保健，并可治疗肩胛、肩臂、颈项、后背疼痛，以及喘咳等。

（5）肩臂穴区

【穴区组成】肩臂穴区由肩髃、臂臑穴组成，治疗时应使隔灸物覆盖长约 12cm、宽约 6cm 的区域。

【功能与应用】肩髃、臂臑属手阳明大肠经，具有祛风通络、活血止痛之功，可用于肩臂的养生保健，并可治疗肩臂痛、上肢痹证、痿证、瘫痪等。

（6）曲池穴区

【穴区组成】曲池穴区由曲池、肘髎、手三里穴组成，治疗时应使隔灸物覆盖长约 12cm、宽约 6cm 的区域。

【功能与应用】曲池为手阳明大肠经之合穴，配同经上下之肘髎、手三里，具有疏风清热、调气和中、降逆通络之功，可用于肘部的养生保健，并可治疗肘臂麻木疼痛、感冒、中风、高血压、牙痛、面颊肿痛或麻痹等。

（7）二泽穴区

【穴区组成】二泽穴区由尺泽、曲泽穴组成，治疗时应使隔灸物覆盖长约 6cm、宽约 5cm 的区域。

【功能与应用】尺泽为手太阴肺经之合穴，具有清肺、舒筋通络之功；曲泽为手厥阴心包经之合穴，具有清心泄热之效。该穴区可用于肘部的养生保健，并可治疗胸痛、心痛、肺热咯血、心热烦渴、咽喉肿痛、小儿惊风、肘臂挛痛、屈伸不利等，对肺源性心脏病有一定的治疗作用。

（8）外关穴区

【穴区组成】外关穴区由外关、支沟、三阳络、会宗穴组成，治疗时应使隔灸物覆盖长约 7cm、宽约 5cm 的区域。

【功能与应用】外关为手少阳三焦经穴，别走厥阴，为八脉交会穴之一，通于阳维脉；支沟为手少阳之经穴；会宗为手少阳之郄穴；三阳络通于手臂之络。诸穴配伍，具有清热止痛之功，可用于上肢的养生保健，并可治疗热病头痛、耳鸣耳聋、肋间神经痛、手臂痹痛、麻木无力等。

（9）腕背穴区

【穴区组成】腕背穴区由外关、阳池、阳溪、阳谷、养老穴组成，治疗时应使隔灸物覆盖长约 7cm、宽约 5cm 的区域。

【功能与应用】外关、阳池分别为手少阳三焦经之络穴、原穴，阳谷、养老分别为手太阳小肠经之经穴、郄穴，阳溪为手阳明大肠经之经穴。五穴均在手腕部或邻近处，是手三阳经特定穴的集聚之处。该穴区具有清利头目、舒筋活络之功，可用于腕部的养生保健，并可治疗头痛、耳鸣耳聋、咽喉肿痛、腕臂疼痛等，是治疗腕关节病症的重要穴区。

（10）内关穴区

【穴区组成】内关穴区由内关、大陵、间使、郄门穴组成，治疗时应使隔灸物覆盖长约13cm、宽约5cm的区域。

【功能与应用】内关为手厥阴心包经络穴，为八脉交会穴，通阴维脉；大陵为手厥阴心包经之输穴与原穴；间使与郄门分别为手厥阴心包经之经穴与郄穴。诸穴配伍，具有宁心安神、宽胸理气、活血化瘀、通络止痛之功，可用于心的养生保健，并可治疗心痛、心悸、癫狂、手臂疼痛、手腕疼痛及功能性活动障碍，是治疗心血管系统疾病与神经系统疾病的重要穴区。

（11）神门穴区

【穴区组成】神门穴区由神门、阴郄、通里、灵道穴组成，治疗时应使隔灸物覆盖长约3cm、宽约3cm的区域。

【功能与应用】上述四穴均属手少阴心经，在腕掌侧尺侧端，其中神门为输穴、原穴，阴郄、通里、灵道分别为郄穴、络穴、经穴。该穴区具有宁心安神、通经活络之功，可用于心的养生保健，并可治疗心痛、心悸、心律失常、神经衰弱、分离性障碍、盗汗等。

（12）合谷穴区

【穴区组成】合谷穴区由合谷、阳溪穴组成，治疗时应使隔灸物覆盖长约6cm、宽约2cm的区域。

【功能与应用】合谷在手背第1、2掌骨间，掌骨桡侧的中点处，阳溪在腕背横纹桡侧处。该穴区有镇痛利窍、清热解表、通经活络的作用，可用于头、面与上肢的养生保健，并可治疗外感风寒与风热之表证，以及头痛、牙痛、咽喉肿痛、口眼㖞斜、耳鸣耳聋等。

（13）环跳穴区

【穴区组成】环跳穴区由环跳、居髎穴组成，治疗时应使隔灸物覆盖长约15cm、宽约6cm的区域。

【功能与应用】环跳为足少阳、太阳之会，居髎为足少阳、阳跷之会，均属足少阳循行于股骨大转子的区域。该穴区有祛风通络、强健腰腿之功，可用于胯部的养生保健，并可治疗腰腿痛、坐骨神经痛、股骨头坏死、梨状肌综合征、偏瘫等。

（14）风市穴区

【穴区组成】风市穴区由风市、中渎穴组成，治疗时应使隔灸物覆盖长约15cm、宽约6cm的区域。

【功能与应用】风市、中渎是足少阳胆经在股外侧中线上的腧穴，具有祛风胜湿、通经活络之功，可用于下肢的养生保健，并可治疗下肢痿痹、半身不遂、风疹瘙痒、脚气等。

（15）血海穴区

【穴区组成】血海穴区由血海穴及周围区域组成，治疗时应使隔灸物覆盖长约5cm、宽约5cm的区域。

【功能与应用】血海穴在大腿内侧，髌骨内侧端上2寸。该穴区具有理血调经、祛风止痒之功，可用于血的养生保健，并可治疗血瘀、血虚之证，以及月经不调、痛经、闭经、皮肤瘙痒等。

（16）膝外穴区

【穴区组成】膝外穴区由膝阳关、阳陵泉、梁丘穴组成，治疗时应使隔灸物覆盖长约15cm、宽约6cm的区域。

【功能与应用】膝阳关是足少阳经在膝外侧的腧穴；阳陵泉为足少阳之合穴、八会之筋会；梁丘为足阳明之郄穴。诸穴配伍，具有祛风湿、利关节、舒筋脉、和胃利胆之功，可用于膝部的养生保健，并可治疗膝关节疼痛、下肢瘫痪、麻木拘挛、胃痛、胆囊痛等。

（17）膝前穴区

【穴区组成】膝前穴区由内膝眼、外膝眼、鹤顶穴组成，治疗时应使隔灸物覆盖长约12cm、宽约8cm的区域。

【功能与应用】该穴区诸穴均在膝前部，具有祛风湿、利关节、舒筋脉之功，可用于膝部的养生保健，并可治疗膝关节疼痛、足膝无力、瘫痪等。

（18）膝内穴区

【穴区组成】膝内穴区由膝关、曲泉、阴陵泉、血海穴组成，治疗时应使隔灸物覆盖长约15cm、宽约6cm的区域。

【功能与应用】膝关是足厥阴经在膝内侧之腧穴；曲泉亦在膝内侧，为足厥阴之合穴；阴陵泉为足太阴之合穴，血海与其分别在膝内侧之上下。诸穴配伍，具有散风除湿、通经活络、舒利筋脉、健脾理血之功，可用于膝部的养生保健，并可治疗膝关节疼痛、痛经、阴痛、尿闭等。

（19）膝后穴区

【穴区组成】膝后穴区由委中、委阳、阴谷穴组成，治疗时应使隔灸物覆盖长约

11cm、宽约 5cm 的区域。

【功能与应用】委中为足太阳膀胱经的合穴与下合穴；委阳为三焦经的下合穴，足太阳之别络；阴谷为足少阴之合穴。三穴同在膝后腘窝部。该穴区具有补益脾肾、舒筋活络、通利三焦之功，可用于膝部的养生保健，并可治疗腰膝疼痛、屈伸不利，以及阳痿、癃闭、月经不调等。

（20）丰隆穴区

【穴区组成】丰隆穴区由丰隆、条口、下巨虚穴组成，治疗时应使隔灸物覆盖长约4cm、宽约 2cm 的区域。

【功能与应用】丰隆在小腿前外侧，外踝尖上 8 寸，距胫骨前缘两横指；条口在小腿前外侧，犊鼻下 8 寸，距胫骨前缘一横指；下巨虚在条口上 1 寸。该穴区具有健脾利湿、化痰理气、调和肠胃之功，可用于下肢的养生保健，并可治疗各种痰证，如咳嗽痰多、头痛、耳聋、癫狂、痫证、下肢痿痹、腹胀、便秘等。

（21）胆囊穴区

【穴区组成】胆囊穴区由阳陵泉、胆囊穴组成，治疗时应使隔灸物覆盖长约 8cm、宽约 5cm 的区域。

【功能与应用】阳陵泉为足少阳胆经之合穴、八会之筋会，与胆囊穴相合具有疏利肝胆、促进胆囊与胆管收缩以促进胆汁分泌的作用，可用于胆的养生保健，并可治疗多种胆囊疾病，如胆囊炎、胆绞痛、黄疸等。

（22）胃肠穴区

【穴区组成】胃肠穴区由足三里、上巨虚、条口、丰隆、下巨虚穴组成，治疗时应使隔灸物覆盖长约 19cm、宽约 6cm 的区域。

【功能与应用】足三里、上巨虚、下巨虚分别为胃、大肠、小肠之下合穴，能调理胃肠功能，促进胃肠蠕动；丰隆、条口可化痰通络。诸穴配伍，具有扶正祛邪、调和胃肠、理气和中、舒筋活络、化痰降逆之功，可用于胃肠的养生保健，并可治疗胃痛、腹痛、脘腹胀满、呕吐泄泻、下肢痿痹、虚劳诸症。

（23）阴陵泉穴区

【穴区组成】阴陵泉穴区由阴陵泉、地机、漏谷穴组成，治疗时应使隔灸物覆盖长约19cm、宽约 6cm 的区域。

【功能与应用】三穴均是足太阴脾经的腧穴，位于小腿内侧，其中阴陵泉为足太阴之合穴，地机为足太阴之郄穴。诸穴配伍，有健脾利湿、调经理血之功，可用于脾的养生保健，并可治疗妇科疾病，如月经不调、痛经、功能失调性子宫出血、围绝经期综合征、附件炎、不孕症等，亦可治疗阳痿、遗精、水肿等。

（24）三阴交穴区

【穴区组成】三阴交穴区由三阴交穴及其周围区域组成，治疗时应使隔灸物覆盖长约5cm、宽约4cm的区域。

【功能与应用】三阴交在小腿内侧，足内踝尖上3寸，为肝脾肾三经之交会穴，具有健脾利湿、补益肝肾之功，可用于肝脾肾的养生保健，并可治疗消化系统疾病、泌尿生殖系统疾病、妇科疾病，如腹胀泄泻、消化不良、月经不调、痛经、闭经、崩漏、水肿、带下等，常用于虚证的治疗。

（25）太溪穴区

【穴区组成】太溪穴区由太溪、大钟、水泉、照海、然谷穴组成，治疗时应使隔灸物覆盖长约13cm、宽约5cm的区域。

【功效主治】太溪为足少阴肾经之输穴、原穴；大钟为足少阴肾经之络穴，别走太阳；水泉为足少阴肾经之郄穴；照海为八脉交会穴，通于阴跷；然谷为足少阴肾经之荥穴。诸穴配伍，有补肾滋阴、调经利水、通络止痛之功，主治足踝与足跟部疼痛，以及下肢痿痹、脚气、阳痿遗精、月经不调、小便淋沥等。在养生保健灸法中，该穴区主要用于肾的养生保健。

（26）太冲穴区

【穴区组成】太冲穴区由行间、太冲穴组成。治疗时应使隔灸物覆盖长约4cm、宽约2cm的区域。

【功效主治】该穴区由足厥阴肝经走行于足背部的腧穴组成。诸穴配伍，有清利头目、泄热镇惊、祛风胜湿、疏经通络之功，主治足背及足趾疼痛、麻木不仁，以及下肢痿痹、头痛、眩晕、癫痫、中风、末梢神经炎、痛风等。在养生保健灸法中，该穴区主要用于肝的养生保健。

（27）涌泉穴区

【穴区组成】涌泉穴区由涌泉、足底阿是穴组成。治疗时应使隔灸物覆盖长约12cm、宽约6cm的区域。

【功能与应用】涌泉为足少阴肾经之井穴，足底阿是穴分布于足底各部。诸穴配伍，具有补肾壮骨、舒筋活络、醒神开窍之功，可用于肾的养生保健，并可治疗足底痛、足心热、足底冰凉、头痛、头晕、癫痫、晕厥等。

第七章

中药特色蜡疗的临床应用

第一节 骨伤科疾病

一、肩关节周围炎

1.概述

肩关节周围炎，简称肩周炎，是指肩关节周围肌腱、腱鞘、滑囊和关节囊等软组织慢性炎症导致粘连，限制肩关节活动，引起肩部疼痛、活动障碍的病症。

2.病因病机

肩周炎属于中医学"五十肩""漏肩风""肩痹"等范畴，多发于年过五旬的人群。中老年人群体弱，可因气血不足、肝肾亏虚而引起慢性劳损或筋脉拘急，或因受外邪侵袭而出现气血瘀滞、阻滞筋脉，进而引起疼痛。

3.诊断要点

（1）临床症状

肩部疼痛、肩关节活动受限、怕冷。

（2）体征

局部压痛，肌肉痉挛与萎缩。

（3）X线检查及实验室检查

常规X线摄片大多无明显异常，后期部分患者可见骨质疏松，但无骨质破坏，也可在肩峰下见到钙化阴影。实验室检查结果大多正常。

4.辨证分型

（1）外邪内侵型

肩部窜痛，遇风寒痛增，得温痛减，或肩部有沉重感，舌淡，苔薄白，脉弦滑或弦紧。

（2）气滞血瘀型

肩部肿胀，疼痛拒按，夜间尤甚，舌暗或有瘀斑，脉弦或细涩。

（3）气血虚弱型

肩部酸痛，劳累后疼痛加重，或伴头晕目眩、气短懒言、心悸失眠、四肢乏力，舌淡，苔薄白，脉细弱或沉。

5. 中药特色蜡疗

（1）特色蜡疗材料

基础方为肩痛散，其组成为羌活、姜黄、川乌、草乌、桂枝、威灵仙、地龙、地枫皮、透骨草、伸筋草、川芎各 100g，土鳖虫 60g。外邪内侵型加细辛 50g；气滞血瘀型加细辛 50g，当归、鸡血藤各 100g；气血虚弱型加黄芪、当归各 100g。中药分别研细末，用醋调和备用。治疗时用紫德堂特色中药蜡块 1000g。

（2）特色蜡疗部位

患侧肩上穴区、肩前穴区、肩后穴区、肩臂穴区等（图 7-1）。

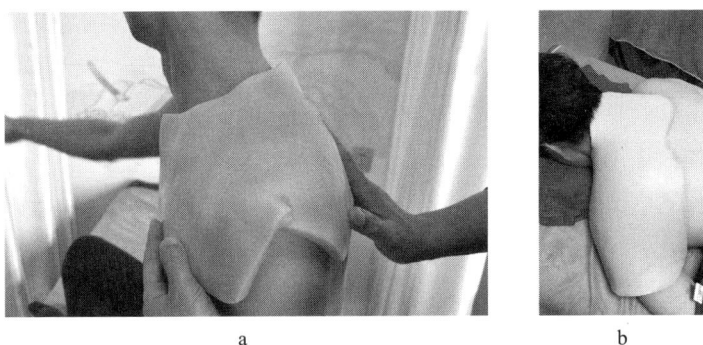

图 7-1 肩周炎调理示意图

（3）特色蜡疗疗法

每日治疗 1 次，每次治疗 30 分钟，10 次为一疗程。

治疗该病可以使用蜡疗木套盒、蜡灸膏。

6. 其他治疗

（1）刺络放血疗法

用三棱针点刺肩部压痛点，使其少量出血，加拔火罐；或用皮肤针叩刺肩部压痛点，使其少量出血，加拔火罐。

（2）针刀疗法

肩关节出现粘连时，在局部麻醉下将针刀刺入痛点，可触及硬结和条索，顺肌纤维走行方向松解粘连。

【按语】

风、寒、湿三种邪气杂合侵袭机体，流注经脉，可致肌肉筋脉挛急，气血运行不畅，经脉失用，发为肩周炎，其结果是肌肉、肌腱、滑囊和关节囊等软组织发生广泛性炎症反应。治疗该病以祛风散寒、活血化瘀、行气止痛为法。

蜡疗药方肩痛散中，羌活、川乌、草乌、姜黄、地枫皮可祛风散寒利湿，其中川乌、草乌大辛大热，可缓解寒凝冻结之肩痛；伍用桂枝、威灵仙、伸筋草、透骨草，可加强散寒舒筋、通络止痛之功；川芎、地龙、土鳖虫可活血化瘀，松解粘连，提高肩关节的活动度。根据辨证分型加减用药，诸药合用，标本兼治。

明代薛己在《正体类要·序》中提出了"肢体损于外，则气血伤于内，营卫有所不贯，脏腑由之不和"的论点，阐明并强调了筋伤的局部性与整体性，以及外伤与内伤的辨证关系，故在应用特色蜡疗治疗肩周炎时要辨证选穴。肩上穴区由肩髃、巨骨、肩井穴组成；肩前穴区由肩髃、肩前穴组成；肩后穴区由肩贞、肩髎、臑会穴组成；肩臂穴区由肩髃、臂臑穴组成；曲池穴区由曲池、肘髎、手三里穴组成；外关穴区由外关、支沟、三阳络、会宗穴组成；胆囊穴区由阳陵泉、胆囊穴组成；胃肠穴区由足三里、上巨虚、条口、丰隆、下巨虚穴组成。其中，肩髃、肩髎、肩贞为"肩三穴"，乃治疗该病之要穴；远部穴外关、曲池可疏导少阳、阳明经气，祛风除湿；足三里可补益气血；筋会阳陵泉配条口透承山可活血化瘀，以达内外双治之效。

特色蜡疗治疗过程中使用的石蜡比热容大，有较强的蓄热功能，可使局部血管扩张，血流加速，促使中药有效成分到达患处，使炎症更易吸收。若长时间接受蜡疗，高温可使腠理疏松、通透性大大增强，使中药粉剂充分渗透，使药力直达病所。根据病情选用相应穴区，可以更有效地提高临床疗效。

在特色蜡疗治疗期间配合进行刺络拔罐治疗、针刀治疗及功能锻炼等，有助于促进患者康复。

二、腱鞘炎

1. 概述

腱鞘炎是指腱鞘因机械性摩擦而引起的局部慢性无菌性炎症病变，常见于青壮年，以手工操作者、运动员和家庭主妇等最为多见。肌腱在狭窄的腱鞘内不断地运动摩擦，可引起腱鞘炎性水肿，腱鞘内外层逐渐增厚，甚而引起粘连，以致腔道变窄，鞘内的张力增大，进而产生疼痛及功能障碍。临床上常见的腱鞘炎类型有屈指肌腱腱鞘炎、桡骨茎突狭窄性腱鞘炎、桡侧伸腕肌腱周围炎等。

2. 病因病机

腱鞘炎属于中医学"筋伤""筋痹"等病证范畴，多由劳累后感受风寒湿邪或局部受到挤压，使得筋脉损伤、气血瘀滞而成。

3. 诊断要点

（1）症状

一般有明显的频繁操作损伤史，局部软组织肿胀、疼痛，休息时减轻。

（2）体征

检查时损伤部位有明显压痛，局部活动时可闻及捻发音，做被动运动时可有轧韧性摩擦感。

（3）辅助检查

X线检查多无异常发现，个别病例局部有轻度脱钙或钙质沉着现象。彩色B超可提示腱鞘水肿肥厚。

4. 辨证分型

（1）风寒痹阻型

局部疼痛，活动则疼痛加剧，得热痛减，遇寒则甚，伴关节屈伸不利，或伴畏风。

（2）气滞血瘀型

局部疼痛，疼痛时轻时重，痛处固定不移，关节活动不灵便。

（3）气血亏虚型

气血生化不足，筋脉失于濡养，关节酸痛无力、活动不灵便，屈伸时伴有震颤感，面色少华，乏力，可能伴有心悸。

5. 中药特色蜡疗

（1）特色蜡疗材料

基础方为止痛消炎方，其组成为透骨草、桑枝、伸筋草、草乌、桂枝、紫苏叶、红花、半夏、猪牙皂、天南星各60g。风寒痹阻型加麻黄、白芍、甘草各30g；气滞血瘀型加乳香、没药、三七、蜈蚣、地龙各30g；气血亏虚型加党参、白术、桑寄生各60g。治疗时用紫德堂特色中药蜡块1000g。

（2）特色蜡疗部位

阿是穴区、合谷穴区等（图7-2）。

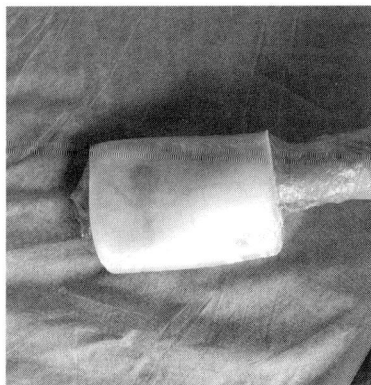

图7-2　腱鞘炎调理示意图

（3）特色蜡疗疗法

每日治疗 1 次，每次治疗 30 分钟，10 次为一疗程。

该病可以使用蜡疗木套盒、蜡灸膏治疗。

6. 其他疗法

火针疗法：取阿是穴，常规消毒，将火针烧红后迅速点刺，出针后挤压，后用消毒纱布加压覆盖，每周治疗 1 次。

【按语】

腱鞘炎多因劳累后感受风寒湿邪或局部受到挤压，导致筋脉损伤、气血瘀滞而成。腱鞘炎的主要病理改变是腱鞘和肌腱水肿，继而导致肥厚，使肌腱在鞘管中的滑动产生障碍。该病治疗的关键在于压痛点的准确选择，在此基础上应遵循温通经络、行气活血、祛湿逐寒、消肿散结之治则。

蜡疗药方中，草乌、桂枝、紫苏叶、麻黄、白芍可温经散寒，通脉止痛，以祛除病邪；红花、乳香、没药、三七、蜈蚣、地龙可活血化瘀，消肿止痛；半夏、猪牙皂、天南星、桑枝可化瘀消肿，祛痰通络；蜈蚣、地龙、伸筋草、透骨草可通络而穿通，使病灶消散；党参、白术可补中益气，提高免疫力；桑寄生可祛风湿、强筋骨；甘草可调和药性、补脾益气。

传统蜡疗具有活血化瘀、消肿散结的作用。《灵枢·经筋》云"以痛为腧"，《素问·骨空论》曰"切之坚痛如筋者灸之"，特色蜡疗在选取压痛点（即阿是穴区）的基础上将蜡疗与中药相结合。石蜡比热容大，有较强的蓄热功能，可使局部血管扩张，血流加速，促使中药有效成分到达患处，使炎症更易吸收。长时间的蜡疗通过高温使腠理疏松、通透性大大增强，使中药的有效成分充分渗透，药力直达病所，从而更大限度地提高临床疗效。临床上根据证型之不同，风寒痹阻型加曲池穴区、外关穴区，以温经通络散寒；气滞血瘀型加血海穴区，以活血化瘀；气血亏虚型加胃肠穴区，以益气活血扶正。

治疗期间，医生需嘱患者注意劳动保护、避风寒。

三、膝关节损伤

1. 概述

膝关节是比较容易受伤的身体部位之一，最常见的膝关节多发韧带损伤（KDLMI）是一种复杂的关节内外结构性损伤，常伴有关节囊、关节面软骨、半月板、血管、神经等的损伤，致残率高，具有隐蔽性、多样性、复杂性。

2. 病因病机

该病属于中医学"筋伤"等范畴，也可因韧带损伤程度的不同而称为"筋断"或

"筋不断"。该病多因风寒湿邪气侵袭机体或受外伤导致局部经脉损伤，脉络阻滞，气血运行不畅，不通则痛，引起局部组织肿胀、疼痛。

3. 诊断要点

（1）症状

膝关节肿胀、疼痛。

（2）体征

有皮下瘀斑，膝关节局部有压痛点，膝关节伸屈功能障碍，挤压试验阳性。

（3）影像学检查

X线检查用于排查骨折、关节畸形、骨质增生或关节间隙狭窄（关节炎）。磁共振（MRI）可清晰地显示软骨、半月板、韧带、肌腱等软组织的损伤，如交叉韧带断裂、半月板撕裂等。超声适用于评估滑膜增生或肌腱病变。CT可辅助判断复杂骨折或骨结构异常。

4. 辨证分型

（1）气滞血瘀型

膝关节刺痛，痛处固定，局部有僵硬感，伴活动障碍，或麻木不仁，舌质紫暗，苔白而干涩。

（2）肝肾亏虚型

膝关节隐隐作痛，腰膝酸软无力，酸困疼痛，遇劳更甚，舌质红，苔少，脉沉细无力。

5. 中药特色蜡疗

（1）特色蜡疗材料

基础方为活血止痛方，其组成为透骨草60g，鸡血藤、川乌、乳香、没药、香附、延胡索、桂枝、当归、丹参各30g。气滞血瘀型加三七、蜈蚣、地龙各30g；肝肾亏虚型加杜仲、补骨脂各60g。治疗时用紫德堂特色中药蜡块1000g。

（2）特色蜡疗部位

患侧膝内穴区、膝前穴区、膝外穴区、膝后穴区等。

（3）特色蜡疗疗法

每日治疗1次，每次治疗30分钟，10次为一疗程。

该病可以使用蜡疗木套盒、蜡灸膏治疗。

6. 其他疗法

（1）普通针刺

以膝关节局部、阿是穴为针刺点。

（2）火针法

以膝关节局部、阿是穴为针刺点，常规消毒后将火针烧红，快速刺入穴位。

（3）外用膏药

根据辨证分型选取适合的膏药敷贴，以活血化瘀、疏经通络。

【按语】

膝关节损伤属于中医学"筋伤"等范畴，多因慢性劳损或急性损伤而发病，气滞血瘀、肝肾亏虚、脉络痹阻是该病的根源，故治疗以活血化瘀、通经活络为主。

特色蜡疗药方中的丹参、香附、桂枝、延胡索、乳香和没药有行气止痛、活血通络的作用，可改善局部的血液循环，修复损伤韧带，改善局部缺血和缺氧的病理状态；川乌具有祛风除湿、温经止痛的功用，主治各种关节炎和关节疼痛，含有的乌头碱等二萜类生物碱，有镇痛、抗炎和局部麻醉的作用；鸡血藤、当归有养血活血之功；透骨草的穿透力强，有引药力直达病处之效。

膝穴区是主要由膝关、曲泉、阴陵泉、血海穴组成的区域，膝关为足厥阴在膝内侧之穴；曲泉亦在膝内侧，为足厥阴之合穴；阴陵泉为足太阴之合穴，与血海分别位于膝内侧之上下。诸穴合用，具有活血化瘀、通经活络、舒利筋脉之功，主治膝关节疼痛等。临床上根据证型的不同加减穴区，气滞血瘀型加血海穴区，以活血化瘀；肝肾亏虚型加肾穴区，以补益肝肾。

蜡疗与中药结合并选取相应的穴区治疗膝关节疾病，具有温通经络、行气活血、祛湿散寒、消肿散结的作用。特色蜡疗技术集药物、穴位刺激、温热疗法、中药透皮吸收于一体，是作用迅速、操作简便、价廉、不良反应少、科学、行之有效的方法。

附1：膝关节内外侧副韧带损伤

1. 概述

膝关节内外侧副韧带损伤是指膝关节在轻度屈曲位时因小腿强力外展而造成的内外侧副韧带损伤，以内侧副韧带损伤最为常见，常见于青壮年、运动员和家庭主妇等。

2. 病因病机

该病属于中医学"筋伤"等范畴，也可因韧带损伤程度的不同而称为"筋断"或"筋不断"，多因风寒湿邪侵袭机体或受外伤，导致局部经脉损伤，脉络阻滞，气血运行不畅，不通则痛，引起局部组织肿胀、疼痛。

3. 诊断要点

（1）症状

膝关节肿胀、疼痛。

（2）体征

有皮下瘀斑，局部压痛明显，压痛点在腓骨小头或股骨外上髁，膝关节伸屈功能障碍，膝关节侧方挤压试验阳性。

（3）X线检查

有撕脱骨折者可以在X线片上显出异常。

4. 辨证分型

（1）气滞血瘀型

膝关节刺痛，痛处固定，局部有僵硬感，伴活动障碍，或麻木不仁，舌质紫暗，苔白而干涩。

（2）气虚血瘀型

膝关节局部疼痛，反复发作，日久不愈，痛处固定不移，行走不利，行走则疼痛加剧，或伴头晕心悸、失眠多梦、肢体乏力、面色无华，舌淡，或有瘀斑、瘀点，苔薄白，脉弦细涩。

5. 中药特色蜡疗

（1）特色蜡疗材料

基础方为活血止痛方，其组成为透骨草60g，鸡血藤、川乌、乳香、没药、香附、延胡索、桂枝、当归、丹参各30g。气滞血瘀型加三七、蜈蚣、地龙各30g；气虚血瘀型加党参、白术各60g。治疗时用紫德堂特色中药蜡块1000g。

（2）特色蜡疗部位

患侧膝内穴区。

（3）特色蜡疗疗法

每日治疗1次，每次治疗30分钟，10次为一疗程。

该病可以使用蜡疗木套盒、蜡灸膏治疗。

6. 其他疗法

（1）普通针刺

以膝关节局部、阿是穴为针刺点。

（2）火针法

以膝关节局部、阿是穴为针刺点，常规消毒后将火针烧红，快速刺入穴位。

（3）外用膏药

根据辨证分型选取适合的膏药敷贴，以活血化瘀、疏经通络。

【按语】

膝关节内外侧副韧带损伤属于中医学"筋伤"等范畴，多因慢性劳损或急性损伤而发病，气滞血瘀、脉络痹阻是该病的根源，故治疗以活血化瘀、通经活络为主。

余详见"膝关节损伤"按语。

附2：膝关节交叉韧带损伤

1. 概述

膝关节交叉韧带位于膝关节之中，有前后两条，交叉如十字，常称"十字韧带"，相当于中医学"骨骱"的"内连筋"。前交叉韧带起于股骨髁间窝的外后部，向前内侧止于胫骨髁间嵴的前部，不但能限制胫骨前移，还能限制膝关节过伸、胫骨内外旋转和膝关节内外翻。后交叉韧带起于股骨髁间窝的内前部，向后外侧止于胫骨髁间嵴的后部，不但能限制胫骨后移，还能限制膝过伸、膝内旋和膝内外翻。因此，交叉韧带对膝关节的稳定和制动起到重要作用。

2. 病因病机

中医学认为，该病属于"筋伤"等范畴，也可因韧带损伤程度被称为"筋断"与"筋不断"。中医辨证通常将该病分为气滞血瘀、气血两虚两型，均适合进行蜡疗。

3. 诊断要点

（1）病史

有明显的外伤史。

（2）症状

膝关节软弱无力，或肿胀，或疼痛剧烈。

（3）体征

有膝关节功能障碍，拉赫曼（Lachman）试验阳性，前抽屉试验明显阳性，浮髌试验阳性。

（4）检查

完善膝关节造影及关节镜检查可协助诊断。

4. 辨证分型

（1）气滞血瘀型

膝关节刺痛，痛处固定，局部有僵硬感，伴活动障碍，或麻木不仁，舌质紫暗，苔白而干涩。

（2）气虚血瘀型

膝关节局部疼痛，疼痛反复发作，日久不愈，固定不移，行走不利，行走则疼痛加剧，或伴头晕心悸、失眠多梦、肢体乏力、面色无华，舌淡，或有瘀斑、瘀点，苔薄白，脉弦细涩。

5. 中药特色蜡疗

（1）特色蜡疗材料

基础方为活血止痛方，其组成为透骨草 60g，鸡血藤、川乌、乳香、没药、香附、延胡索、桂枝、当归、丹参各 30g。气滞血瘀型加三七、蜈蚣、地龙各 30g；气虚血瘀型加党参、白术各 60g。治疗时用紫德堂特色中药蜡块 1000g。

（2）特色蜡疗部位

患侧膝内穴区、膝前穴区、膝外穴区。

（3）特色蜡疗疗法

每日治疗 1 次，每次治疗 30 分钟，10 次为一疗程。

该病可以使用蜡疗木套盒、蜡灸膏治疗。

6. 其他疗法

（1）普通针刺

以膝关节局部、阿是穴为针刺点。

（2）火针法

以膝关节局部、阿是穴为针刺点，常规消毒后将火针烧红，快速刺入穴位。

（3）外用膏药

根据辨证分型选取适合的膏药敷贴，以活血化瘀、疏经通络。

【按语】

膝关节交叉韧带损伤属于中医学"筋伤"等范畴。气滞血瘀、脉络痹阻是该病的根源，故治疗以活血化瘀、通经络为主。

膝外穴区由膝阳关、阳陵泉、梁丘穴组成；膝前穴区由内膝眼、外膝眼、鹤顶穴组成；膝内穴区主要由膝关、曲泉、阴陵泉、血海穴组成。其中，筋会阳陵泉有活血化瘀的作用；膝关为足厥阴在膝内侧之穴；曲泉亦在膝内侧，为足厥阴之合穴；阴陵泉为足太阴之合穴，与血海分别位于膝内侧之上下。上述诸穴合用，具有活血化瘀、通经活络、舒利筋脉之功，主治膝关节疼痛等。临床上根据证型的不同加减穴区，气滞血瘀型加血海穴区，以活血化瘀；气血虚弱型加三阴交穴区及胃肠穴区，以益气活血扶正。

附3：膝关节半月板损伤

1. 概述

膝关节半月板损伤是膝部最常见的损伤之一，多见于青壮年，男性多于女性，多由外伤引起。半月板属纤维软骨组织，无血液循环，仅靠关节滑液获取营养，故损伤后修复力极差。中医学认为，该病属于"筋伤"等范畴。

2.病因病机

膝关节半月板损伤多见于球类运动员、矿工、搬运工等人群。引起半月板破裂的外力因素有撕裂性外力和研磨性外力两种。半月板撕裂的分类方法很多，在临床实践中最常用的是根据术中发现的半月板撕裂类型而制定的奥康纳（O'connor）分类法。按照这一分类，任何半月板撕裂均可归为垂直撕裂或水平撕裂。垂直撕裂是指撕裂线所在平面与半月板表面相互垂直，又可分为纵行撕裂、放射状撕裂、斜行撕裂。水平撕裂是指撕裂线所在平面与半月板表面相互平行。此外，临床上为了保证这一分类法的完整性，在这两种基本类型的基础上附加了一个其他类型，包含了许多特征性半月板撕裂，比如因反复损伤而成的舌瓣样撕裂，以及复杂性撕裂、退变样撕裂。

3.诊断要点

（1）病史

多数有膝关节扭伤史，少数有劳损史。详细了解病史与认真进行临床检查对膝关节半月板损伤的诊断有同等重要的意义。

（2）症状

膝关节肿痛、软弱无力。

（3）体征

有交锁征及弹响，股四头肌等股内侧肌萎缩，关节间隙压痛，麦氏征及研磨试验阳性。

（4）实验室检查

CT、MRI、B超或关节镜检查可提示半月板损伤。

4.辨证分型

（1）气滞血瘀型

膝关节刺痛，痛处固定，局部有僵硬感，伴活动障碍，或麻木不仁，舌质紫暗，苔白而干涩。

（2）气虚血瘀型

膝关节局部疼痛，疼痛反复发作，日久不愈，固定不移，行走不利，行走则疼痛加剧，或伴头晕心悸、失眠多梦、肢体乏力、面色无华，舌淡，或有瘀斑、瘀点，苔薄白，脉弦细涩。

5.中药特色蜡疗

（1）特色蜡疗材料

基础方为活血止痛方，其组成为透骨草 60g，鸡血藤、川乌、乳香、没药、香附、延胡索、桂枝、当归、丹参各 30g。气滞血瘀型加三七、蜈蚣、地龙各 30g；气虚血瘀型加党参、白术各 60g。治疗时用紫德堂特色中药蜡块 1000g。

（2）特色蜡疗部位

患侧膝内穴区、膝前穴区、膝外穴区、膝后穴区。

（3）特色蜡疗疗法

每日治疗 1 次，每次治疗 30 分钟，10 次为一疗程。

该病可以使用蜡疗木套盒、蜡灸膏治疗。

6. 其他疗法

（1）普通针刺

以膝关节局部、阿是穴为针刺点。

（2）火针法

以膝关节局部、阿是穴为针刺点，常规消毒后将火针烧红，快速刺入穴位。

（3）外用膏药

根据辨证分型选取适合的膏药敷贴，以活血化瘀、疏经通络。

【按语】

膝关节半月板损伤属于中医学"筋伤"等范畴。气滞血瘀、脉络痹阻是该病的根源，故治疗以活血化瘀、通经活络为主。

膝外穴区由膝阳关、阳陵泉、梁丘穴组成；膝前穴区由内膝眼、外膝眼、鹤顶穴组成；膝内穴区主要由膝关、曲泉、阴陵泉、血海穴组成；膝后穴区由委中、委阳、阴谷穴组成。筋会阳陵泉有活血化瘀的作用；膝关为足厥阴在膝内侧之穴；曲泉亦在膝内侧，为足厥阴之合穴；阴陵泉为足太阴之合穴，与血海分别位于膝内侧之上下。诸穴合用，具有活血化瘀、通经活络、舒利筋脉之功，主治膝关节疼痛等。气滞血瘀型加三阴交穴区、血海穴区；气虚血瘀型加中脘穴区。

应用中药特色蜡疗技术治疗膝关节疾病，可将蜡疗作用与中药作用相结合，使"气闭藏而不泄"，在局部形成一种汗水难以蒸发扩散的密闭状态，使患处的角质层含水量由 5%～15% 增至 50%，角质层经水合作用可膨胀成多孔状态，易于药物穿透，这样不仅能使脂溶性中药成分穿透皮肤，还能使水溶性成分穿透皮肤，从而使蜡疗方的中药充分发挥功效。选取恰当的穴区更能加强温通经络、行气活血、祛湿散寒、消肿散结的作用，获得理想效果。

附 4：膝关节创伤性滑膜炎

1. 概述

膝关节创伤性滑膜炎是指膝关节受到急性创伤或慢性劳损，引起滑膜损伤或破裂，导致膝关节腔内出现积血或积液的一种非感染性炎症反应性疾病。急性创伤性滑膜炎多发于爱运动的青年人群；慢性损伤性滑膜炎多发于中老年人群、身体肥胖者或膝关节负重过大的人群。

2. 病因病机

膝关节创伤性滑膜炎中的急性创伤性滑膜炎属于中医学"筋伤"等范畴。慢性损伤性滑膜炎的病理表现以渗出为主，一般由急性创伤性滑膜炎失治转化而成，或由其他慢性劳损引起。慢性损伤可导致滑膜产生炎症渗出，形成关节积液，多属于中医学"痹证"范畴。痹证多由风寒湿杂合侵袭而成，以夹湿者为多，肥胖之人常因湿气下注于关节而发病。

3. 诊断要点

（1）病史

多有外伤史或劳损史。

（2）症状

一般在膝关节受外伤后 6 小时内出现不适症状，多为憋胀不适，疼痛不甚明显。

（3）体征

关节穿刺液多为棕黄色滑液，急性创伤者的关节穿刺液多为粉红色，无脂肪滴；膝关节膨隆、双膝眼消失或隆起；浮髌试验阳性；膝关节伸屈困难。

（4）辅助检查

X 线片显示膝关节无骨质增生和骨质破坏的现象，无其他膝关节疾病的典型影像学改变。

4. 辨证分型

中医学常将该病分为风寒湿痹、气虚血瘀两种证型，两种证型均适合使用蜡疗。

（1）风寒湿痹型

①风邪侵袭型：膝关节局部疼痛，行走不利，行走则疼痛加剧，或伴畏风，舌淡苔薄白，脉浮。

②寒邪阻滞型：膝关节局部疼痛，痛处固定不移，行走不利，行走则疼痛加剧，得热痛减，遇寒则甚，或伴关节屈伸不利，舌淡苔白，脉弦紧。

③湿邪重着型：膝关节局部疼痛，行走不利，行走则疼痛加剧，或伴下肢麻木，手足沉重，屈伸不利，舌淡苔白腻，脉濡缓。

（2）气虚血瘀型

膝关节刺痛，痛处固定，局部有僵硬感，伴活动障碍，或麻木不仁，神疲乏力，舌质淡白，脉弦弱。

5. 中药特色蜡疗

（1）特色蜡疗材料

基础方为活血止痛方，其组成为透骨草 60g，鸡血藤、川乌、乳香、没药、香附、延胡索、桂枝、当归、丹参各 30g。风寒湿痹型加姜黄、赤芍、防风、川芎、苍术、羌活、黄芪各 30g；气虚血瘀型加党参、白术、苍术、薏苡仁、黄芪各 60g。治疗时用紫德堂特色中药蜡块 1000g。

（2）特色蜡疗部位

患侧膝内穴区、膝前穴区、膝外穴区、膝后穴区等。

（3）特色蜡疗疗法

每日治疗 1 次，每次治疗 30 分钟，10 次为一疗程。

该病可以使用蜡疗木套盒、蜡灸膏治疗。

6. 其他疗法

（1）普通针刺

以膝关节局部、阿是穴为针刺点。

（2）火针法

以膝关节局部、阿是穴为针刺点，常规消毒后将火针烧红，快速刺入穴位。

【按语】

膝关节创伤性滑膜炎属于中医学"筋伤"等范畴。该病的治疗以益气和营、祛风胜湿、通络止痛活血为主。

特色蜡疗药方中的姜黄、黄芪、防风可益气和营，祛风胜湿；川乌具有祛风除湿、温经止痛的功用，主治各种关节炎和疼痛，含有的乌头碱等二萜类生物碱有镇痛、抗炎和局部麻醉作用；当归、赤芍、川芎、鸡血藤有养血活血之功；透骨草穿透力强，有引药力直达病处之效；乳香、没药、丹参、延胡索可活血化瘀，消肿止痛；香附、延胡索可调畅气机，消除气滞；桂枝可温通经脉，助阳化气；羌活、苍术可祛风散寒止痛；黄芪、党参、白术可补气健脾，养血生津；薏苡仁可利水渗湿、健脾止泻。

膝外穴区由膝阳关、阳陵泉、梁丘穴组成；膝前穴区由内膝眼、外膝眼、鹤顶穴组成；膝内穴区主要由膝关、曲泉、阴陵泉、血海穴组成；膝后穴区由委中、委阳、阴谷穴组成。筋会阳陵泉有活血化瘀的作用；膝关为足厥阴在膝内侧之穴；曲泉亦在膝内侧，为足厥阴之合穴；阴陵泉为足太阴之合穴，与血海分别位于膝内侧之上下。诸穴合用，具有活血化瘀、通经活络、舒利筋脉之功，主治膝关节疼痛等。临床上根据证型之不同，风寒湿痹型加风市穴区，以温经通络散寒；气虚血瘀型加血海穴区，以活血益气。

髌骨软骨软化症可参考上述方法治疗。

四、跟痛症

1. 概述

跟痛症又称足跟痛，是以疼痛为首要症状的足跟慢性劳损性疾病，具体表现为足部功能障碍，临床上以做重力支撑运动时自觉足跟及足底胀痛不适为常见，甚者呈针刺样痛，行走困难。

2. 病因病机

该病属于中医学"骨痹"等范畴，为本虚标实之证。风寒湿邪侵袭经络致气血痹阻，或年老肾气亏损致筋骨失养，或外伤后瘀血内阻，或有积累性劳损，或受凉等，久则气血运行不畅，不通则痛。治宜滋阴补肾、祛风除湿、化瘀通络。

3. 诊断要点

（1）病史

少数患者有扁平足病史。

（2）症状、体征

局部无红肿，在跟骨跖面的跟骨结节处有压痛，骨赘较大者可触及骨性隆起；急性损伤者局部微肿、压痛明显，且走路时鞋的摩擦作用会使疼痛加重；表面皮肤增厚，皮肤微红，足尖着地无力；慢性损伤者局部通常不红不肿，但有压痛或骨性隆起。

（3）X线检查

X线检查可显示跟骨结节上缘或下缘有刺状骨赘形成。

4. 辨证分型

（1）气滞血瘀型

足跟局部疼痛，疼痛时轻时重，痛处固定不移，行走不利，行走则疼痛加剧，舌质紫暗或见瘀斑，苔白腻，脉弦涩。

（2）气血亏虚型

足跟局部疼痛，疼痛时喜按，头晕眼花，面色无华，心悸气短，神疲，舌淡，苔薄白，脉细弱。

（3）肝肾亏损型

足跟局部疼痛，痛处固定不移，行走不利，行走则疼痛加剧，或伴头晕目眩、腰膝酸软、肢软乏力，舌淡，苔薄白，脉细弱。

5. 中药特色蜡疗

（1）特色蜡疗材料

基础方为劳损方，其组成为熟地黄、威灵仙、制川乌、补骨脂、锁阳、续断、金毛狗脊、当归、赤芍、川楝子、大茴香各50g。气滞血瘀型加三七、蜈蚣、地龙各30g；气血亏虚型加党参、生白术、茯苓各60g；肝肾亏损型加菟丝子、牛膝各50g。治疗时用紫德堂特色中药蜡块1000g。

（2）特色蜡疗部位

患侧跟部、外踝穴区、内踝穴区等（图7-3）。

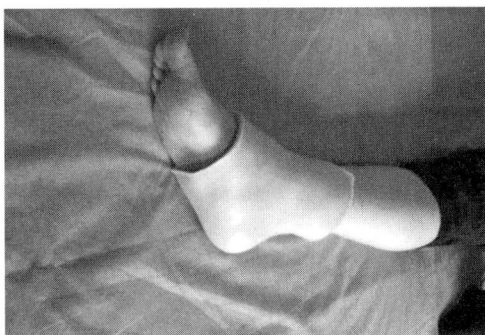

图7-3 跟痛症调理示意图

（3）特色蜡疗疗法

每日治疗1次，每次治疗30分钟，10次为一疗程。

该病可以使用蜡疗木套盒、火套盒、蜡灸膏治疗。

6. 其他疗法

（1）足浴

根据辨证分型选用相应的处方，将药熬开，待水温适宜时进行足浴。

（2）外用膏药

根据辨证分型选用相应的膏药外用，以达到疏通经络、活血止痛的目的。

【按语】

跟痛症属于中医学"骨痹"等范畴，蜡疗适用于因风寒湿邪留滞足跟，或外伤损伤足跟，或气血虚弱不能濡养，或肾气不足不能主骨，导致经脉痹阻，气血运行不畅的跟痛症，治宜滋补肝肾、祛风除湿、化瘀通络，"通则不痛"。

特色蜡疗药方中，熟地黄、补骨脂、锁阳、续断、金毛狗脊、菟丝子、牛膝有补肝肾及强筋骨的作用；川楝子、大茴香、威灵仙有祛风湿及舒筋通络止痛之效；当归、赤芍、三七、蜈蚣、地龙有活血化瘀及松解粘连的作用，并可改善局部血液循环，修复韧带损伤，改善局部缺血和缺氧的病理状态；制川乌具有祛风除湿、温经止痛的功用，主治各种关节炎和关节疼痛，含有的乌头碱等二萜类生物碱有镇痛、抗炎和局部麻醉作用；党参、生白术、茯苓有健脾益气之功。

外踝穴区由昆仑、仆参、申脉、金门穴组成；内踝穴区由太溪、大钟、水泉、照海、然谷穴组成；胆囊穴区由阳陵泉、胆囊穴组成；背俞中穴区由膈俞、肝俞、胆俞、脾俞、胃俞穴组成；胃肠穴区由足三里、上巨虚、条口、丰隆、下巨虚穴组成；背俞下穴区由三焦俞、肾俞、气海俞、大肠俞、关元俞、小肠俞、膀胱俞穴组成。除局部取穴外，筋会阳陵泉、血会膈俞有活血化瘀之功；脾俞、胃俞为脾胃之背俞穴，有健脾益胃之功；肾俞有益肾壮阳之功；气海俞、关元俞有培元固本之功。诸穴合用，具有培补肝肾、补益气血、舒筋止痛之功。临床上根据证型的不同，气滞血瘀型加血海穴区，以活血化瘀；气血亏虚型加三阴交穴区及胃肠穴区，以益气活血扶正；肝肾亏损型加背俞下穴区，以滋补肝肾、补益气血、舒筋止痛。

应用特色蜡疗技术治疗跟痛症目前仍是较为理想的方法之一。石蜡的机械压缩作用可使皮肤和皮下组织受压，防止组织内血液和淋巴液渗出，减缓水肿的形成，同时迫使静脉血和淋巴回流，减轻肿胀，使跟骨骨赘形成微小骨折，促使其吸收。穴位作用和中药作用相结合能活血补血、行气止痛、散瘀消肿、舒筋通经活络、强筋壮骨。蜡疗的温热刺激可使皮肤血管扩张，促进局部的血液和淋巴循环，改善局部组织营养，促进局部组织的渗出或瘀血吸收，加速炎性物质的排泄，特色蜡疗有利于损伤组织的修复及功能恢复。

医生在治疗期间应嘱患者穿缓冲力较好的运动鞋或软底拖鞋，对足跟起到保护作用，以防出现新的损伤，这对提高治愈率与预防复发大有益处。

五、颈椎病

1. 概述

颈椎病又称颈椎综合征，是指颈椎及其周围软组织，如椎间盘、后纵韧带、黄韧带、脊髓鞘膜等发生病理改变，导致颈神经根、颈部脊髓、椎动脉及交感神经受到压迫或刺激而引起的综合征，属于中医学"痹证""痿证""头痛""眩晕"等范畴，好发于40岁以上的中老年人群。

2. 病因病机

中医学认为，风寒湿邪杂至，痹阻经络，气血运行不畅，致使颈部肌肉筋骨出现酸痛、重着、麻木、活动不利等症状；或长期颈部劳损，或颈部受外伤，导致局部经脉瘀滞不通，气血运行不畅，瘀血留滞经络，不通则痛；或素体虚弱，气血不足，元气耗伤，肾气渐衰，肌肉筋骨失于濡养，发为该病。

3.诊断要点

（1）神经根型颈椎病

神经根型颈椎病具有典型的根性症状，其范围与受累椎节相对应。颈肩部、颈后部酸痛，并沿神经根分布区向下放射到前臂和手指，有时有皮肤过敏、触碰皮肤后有触电感的表现，神经根支配区域有麻木及明显的感觉减退情况。

（2）颈型颈椎病

颈型颈椎病的临床特点为有颈肩及枕部酸胀、疼痛等异常感觉，颈部有相应的压痛点，局部肌肉紧张，颈部呈僵直状或活动受限。

（3）椎动脉型颈椎病

椎动脉型颈椎病患者常有猝倒发作史，并伴有颈性眩晕，旋颈试验阳性，颈部运动试验阳性。

4.辨证分型

（1）气滞血瘀型

颈肩疼痛，局部肌肉拘紧，或有沉重感，上肢麻木不仁，或窜痛至上肢，痛处不固定，舌质淡，苔白或白腻，脉浮紧或濡缓。

（2）痰湿阻络型

颈肩痛日久，反复发作，绵绵难愈，或痛而剧烈，或不痛而麻，或伴手足无力、肢体偏瘫，舌质淡暗，或有瘀斑，苔白腻，脉细滑或涩。

（3）肝肾亏损型

颈项部僵硬、酸困、疼痛，畏寒肢冷，浮肿，腰以下为甚，下肢尤甚，面色㿠白，头晕目眩，或面色黧黑、无光泽，小便频数、清长，夜尿多，舌淡胖，苔白，脉沉弱而迟。

5.中药特色蜡疗

（1）特色蜡疗材料

基础方为颈痛方，其组成为桂枝、白芍、葛根、川芎、威灵仙、乳香、没药、伸筋草、地龙、木瓜、羌活、木香、冰片各60g。气滞血瘀型加路路通、丝瓜络；痰湿阻络型加半夏、天南星；肝肾亏损型加补骨脂、透骨草。治疗时用紫德堂特色中药蜡块1000g。

（2）特色蜡疗部位

颈部穴区、背俞上穴区等（图7-4）。

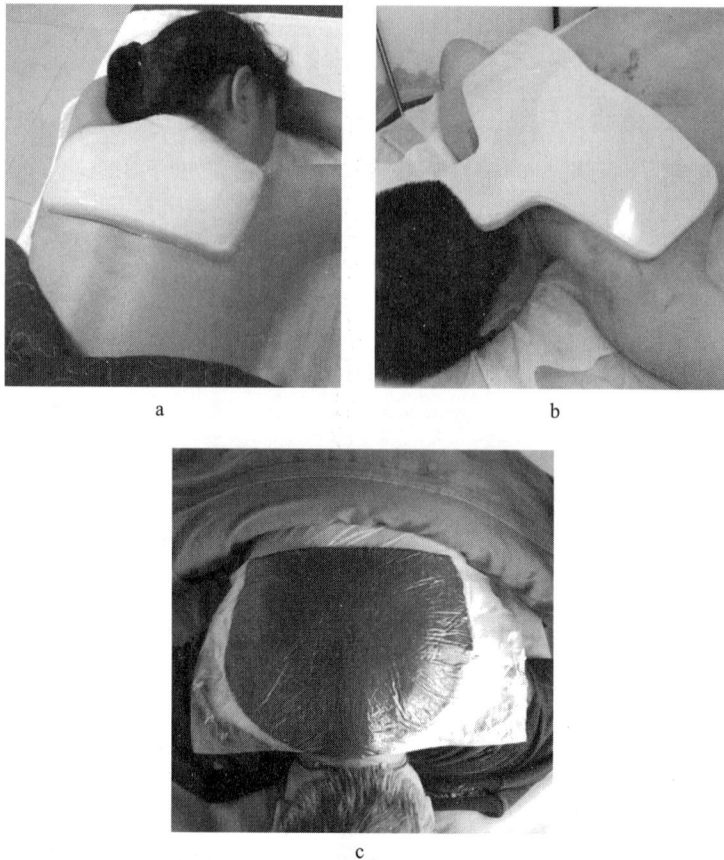

a b

c

图 7-4　颈椎病调理示意图

（3）特色蜡疗疗法

每日治疗 1 次，每次治疗 30 分钟，10 次为一疗程。

该病可以使用蜡疗木套盒、蜡灸膏治疗。

6. 其他治疗

（1）刮痧法

在需刮痧部位涂适量刮痧油。由于肩部肌肉丰富，所以用力宜重，从风池穴一直刮到肩井穴，操作应一次到位，中间不要有停顿。然后，刮颈后天柱穴至大椎穴，分别由两侧向大椎穴刮拭，用力要轻柔，不可用力过重，可用刮板棱角刮拭，以出痧为度。

（2）拔罐法

在患侧项背部行闪罐法，应顺着肌肉走行进行拔罐。

（3）耳针法

取颈、颈椎、神门穴，用毫针给予中等刺激，持续运针时嘱患者徐徐活动颈项部。

【按语】

中医学认为，颈椎为督脉与足太阳膀胱经所过之位，为督脉与膀胱经受损，或外邪侵袭，气血阻滞，经脉不通，或脏气衰退，肝肾亏虚，不能灌养经脉所致。本病治疗以调补肝肾、通经活络、活血化瘀、除痹、消散增生为法。中药特色蜡疗为本病开创了新的治疗途径。

蜡疗药方颈痛方中，桂枝、白芍、葛根取《伤寒论》桂枝加葛根汤之义，治疗"项背强几几"，既可疏散外邪，又可和营柔颈；羌活主入太阳经，配伍威灵仙、伸筋草、木瓜、地龙，可通经通络、活血化瘀；木香、乳香、没药、川芎可行气活血，改善颈部血液循环；冰片芳香渗透，可使药力直达病所。气滞血瘀者加路路通、丝瓜络，以活血通络；痰湿阻络者加半夏、天南星，以化痰止痛；肝肾亏损者加补骨脂、透骨草，以补益肝肾，促进骨质增生的消散。

蜡疗所选颈部穴区为颈椎病的病位所在，穴区下有颈神经根与动静脉分布，可使效力直达病所，调节神经、血管的功能，改善血液循环，促进神经根无菌性炎症的吸收，减轻对神经根的压迫，对有神经分布的肢端也有治疗作用，可有效缓解颈痛、头晕、恶心、呕吐、肢体麻木无力等症。根据辨证分型，痰湿阻络者配外关穴区、合谷穴区，可疏散风寒湿邪，对颈椎病引起的上肢症状可起到治疗作用；气滞血瘀者配背俞中穴区，血会膈俞可行气活血、健脾利湿化痰、调节脏腑功能，起到综合治疗作用；肝肾亏损者配背俞中、下穴区，可补益肝肾，因肾主骨、肝主筋，还可用于治疗骨质增生、虚劳损伤型颈椎病。

中药特色蜡疗将中药与蜡疗有机结合，并根据辨证加减用药，标本兼治。石蜡的比热容大，有较强的蓄热功能，可使局部血管扩张，血流加速，促使中药有效成分作用于患处，使炎症更易吸收。

进行蜡疗的同时配合刮痧、拔罐、耳针治疗及功能锻炼等有助于颈椎病患者的康复。

六、落枕

1. 概述

落枕是指颈部一侧的肌肉因睡枕高低不适、睡姿不良或感受风寒邪气而出现痉挛，导致颈项部疼痛、功能活动受限的疾病，好发于青壮年，以冬春季节为多见。落枕是单纯的肌肉痉挛，但若成年人经常出现落枕，这通常是颈椎病的前驱表现。

2. 病因病机

落枕又称"失枕"，常由颈项部遭受风寒邪气侵袭引起，比如严冬受寒、盛夏贪凉等，风寒外邪侵袭颈项部，导致气血凝滞，筋脉痹阻，引起颈项部僵硬疼痛、功能障碍。

睡眠姿势不正可导致颈项局部筋脉拘挛，经脉气血阻滞，不通则痛。

3. 诊断要点

（1）症状

睡醒后颈部酸胀疼痛，肌肉痉挛，活动不利。

（2）体征

局部有压痛，触之如条索状或块状，疼痛可向肩背部放射，斜方肌、大小菱形肌等处亦有压痛。

（3）其他临床特点

起病快，病程多短，易复发，可伴有恶风、微发热、头痛等表证。

（4）检查

X线摄片多可见颈曲明显变直或反曲。

4. 辨证分型

（1）气滞血瘀型

颈项强痛，活动受限，颈背部或颈肩部压痛明显，痛处固定，局部有僵硬感，伴活动障碍，或麻木不仁，舌质紫暗，脉弦涩。

（2）风寒外袭型

颈项强痛，活动受限，颈背部或颈肩部压痛明显，舌质淡，苔白或白腻，脉浮紧或濡缓。

5. 中药特色蜡疗

（1）特色蜡疗材料

基础方为颈痛方，其组成为桂枝、白芍、葛根、川芎、威灵仙、乳香、没药、伸筋草、地龙、木瓜、羌活、木香、冰片各60g。气滞血瘀型加三七30g；风寒外袭型加麻黄、赤芍、甘草各30g。治疗时用紫德堂特色中药蜡块1000g。

（2）特色蜡疗部位

颈部穴区、背俞上穴区等。

（3）特色蜡疗疗法

每日治疗1次，每次治疗30分钟，10次为一疗程。

该病可以使用蜡疗木套盒、蜡灸膏治疗。

6. 其他治疗

（1）耳针疗法

每次选用颈椎、肩、颈、神门、交感、肾上腺、皮质下、肝、肾中的3～4穴，使用毫针刺法、埋针法或压丸法。

（2）刺络放血疗法

取颈夹脊、大椎、大杼、肩中俞穴，用皮肤针叩刺至局部皮肤潮红或出血，然后加拔火罐。

【按语】

落枕是常见的筋伤病之一，治疗以祛风散寒、舒筋活络、活血化瘀、通络止痛为主。

中药特色蜡疗的作用机理是通过药蜡接触皮肤产生的热效应扩张毛细血管，改善皮肤循环，使药物通过皮肤而被吸收，起到舒筋活血止痛的作用，减少了药物对胃肠道的刺激。该疗法简便易行，不良反应少。

蜡疗药方以祛风散寒、舒筋活络、活血化瘀为主要功效。方中桂枝、白芍、葛根取《伤寒论》桂枝加葛根汤之义，治疗"项背强几几"，既可疏散外邪，又可和营柔颈；羌活主入太阳经，配伍威灵仙、伸筋草、木瓜、地龙，可通经通络、活血化瘀；木香、乳香、没药、川芎可行气活血，改善颈部血液循环；冰片芳香渗透，可使药力直达病所。气滞血瘀型加三七，以行气活血；风寒外袭型加麻黄、白芍、甘草，以解表散寒、缓急止痛。

蜡疗所选颈部穴区为病位所在，药力可直达病所，改善血液循环，促进炎症吸收，有效缓解颈部肌肉痉挛等表现。根据辨证分型，气滞血瘀型配背俞中穴区（有血会膈俞），以行气活血、调节脏腑功能，起到综合治疗作用；风寒外袭型配外关穴区、合谷穴区，以疏散风寒湿邪。

中药特色蜡疗将中药与蜡疗有机结合，并根据辨证加减用药，标本兼治。石蜡的比热容大，有较强的蓄热功能，可使局部血管扩张，血流加速，促使中药有效成分作用于患处，使炎症更易吸收。

进行蜡疗的同时配合功能锻炼有助于落枕患者的康复。

七、项背肌筋膜炎

1. 概述

项背肌筋膜炎又称项背肌纤维炎、项背部软组织劳损、肌肉"风湿"，在寒冷、潮湿、慢性劳损等因素的作用下，项背部肌筋膜及肌组织出现水肿、渗出及纤维性病变，可引起项背部疼痛不适等一系列临床症状。项背肌筋膜炎是一种临床常见而又容易被忽略或误诊的病症。

2. 病因病机

该病属于中医学"背痛""痹证"等范畴。久卧湿地、贪凉或劳累后复感寒邪，风寒湿邪侵入机体，寒凝血滞，使肌筋气血运行不畅，经络痹阻不通；或劳作过度，筋脉受损，气血阻滞脉络；或素体虚弱，气血不足，筋脉失荣，均可导致该病的发生。

3. 诊断要点

（1）病史

有急性发作或慢性疼痛急性发作史，前者多有外伤史，后者常因受凉、劳累而发作或加剧。

（2）症状

颈、背、肩部肌肉疼痛，活动受限。

（3）体征

项背部肌肉起止点处常有压痛，有时可触及疼痛性筋膜条索或硬结节，一般无放射痛等神经根性症状。

（4）检查

X线检查多无异常改变，少数见脊柱先天畸形。实验室检查多无阳性结果。

4. 辨证分型

（1）风寒外袭型

脊背疼痛，腰骶疼痛，腰脊活动受限，晨僵，遇寒加重、遇热减轻，舌淡，苔白或水滑，脉弦滑。

（2）气滞血瘀型

脊背疼痛，腰骶疼痛，腰脊活动受限，晨僵，疼痛夜重，或有刺痛，舌暗或有瘀斑，脉沉细或涩。

（3）气虚血瘀型

脊背疼痛，腰骶疼痛，腰脊活动受限，晨僵，神疲乏力，晨轻暮重，或有刺痛，舌暗或有瘀斑，脉沉弱或涩。

5. 中药特色蜡疗

（1）特色蜡疗材料

基础方为舒筋止痛方，其组成为丝瓜络、川乌、草乌、海风藤、栀子、柴胡、生地黄、当归、牛膝、桂枝、桑枝、防风、川芎、羌活、独活、白芍、延胡索、细辛各60g。风寒外袭型加麻黄、白芍、甘草、葛根各30g，细辛10g；气滞血瘀型加三七30g，乳香、没药各60g；气虚血瘀型加黄芪、防风、党参、白术、茯苓各60g。治疗时用紫德堂特色中药蜡块1000g。

（2）特色蜡疗部位

颈背穴区等。

（3）特色蜡疗疗法

每日治疗 1 次，每次治疗 30 分钟，10 次为一疗程。

该病可以使用蜡疗木套盒、蜡灸膏治疗。

6. 其他治疗

（1）推拿

以项背部为操作区，可选用揉法、擦法、按法、牵拉法等，使项背部肌肉充分放松。

（2）针刺

取穴以项背部的相关腧穴及阿是穴为主。

（3）拔罐

取穴以项背部的相关腧穴及阿是穴为主。

【按语】

项背肌筋膜炎亦称肌肉"风湿"等，属于中医学"痹证""背痛"等范畴，多因寒湿邪气客于肌肤，痹阻气血，或劳损导致气滞血瘀而发病。该病的疼痛部位广泛，治疗时应以痛为腧。

蜡疗药方的功效以解表散寒、活血止痛、舒筋活络为主。风寒外袭型加麻黄、白芍、甘草、葛根、细辛，以祛风通络、散寒除湿；气滞血瘀型加三七、乳香、没药，以行瘀通络；气虚血瘀型加黄芪、防风、党参、白术、茯苓，以健脾利湿、益气固表、利血通痹。

蜡疗所选颈背部穴区是项背肌的主要分部区，有助于使效力直达病所，改善血液循环，促进炎症吸收，有效治疗颈背部肌肉损伤。根据辨证分型，风寒外袭型加外关穴区、合谷穴区，以疏散风寒湿邪；气滞血瘀型加背俞中穴区，穴区内包含血会膈俞，有行气活血、调节脏腑功能的功效，可起到综合治疗作用；气虚血瘀型加背俞中穴区、胃肠穴区，穴区内包含脾俞、胃俞、足三里，可起到健脾益气、补益气血的作用。

八、急性腰扭伤

1. 概述

急性腰扭伤是指活动时因用力不当而突然造成的腰部肌肉、韧带、筋膜等软组织的损伤，可伴有椎间小关节的错位及关节囊嵌顿，致使腰部疼痛伴活动受限。

2. 病因病机

该病属于中医学"闪腰岔气"等范畴，多发于青壮年体力劳动者，多因持重不当、运动失度、不慎跌仆、牵拉及过度扭转，引起筋经、络脉及关节损伤，导致经气运行受阻，气机不通，气血瘀滞于局部而成。

3. 诊断要点

（1）好发人群

多发于青壮年体力劳动者，有明显的外伤史。

（2）症状

有明显的损伤部位，有撕裂痛。

（3）体征

腰肌紧张，腰骶部有压痛，腰部各方向的活动均受限。

（4）检查

X线摄片多无明显异常，或可发现两侧小关节突不对称、腰椎侧弯、椎间隙左右宽窄不等。

4. 辨证分型

中医辨证方面，该病以气滞血瘀型为主，适合运用蜡疗。

气滞血瘀型：腰部疼痛突发，疼痛夜重，或有刺痛，伤处皮色发红，或青，或紫，活动受限，舌暗，或有瘀斑，脉沉细或涩。

5. 中药特色蜡疗

（1）特色蜡疗材料

基础方为化瘀消肿方，其组成为三七、当归、丹参、鸡血藤、制乳香、制没药、香附、地龙、透骨草、延胡索、赤芍、川芎各60g。治疗时用紫德堂特色中药蜡块1000g。

（2）特色蜡疗部位

选取腰脊穴区、委中穴区、阿是穴区等。

（3）特色蜡疗疗法

每日治疗1次，每次治疗30分钟，10次为一疗程。

该病可以使用蜡疗木套盒、蜡灸膏治疗。

6. 其他治疗

（1）刺络放血治疗

用三棱针在腰背部压痛点点刺，使其少量出血，加拔火罐；或用皮肤针叩刺腰部压痛点，使其少量出血，加拔火罐。

（2）耳针治疗

取腰椎、神门穴，使用毫针刺法或压丸法。

（3）腕踝针治疗

取踝上6区、5区穴位，进行常规操作，留针期间嘱患者活动腰部。

【按语】

急性腰扭伤初期由于受损组织伤后迅速肿胀，所以可出现瘀斑，而冷却后的石蜡具有很强的机械压迫作用，可使皮肤表面轻度受压，使热作用到达深部组织，对急性扭伤患者来说，能防止组织内淋巴液和血液的渗出，减轻组织水肿，还有良好的止痛作用。在扭伤中后期配合中药治疗，可起到活血化瘀、行气通络、消肿止痛的作用。

蜡疗药方的功效以活血化瘀为主，其中赤芍、当归、川芎既可疏散外邪，又可和营舒筋；丹参、鸡血藤、透骨草、延胡索、地龙可通经活络，活血化瘀；三七、香附、制乳香、制没药可行气活血，改善腰部血液循环。

腰为肾之府，蜡疗所选腰脊穴区正在腰肌之位，可活血化瘀通络，促进腰肌的血液循环，缓解腰痛等症。委中穴区的穴位属于足太阳膀胱经，作用可直达腰肌，取"腰背委中求"之义。

患者伤后宜卧硬板床休息 2～3 周，以减轻疼痛、缓解肌肉痉挛，防止损伤加重。后期宜加强腰部的各种锻炼，以促进气血循行，防止粘连，增强肌力。

九、腰肌劳损

1. 概述

腰肌劳损是指腰骶部肌肉、筋膜、韧带等软组织的慢性损伤，或因畸形损伤未及时修复遗留的慢性损伤。患者的主要表现是腰腿疼痛、痛处固定不移，腰部有损伤史，腰部不适于劳累、晨起、久坐后加重，腰部两侧肌肉触之有僵硬感。该病多见于 30～45 岁人群，尤以体力劳动者为多发，可使患者的工作耐力和工作能力受到一定的影响。

2. 病因病机

该病属于中医学"腰痛"等范畴。劳累过度，跌仆闪挫，经筋络脉受损，或感受风寒湿邪，或各种原因引起的体位不正，都可致气滞血瘀，气血运行不畅，脉络受阻，发为腰痛。素体禀赋不足，或年老精血亏衰，或房事劳伤，肾精虚惫，也可发为腰痛。

3. 诊断要点

（1）病史

病程长，无明显外伤史，多发生于因长期弯腰引起慢性积累性损伤的人群，或因急性扭伤治疗不彻底而成。

（2）症状

疼痛时轻时重，严重者须拄拐行走，甚至卧床不起。肌痉挛常表现在一侧（或两侧）的竖脊肌、臀肌上。个别患者同时伴有自主神经功能紊乱的症状（如腹痛等）。

（3）体征

压痛点广泛，以棘突两侧、腰椎横突及髂后上棘最为多见。直腿抬高试验阳性，也可为阴性，踝反射阴性，无拇长伸肌或拇短伸肌功能障碍。重者可出现腰椎畸形。

（4）检查

X光线片、肌电图及脊髓造影对腰肌劳损的诊断意义不大。

4. 辨证分型

（1）寒湿型

腰部疼痛无力，腰脊活动受限，遇寒加重、遇热减轻，舌淡，苔白或水滑，脉弦滑。

（2）瘀血型

腰骶疼痛，脊背疼痛，腰脊活动受限，晨僵，疼痛夜重，或有刺痛，舌暗或有瘀斑，脉沉细或涩。

（3）肾虚型

腰部酸困无力，腰脊活动受限，腿膝酸软，或眩晕耳鸣、形体消瘦、失眠多梦、颧红潮热、盗汗、咽干，或神疲乏力、精神不振、活力低下、易疲劳，或畏寒怕冷、四肢发凉、身体发沉，舌淡红或淡白，苔少或灰暗，脉沉细或弱。

5. 中药特色蜡疗

（1）特色蜡疗材料

基础方为腰损方，其组成为金毛狗脊、续断、杜仲、桑寄生、牛膝、延胡索、川芎、三七、独活、桂枝、伸筋草、地龙、肉桂、川乌、木香、乳香、没药、巴戟天、白芍各60g。寒湿腰痛加干姜、茯苓、白术各30g，若湿邪偏胜加苍术80g；瘀血腰痛加川芎60g，当归、红花、桃仁各30g；肾虚腰痛加熟地黄、山药、山茱萸、菟丝子各30g，附片6g。治疗时用紫德堂特色中药蜡块1000g。

（2）特色蜡疗部位

背俞下穴区、委中穴区等。

（3）特色蜡疗疗法

每日治疗1次，每次治疗30分钟，10次为一疗程。

该病可以使用蜡疗木套盒、蜡灸膏治疗。

6. 其他治疗

（1）推拿

以背腰部为操作区，可选用揉法、擦法、按法、牵拉法等，使腰部肌肉充分放松。

（2）针刺

取穴以腰背部的相关腧穴及阿是穴为主。

（3）拔罐

取穴以腰背部的相关腧穴及阿是穴为主。

【按语】

腰肌劳损属于中医学"腰痛""久腰痛""腰尻痛""腰背痛""腰脊痛"等范畴。腰椎为督脉与足太阳膀胱经所过之位，督脉与膀胱经受损，如受外邪侵袭等，气血阻滞，经脉不通，不通则痛。《灵枢·经脉》有足少阴之脉贯脊、属肾之说，因此若脏气衰退，肝肾亏虚，不能灌养经脉，导致筋骨失养，亦可引发该病。中医学认为，腰为肾之府，乃肾之精气所溉之域，肾与膀胱相表里，足太阳经过之。此外，任、督、冲、带诸脉亦布其间，故内伤不外乎肾虚。外感风、寒、湿、热诸邪可引发腰肌劳损，因为湿性黏滞，最易痹着腰部，所以外感总离不开湿邪为患。内外二因，可相互影响。《杂病源流犀烛》指出"腰痛，精气虚而邪客病也……则肾虚其本也，风寒湿热痰饮，气滞血瘀闪挫其标也，或从标，或从本，贵无失其宜而已"，说明了肾虚是发病的关键所在，风、寒、湿、热诸邪常因肾虚而客，否则虽感外邪，但不致出现腰痛。至于劳力扭伤，则与瘀血有关，临床上亦不少见。该病的治疗以祛风散寒利湿、补益肝肾、通络止痛为法。

蜡疗药方腰损方中，金毛狗脊、续断、杜仲、桑寄生、牛膝、巴戟天、川乌可补益肝肾；延胡索、川芎、三七、独活、桂枝、伸筋草、地龙、木香、乳香、没药、白芍可行气活血，养血柔筋；肉桂可温补肾阳。寒湿腰痛者加干姜、茯苓、白术，以祛寒胜湿，若湿邪偏胜加苍术，以祛风除湿；瘀血腰痛者将川芎加量，再加当归、红花、桃仁，以活血化瘀；肾虚腰痛者加熟地黄、山药、山茱萸、菟丝子、附片，以温肾壮骨。

腰为肾之府，蜡疗所选背俞下穴区含肾俞等穴，可补益肝肾，以治劳损。再者，该穴区正在腰肌之位，既可祛除停留于腰部的风寒湿邪，又可活血化瘀通络，促进腰肌的血液循环，缓解腰痛等症；委中穴区的穴位属于足太阳膀胱经，效力可直达腰肌，取"腰背委中求"之义。临床上根据证型的不同，瘀血腰痛者配血海穴区，以活血化瘀；肾虚腰痛者配背俞中穴区、腰脊穴区，以补益肝肾、通经活络止痛。

蜡疗将加热熔化的石蜡用作导热体，将热能传至机体，起到治疗的作用。治疗时皮肤的温度一般会升高为 40～45℃，而且在整个治疗期间都保持较高温度，这样有助于改善血液循环，通过加强血运，可以预防组织粘连、变性，提高交感神经的兴奋性，并且治疗时患者感觉舒适。中药与蜡疗有机结合后温热作用较强，可使局部血管扩张、血流加速，促使中药有效成分直接作用于患处，使炎症更易吸收。

除临床治疗外，医生应嘱患者平时睡硬板床，注意加强腰背肌锻炼，注意在劳动中经常更换体位。

十、腰椎间盘突出症

1. 概述

腰椎间盘突出症是指因椎间盘变性，纤维环破裂，髓核突出，刺激或压迫神经根、马尾神经，引起一系列临床表现的综合征，是导致腰腿痛最常见的原因之一。腰椎间盘突出症以腰 4～腰 5、腰 5～骶 1 的发病率为高。

2. 病因病机

腰椎间盘突出症属于中医学"腰痛"等范畴。肾水衰耗，不能上润于脑，滞留在背骨，或肾水无法远行，滞留在腰椎骨之间，日久则寒，寒湿向下蔓延，加之外感寒湿之邪，内外相合，经脉痹阻不通，导致腰腿、筋骨疼痛，不能行走。腰为肾之府，年老体虚，肝肾渐亏，或过于俯仰劳作，耗伤腰部筋脉，也可引起该病。

3. 诊断要点

（1）好发人群及病史

好发于 20～50 岁的青壮年，男性多于女性。常有腰部扭伤史、劳累史及受寒湿邪气侵袭史。

（2）症状

先发生腰痛，后疼痛逐渐向臀部及下肢放射。多为单侧发病，双侧发病（可见于髓核突出于中央时）者较少。症状时轻时重，咳嗽、打喷嚏、行走着力、弯腰时症状加重，休息后可缓解。

（3）体征

直腿抬高试验及其加强试验均为阳性。肌力减退，病程长者可出现下肢肌肉萎缩。压迫马尾神经者可出现括约肌功能障碍（表现为二便失禁等）。膝跳反射与跟腱反射减弱或消失。有压痛与放射痛是诊断腰椎间盘突出症的重要依据，压痛点多位于病变棘突间及椎旁 1～2cm 处，用力深压时常出现同侧下肢放射痛。

（4）辅助检查

X 线检查可见腰椎生理性前凸变小或脊柱侧弯，晚期可见椎间隙变窄或骨质增生。CT 检查可见髓核向后方突出，压迫神经根或硬脊膜囊。MRI 检查可显示髓核突出，压迫神经根或脊髓。完善脊髓造影与硬脊膜外造影可以明确突出的位置、除外椎管内肿瘤。

4. 辨证分型

（1）血瘀型

腰腿痛如刺，痛有定处，日轻夜重，腰部板硬，俯仰、旋转受限，痛处拒按，舌质紫暗，或有瘀斑，脉弦紧或涩。

（2）寒湿型

腰腿冷痛重着，转侧不利，静卧时痛不减，受寒后及遇阴雨天气时痛增，肢体发凉，舌质淡，苔白或腻，脉沉紧或濡缓。

（3）湿热型

腰部疼痛，腿软无力，痛处伴有热感，遇热或遇阴雨天时痛增，活动后痛减，恶热口渴，小便短赤，舌苔黄腻，脉濡数或弦数。

（4）肝肾亏虚型

腰酸痛，腿膝无力，劳累后更甚，卧则减轻。偏阳虚者，面色㿠白，手足不温，少气懒言，腰腿发凉，或有阳痿、早泄，妇女带下清稀，舌质淡，脉沉细；偏阴虚者，咽干口渴，面色潮红，倦怠乏力，心烦失眠，多梦，或有遗精，妇女带下色黄、味臭，舌红苔少，脉弦细数。

5. 中药特色蜡疗

（1）特色蜡疗材料

基础方为腰突方，其组成为补骨脂、菟丝子、怀牛膝、金毛狗脊、川乌、草乌、威灵仙、透骨草、伸筋草、川芎、血竭、马钱子、鳖甲、麝香、肉桂、巴戟天、木香、地龙各60g。血瘀者加丹参、当归；寒湿者加桂枝、秦艽；湿热者加苍术、黄柏；肝肾亏虚者加杜仲、桑寄生。治疗时用紫德堂特色中药蜡块1000g。

（2）特色蜡疗部位

以腰椎间盘突出部位的腰脊穴区、骶脊穴区为主，配以相对应的背俞穴区（图7-5）。

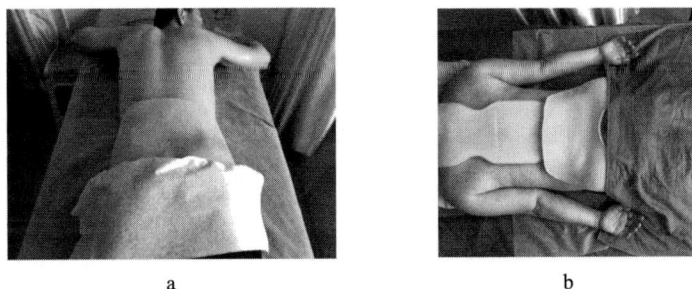

a   b

图7-5 腰椎间盘突出症调理示意图

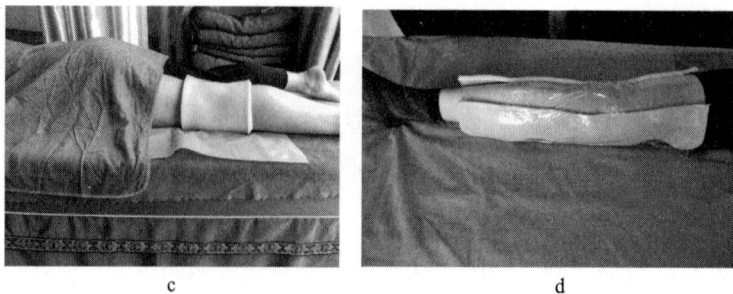

图 7-5 腰椎间盘突出症调理示意图（续）

（3）特色蜡疗疗法

每日治疗 1 次，每次治疗 30 分钟，10 次为一疗程。

该病可以使用蜡疗木套盒、蜡灸膏治疗。

6. 其他治疗

（1）刺络放血

用三棱针在腰部压痛点点刺，使其少量出血，加拔火罐；或用皮肤针叩刺腰部压痛点，使其少量出血，加拔火罐。

（2）推拿

以背腰部区、患侧下肢为操作区，可选用揉法、滚法、点按法、牵拉法等，使腰部、下肢肌肉充分放松。

【按语】

腰椎间盘突出症是临床常见病和多发病，是引起腰腿痛最常见的原因。腰椎间盘突出症的治疗方法日益增多，大体上可分为非手术疗法和手术疗法（切除手术、有限手术等）。除少数情况下必须手术治疗外，多数主张保守治疗。中医药治疗该病具有疗效好、不良反应少的优势，是保守治疗的主要方法。特色蜡疗法辨证施治、方法独特、疗效可靠。

蜡疗药方中，补骨脂、金毛狗脊可补肝肾，还可强筋骨、利关节；川芎、血竭可行气活血，化瘀通络，促进局部血液循环，辅以透骨草、伸筋草可柔筋通络；川乌、草乌、马钱子可散寒除湿止痛；麝香芳香化浊，可引药物效力直达病所，且可发挥较强的通经活络功效；菟丝子、鳖甲、肉桂、巴戟天可滋补肝肾；威灵仙、地龙、怀牛膝可祛风湿，通经络；木香以理气为主。根据辨证分型，血瘀者加丹参、当归，以活血化瘀；寒湿者加桂枝、秦艽，以祛风散寒；湿热者加苍术、黄柏，以清热利湿；肝肾亏虚者加杜仲、桑寄生，以补益肝肾。以上药物借助皮肤的吸收作用，可起到局部与整体共同治疗的作用，故能奏效。

蜡疗所选的腰脊穴区、骶脊穴区之下正是脊髓与椎体，位于督脉与肾之位，可补益肝肾、活血化瘀通络，以祛除病邪，加强血液循环，使药力直接作用于病变部位。对于腰椎间盘突出症，神经根受到压迫，引起神经根炎性水肿是导致疼痛的主要原因，夹脊穴正是神经根与血管丛所处之位，蜡疗有助于消除对神经根的压迫，使炎性水肿消散；背俞中穴区的穴位属于膀胱经，穴区下为肾与腰肌所在，有缓解腰痛症状、改善腰肌劳损的作用，对腰椎间盘突出症的缓解有利。根据下肢疼痛的部位选取下肢穴区，可祛风散寒利湿、活血通络，起到局部与整体共同治疗的作用。

特色蜡疗所选操作部位之下有脊髓通过，并有相应的神经根与动静脉分布，直接作用于病变部位，使治疗作用直达病所，不仅可改善局部血运，消除神经水肿及肌肉痉挛，还可增强人体免疫力，有效缓解症状。应用特色蜡疗技术可直接起到治疗作用，既能缓解神经根炎性水肿与压迫，又能缓解腰肌劳损与腰肌紧张，还有助于促进腰椎间盘还纳。

在治疗期间，医生要嘱咐患者睡硬板床、不持重物、佩戴腰围、避风寒、多卧床休息，这样有利于患者恢复，还有利于预防疾病复发或加重。

十一、腰椎椎管狭窄症

1. 概述

腰椎椎管狭窄症是指多种原因引起腰椎椎管、神经根管、椎间孔变形或狭窄，导致马尾神经及神经根受压，进而出现一系列临床表现的综合征。该病多发于40岁以上的中老年人群，其好发部位为腰4～腰5，其次为腰5～骶1。

2. 病因病机

该病属于中医学"腰腿痛"范畴，可由多种因素引发。

（1）外感寒湿之邪

住地潮湿或涉水冒雨可外感寒湿之邪。寒邪凝滞收引，湿邪黏腻难解，犯于肾府，日久则经络受损，导致腰痛。

（2）感受湿热邪气

岁气湿热行令，或长夏之际，湿热交蒸，或寒湿蕴积日久而转化为湿热，经脉受阻，引起腰痛。

（3）气滞血瘀

跌仆损伤、久坐久立或久病成瘀入络，导致经脉气血运行不畅，瘀血留着于腰部，引起腰痛。平素气虚之人更易发病。

（4）肾亏体虚

大多属于先天禀赋不足、久病体虚、劳损导致的肾精不足证。腰为肾之府，肾亏无以濡养筋脉，发为腰痛。

3. 诊断要点

（1）病史

多数患者有慢性腰痛史，部分患者有外伤史。

（2）症状

长期、反复腰腿痛，间歇性跛行，腰痛在前屈时减轻、后伸时加重，腿痛多发生于双侧，可交替出现，站立和行走时可出现腰腿痛或麻木无力，疼痛和跛行逐渐加重，休息后好转。严重者可出现尿频或排尿困难。

（3）体征

下肢肌肉萎缩，腱反射减弱，腰背伸试验阳性。

（4）检查

完善脊髓造影、CT 和 MRI 检查可明确诊断。

4. 辨证分型

（1）外邪侵袭型

腰部持续性疼痛，腰痛于前屈时减轻，于后伸时、感寒后加重，伴有下肢疼痛或间歇性跛行，下肢麻木无力，舌淡，苔薄白，脉浮紧；或痛处伴有热感，遇热或遇雨天痛增，活动后痛减，恶热口渴，小便短赤，舌苔黄腻，脉濡数或弦数。

（2）肝肾亏虚型

腰酸痛，腰膝无力，劳累后更甚，卧则减轻。偏阳虚者面色㿠白，手足不温，少气懒言，腰腿发凉，或有阳痿、早泄，妇女带下清稀，舌质淡，脉沉细；偏阴虚者，咽干口渴，面色潮红，倦怠乏力，心烦失眠，多梦，或有遗精，妇女带下色黄、味臭，舌红苔少，脉弦细数。

5. 中药特色蜡疗

（1）特色蜡疗材料

基础方为腰损方，其组成为金毛狗脊、续断、杜仲、桑寄生、牛膝、延胡索、川芎、三七、独活、桂枝、伸筋草、地龙、肉桂、川乌、木香、乳香、没药、巴戟天、白芍各60g。外邪侵袭型加防风、黄芪；肝肾亏虚型加制附子。治疗时用紫德堂特色中药蜡块1000g。

（2）特色蜡疗部位

腰脊穴区、骶脊穴区等。

（3）特色蜡疗疗法

每日治疗 1 次，每次治疗 30 分钟，10 次为一疗程。

该病可以使用蜡疗木套盒、蜡灸膏治疗。

6. 其他治疗

推拿：先以背腰部区为操作区，选用揉法、搓法、按法、牵拉法等，使腰部肌肉充分放松，再施以腰椎斜板法。

【按语】

腰椎椎管狭窄症属于中医学"腰腿痛"范畴，外感、内伤皆可导致该病的发生，其病理变化常以肾虚为本，感受外邪、跌仆闪挫为诱因，因此治疗时除散寒行湿、清热利湿、活血祛瘀、舒筋活络外，还需多配伍补肾强腰的药物。

腰损方中，金毛狗脊、续断、杜仲、桑寄生、牛膝、巴戟天、川乌可补益肝肾；延胡索、川芎、三七、独活、桂枝、伸筋草、地龙、木香、乳香、没药、白芍可行气活血，养血柔筋；肉桂可温补肾阳。外邪侵袭者加防风、黄芪，以祛风益气固表；肝肾亏虚者加制附子，以温补肾阳。

特色蜡疗所选穴区为腰脊穴区、骶脊穴区，穴下正是脊髓与椎体，位于督脉与肾之位，可补益肝肾、活血化瘀通络，以祛除病邪，加强血液循环，药力可直接作用于病变部位。夹脊穴正是神经根与血管丛所处之位，如此选穴有助于消除对神经根的压迫，使炎性水肿消散。外邪侵袭者加委中穴区，以祛散外邪，也符合"腰背委中求"之义；肝肾亏虚者加背俞中穴区，该穴区的穴位属于膀胱经，穴区下为肾与腰肌所在，有缓解腰痛、补肾强筋壮骨的作用。

应用蜡疗技术有利于药物的吸收和热力的传导，起到协同作用，使局部毛细血管扩张，代谢加快，局部充血、水肿情况获得改善，进而减轻对神经根的压迫和刺激。

十二、腰椎骨质增生症

1. 概述

腰椎骨质增生症，即腰椎骨质发生退变后，关节、椎体边缘发生异常增生而引起诸如疼痛等症状的疾病，是中老年人群的常见病、多发病。

2. 病因病机

中医学认为，腰椎骨质增生症的主要病因为肝肾亏损。肝藏血，血养筋，故肝之合筋也。肾藏精，故肾之合骨也。诸筋者，皆属于节，筋能约束骨节。中年以后，肝肾亏损，肝虚则血不养筋，筋不能维持骨节之张弛，关节失于滑利，肾虚而髓减，致使筋骨均失所养，骨赘形成、关节囊纤维变性和增厚，关节的活动受到限制，关节周围的肌肉因疼痛而产生保护性痉挛，使关节活动进一步受到限制，加快了退行性变的进程，导致关节纤维性强直。此外，过度劳累，日积月累，筋骨受损，营卫失调，气血受阻，经脉凝滞，筋骨失养，也可发为该病。

3. 诊断要点

（1）症状

腰部疼痛，重者可影响腰部活动功能。四季皆可腰痛，在寒冷、潮湿气候下更为多见，常有劳累、纵欲、坐卧湿冷之地、涉水、淋雨史，或平素身体亏虚，以年老体虚者为多见。该病虚实皆见，实证起病急骤，虚证常呈慢性反复发作。

（2）检查

X 线及 CT 检查提示腰椎有骨质增生性改变，并排除其他疾病引起该改变的可能。

4. 辨证分型

（1）风寒湿痹型

腰腿冷痛重着，转侧不利，静卧痛不减，受寒及遇阴雨天气时疼痛加重，肢体发凉，舌质淡，苔白或腻，脉沉紧或濡缓。

（2）气滞血瘀型

腰痛如刺，痛有定处，日轻夜重，腰部板硬，俯仰、旋转受限，痛处拒按，舌质紫暗，或有瘀斑，脉弦紧或涩。

（3）肝肾亏虚型

腰酸痛，腰膝无力，劳累后更甚，卧则减轻。偏阳虚者面色㿠白，手足不温，少气懒言，腰腿发凉，舌质淡，脉沉细；偏阴虚者，咽干口渴，面色潮红，倦怠乏力，心烦失眠，舌红，苔少，脉弦细数。

5. 中药特色蜡疗

（1）特色蜡疗材料

基础方为骨质增生方，其组成为补骨脂、桑寄生、杜仲、狗脊、寻骨风、透骨草、川芎、草乌、乳香、没药、鳖甲、鸡血藤各 60g。风寒湿痹型加秦艽、防风各 100g；气滞血瘀型加枳壳、丹参各 100g；肝肾亏虚型加肉桂、续断各 100g。治疗时用紫德堂特色中药蜡块 1000g。

（2）特色蜡疗部位

腰脊穴区、骶脊穴区、委中穴区等。

（3）特色蜡疗疗法

每日治疗 1 次，每次治疗 30 分钟，10 次为一疗程。

该病可以使用蜡疗木套盒、蜡灸膏治疗。

6. 其他治疗

（1）推拿

以背腰部及臀部为操作区，采用揉法、擦法、牵拉法等。

（2）穴位注射

可选取背腰部相关腧穴，注射当归注射液、丹参注射液。

【按语】

腰椎骨质增生症属于中医学"痹证""腰痛"等范畴。《素问·脉要精微论》云："腰者，肾之府，转摇不能，肾将惫矣。"《诸病源候论》曰："肾经虚损，风冷乘之，故腰痛也。"《临证指南医案》曰："老年腰膝久痛，牵引少腹两足，不堪步履，奇经之脉，隶于肝肾为多。"临床上以风寒湿痹型、气滞血瘀型、肝肾亏损型为多见，治疗上以祛风散寒利湿、补益肝肾、活血化瘀通络为法。

蜡疗药方骨质增生方中，补骨脂、桑寄生、狗脊、杜仲可补肝肾，强筋骨，此为治本之法；风寒湿邪阻滞经脉，留滞于骨，则骨质增生而痛，用寻骨风、透骨草、川芎、草乌可祛风散寒利湿，以祛除病邪；乳香、没药、鳖甲可活血化瘀，通经活络；鸡血藤活血补血，并可改善血液循环以缓解增生压迫导致的疼痛。诸药合用，标本兼治，故能奏效。临床上根据辨证分型，风寒湿痹型加秦艽、防风，以祛风散寒除湿；气滞血瘀型加枳壳、丹参，以活血化瘀行气；肝肾亏虚型加肉桂、续断，以滋补肝肾。

腰椎骨质增生部位乃肾所主，多因湿邪阻滞而致，蜡疗所选部位在肾与病变局部，既可补益肝肾、祛风散寒利湿，又可调节局部神经、血管的功能，改善血液循环，促进无菌性炎症的吸收，减轻增生产生的压迫，促进增生的消散，缓解各种症状。特色蜡疗所选穴区为腰脊穴区、骶脊穴区等，穴下正是脊髓与椎体，位于督脉与肾之位，可补益肝肾、活血化瘀通络，以祛除病邪，加强血液循环，使药力作用于病变部位。夹脊穴正是神经根与血管丛所处之位，如此选穴有助于消除对神经根的压迫，使炎性水肿消散。临床上根据证型之不同，风寒湿痹型加风市穴区，以温经通络散寒；气滞血瘀型加血海穴区，以活血化瘀；肝肾亏虚者加背俞中穴区，该穴区的穴位属于膀胱经，穴区下为肾与腰肌所在，有缓解腰痛、补肾强筋壮骨的作用。

腰椎退行性滑脱症和第三腰椎横突综合征也可参照上述方法治疗。

十三、梨状肌综合征

1. 概述

梨状肌综合征是指急（慢）性损伤导致梨状肌紧张痉挛、水肿肥厚，刺激、卡压坐骨神经或其他骶丛神经，进而产生一系列症状的综合征，属于中医学"筋伤""痹证"等范畴。

2. 病因病机

古代医家对该病病因病机的认识在中医经典中已有详细记载。《素问·痹论》记载：

"风寒湿三气杂至，合而为痹也。"《诸病源候论》曰："痹者，风寒湿三气杂至，合而成痹，其状肌肉顽厚，或疼痛，由人体虚，腠理开，故受风邪也。"《素问·举痛论》道："经脉流行不止，环周不休，寒气入经而稽迟，泣而不行，客于脉外则血少，客于脉中则气不通，故卒然而痛。"

3. 诊断要点

（1）病史

有受凉史或外伤史。

（2）症状

臀部疼痛，可向小腹部、大腿后侧及小腿外侧放射，严重者自觉臀部有"刀割样"或"烧灼样"疼痛。

（3）体征

患者腰部无明显压痛和畸形，活动不受限，梨状肌肌腹有压痛，并可触及条索状硬结。梨状肌紧张试验阳性。检查时，患者取俯卧位，检查者先用一手握住患侧踝部，使膝关节屈曲90°，另一手按压骶髂部，以固定骨盆，后将患侧小腿用力向外侧推压，使髋关节内旋，以加剧梨状肌之紧张，如臀部出现疼痛，并向下肢放射，则为阳性。直腿抬高试验在60°以前疼痛明显，超过60°以后疼痛反而减轻。

4. 辨证分型

（1）寒湿痹痛

臀腿部冷痛重浊，运动不灵，逐渐加重，静则痛不减，遇阴雨天加重，舌苔白腻，脉沉而迟缓。

（2）血瘀痹痛

臀腿部刺痛，痛有定处，日轻夜重，舌质紫暗，或有瘀斑，脉涩。部分患者有外伤史。

5. 中药特色蜡疗

（1）特色蜡疗材料

基础方为风湿痹痛方，其组成为防风、桂枝、威灵仙、豨莶草、海风藤、川乌、草乌、寻骨风、淫羊藿、川芎、白芷、白花蛇舌草、木鳖子各60g。寒湿痹痛加伸筋草、肉桂；血瘀痹痛加乳香、没药、红花。治疗时用紫德堂特色中药蜡块1000g。

（2）特色蜡疗部位

主要选取腰脊穴区、骶脊穴区、环跳穴区（图7-6）。

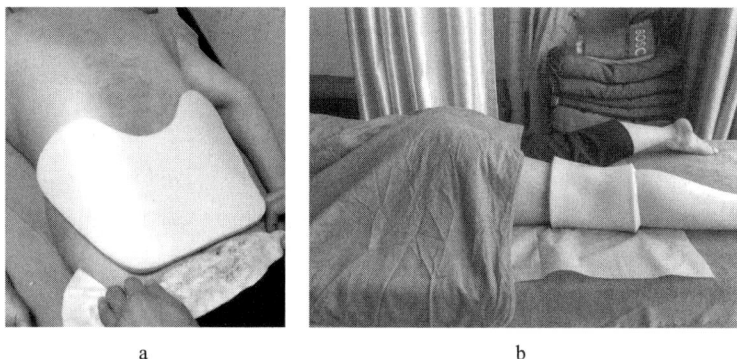

图 7-6　梨状肌综合征调理示意图

（3）特色蜡疗疗法

每日治疗 1 次，每次治疗 30 分钟，10 次为一疗程。

该病可以使用蜡疗木套盒、蜡灸膏治疗。

6. 其他治疗

（1）艾灸疗法

按照经络辨证，大多选用足太阳经和足少阳经的穴位，如大肠俞、次髎、环跳、殷门、阳陵泉、昆仑、三阴交等，以温经散寒、祛风通络、活血化瘀、疏通经脉。

（2）推拿三步法

主要操作为顺梨状肌纤维走向采用推按疏顺法、在患侧梨状肌体表投影处采用弹拨肘按法、在患侧梨状肌处采用掌振法（推、揉、揉、拿等松筋活血；穴位点按通经活络；弹拨按压分筋理筋；揉、推、叩击、抖动放松）。

【按语】

梨状肌综合征是临床上的常见病和多发病，其病因不外乎寒湿、湿热与瘀血，常以散寒除湿、清热利湿、活血化瘀、通络止痛为法。

蜡疗药方中，防风、海风藤、寻骨风的作用以祛风为主，又能散寒利湿；川乌、草乌、木鳖子的作用以祛风除湿、消肿散结为主，又有很好的温经止痛作用；桂枝、威灵仙、豨莶草可舒筋通脉，祛除在经之风寒湿邪，发挥通络止痛的作用；淫羊藿可补肾壮阳，以治痹痛日久入骨、久病不愈；白花蛇舌草可清热利湿；川芎、白芷可祛风活血，以活血通络，搜血中之风。根据辨证分型，寒湿痹痛者加伸筋草、肉桂，以温经散寒利湿；血瘀痹痛者加乳香、没药、红花，以活血化瘀。诸药合用，共奏祛风寒湿、通络止痛之功。

所选腰骶穴区可补益肝肾、活血化瘀、通经止痛，腰骶部发出的神经根组成坐骨神经，通于臀部，可调节相应部位的神经、血管功能，发挥消炎镇痛的作用；环跳穴区在梨状肌部位，可祛风寒湿邪、活血化瘀、通络止痛。委中穴区、殷门穴位的组成为膀胱经腧穴，常用于治疗腰、臀、腿痛，寒湿痹痛者加风市穴区，以祛风散寒除湿；血瘀痹痛者加血海穴区，以活血化瘀、通络止痛。

蜡疗有利于药物的吸收和热力的传导，能起到协同作用，从而使局部毛细血管扩张，代谢加快，局部充血、水肿情况得到改善，进而减轻对神经的压迫和刺激，缓解疼痛。

十四、关节扭挫伤

1. 肩关节扭挫伤

（1）概述

肩关节是人体活动范围最大的关节。肩部扭伤多为间接外力所致，可使肩关节囊、肌腱、韧带等损伤或撕裂；肩部挫伤多为肩部受到直接打击或碰撞所致。该病可发生于任何年龄，病位多在肩部上方或外侧方，以闭合伤为特点。

（2）病因病机

肩关节在外力驱使下过度扭转，可致关节囊、筋膜损伤或撕裂。重物直接打击肩部，可引起肌肉、脉络的损伤或撕裂，导致瘀肿疼痛、功能障碍。若筋伤严重，筋膜广泛受伤或并发轻微撕脱性骨折，往往会转入慢性迁延病程，继发肩周炎等。

（3）诊断要点

有明显的外伤史。伤后肩部肿胀、疼痛逐渐加重，肩关节活动受限。挫伤者皮下青紫瘀肿；扭伤者肿痛一般较轻，但逐渐加重，轻者1周内症状明显缓解，重者可伴有部分纤维断裂或并发轻微撕脱性骨折，症状可迁延数周。若肩部肿痛范围较大，要找出肿痛的中心点，根据压痛最敏感的部位，判定受伤的准确位置。体征主要包括压痛、活动痛及运动障碍。

临床检查时应注意鉴别以下情况：是否合并肌腱断裂，比如冈上肌腱断裂可致患者冈上肌肌力消失，无力外展上臂，帮助患肢被动外展至60°以后就能主动抬举上臂了；有无骨折、脱位，如肱骨外科颈嵌入性骨折、肱骨大结节撕脱性骨折、肩关节脱位及肩锁关节脱位等。如虽外伤暴力不大，但引起了严重的肿痛，应除外骨囊肿、骨结核等病变。必要时做X线摄片等影像学检查，以进一步明确诊断。

2. 肘部扭挫伤

（1）概述

肘关节为屈曲关节，伸屈范围为0～140°，包括肱尺关节、肱桡关节及桡尺近侧关节3个关节，它们被包在一个关节囊内，前臂的旋转功能由上、下桡尺关节完成，环状韧带可使上桡尺关节保持稳定。肘关节内还包裹着内、外侧韧带，以及伸肌群、屈肌群的肌肉和肌腱。由于肘关节是活动较多的关节，因此该关节发生扭挫伤后若治疗不及时或治疗不当，常会遗留关节强直。

（2）病因病机

该病多为间接外力所致，如跌仆、从高处坠下、失足摔倒、手掌着地等，肘关节处于过度外展、伸直位，造成不同程度的肘关节囊、侧副韧带、环状韧带和肌腱损伤，局部充血、水肿，严重者关节内出血、渗出，影响肘关节功能。

（3）诊断要点

有明显的外伤史，肘关节处于半屈伸位，肘部弥漫性肿痛、功能障碍，有时出现青紫瘀斑，多见于桡后侧，压痛点常在肘关节的内后方和尺侧副韧带附着部。

严重的扭挫伤要注意与骨折相鉴别，环状韧带的断裂常会造成桡骨头脱位合并尺骨上段骨折。成人受伤后通过完善 X 线检查易确定是否合并骨折，儿童骨骺受损时往往较难诊断，可与健侧同时拍片对比，以减少漏诊。若肿胀消失，疼痛减轻，但肘关节伸屈功能不见好转，局部皮肤、肌肉较硬，可完善 X 线检查，确定是否合并骨化性肌炎。

3. 腕关节扭挫伤

（1）概述

腕关节是一个多关节复合体，由桡骨、尺骨远端，以及远、近两排腕骨和各掌骨组成，被腕部韧带、副韧带固定覆盖以加强稳定性。腕关节附近还有众多肌腱附着，关节周围无肌肉组织。腕关节扭挫伤是指由外力作用造成的腕关节部韧带、筋膜等软组织的损伤。

（2）病因病机

跌仆时手掌或手背着地，或支撑时用力过猛，迫使腕部过度背伸、掌屈及旋转，超过腕关节的正常活动度，可造成相应的软组织损伤，甚至骨折、脱位。受伤程度的轻重取决于受力的方向、大小和持续时间。

（3）诊断要点

患者有明显外伤史，由于受力的部位与方向不同，可在不同部位出现肿胀、疼痛、酸软无力，腕指部处于特殊体位，局部有压痛，活动时疼痛加重、功能受限。桡腕背侧韧带损伤者，掌屈时腕部疼痛；桡腕掌侧韧带损伤者，掌伸时腕部疼痛。若伤情严重，腕部向各个方向活动时均有疼痛及功能障碍，提示可能存在韧带、肌腱等处的复合伤，或存在骨折及半脱位，宜详细检查，常规完善腕部正、侧、斜位 X 线检查。

4. 髋部扭挫伤

（1）概述

髋部扭挫伤是指髋关节在过度外展、外旋、屈曲、过伸等情况下发生扭转，致使髋部周围肌肉、韧带、关节囊撕裂或水肿，引起一系列症状的疾病。临床上依据损伤的时间，可将髋部扭挫伤分为新伤与陈伤两类。该病多发于儿童和青壮年，早期明确诊断和进行针对性治疗对该病的转归可起到良性作用。

（2）病因病机

青壮年多因摔跤或从高处坠下时髋关节姿势不良而受到扭挫损伤，其肌肉、韧带和关节囊短暂嵌入关节腔，可引起关节内滑膜炎、关节囊水肿或关节内侧软组织肿胀。该病多见于跳跃、奔跑、跳皮筋、劈叉、做体操等运动损伤。

（3）诊断要点

多有外伤史或过度运动史。损伤后患侧髋部疼痛、肿胀、功能障碍，患肢不敢着地或负重行走，呈保护性姿态，如跛行、拖拉步态、骨盆倾斜等。查体时髋关节内侧的内收肌在腹股沟处有明显的压痛和肿胀，髋膝微屈、患肢取外展外旋半屈曲位时骨盆向患侧倾斜，患肢假性变长，患髋的各方向运动受限并出现疼痛加剧，托马斯（Thomas）征阳性。X线检查多无异常。若该病经久不愈，可出现髋关节功能进行性障碍，或伴有低热，这时应注意与股骨头骨骺炎、髋关节结核相鉴别。

5.踝关节扭挫伤

（1）概述

踝关节韧带是维持踝关节稳定的重要结构，韧带受到牵拉或部分断裂者属于扭伤或挫伤，对踝关节的稳定无明显影响，当韧带完全断裂（或踝部顶端有撕脱性骨折的小骨片）时，距骨在踝穴内可以发生倾斜，即出现半脱位。三角韧带、全部下胫腓韧带、部分下胫腓骨间膜同时损伤时，可以导致下胫腓关节分离，距骨向外侧脱位。临床上踝关节韧带损伤者并不少见，其中多系单一韧带的扭伤，尤以距腓前韧带与下胫腓前韧带的损伤为多见。三角韧带损伤多合并于踝关节骨折脱位，而跟腓韧带损伤与单纯韧带损伤引起的下胫腓关节分离在临床上容易被忽视、漏诊。

（2）病因病机

行走时突然踏在不平的地面上或腾空后足跖屈落地时，足部受力不均，导致踝关节过度内翻或外翻，可造成踝关节扭伤。内翻损伤一般伤及外侧距腓韧带，外翻损伤一般伤及内侧的三角韧带。由于三角韧带坚韧、不易撕裂，因而常常发生内踝撕脱性骨折。

踝关节扭伤可引起软组织急性损伤，当踝关节处于跖屈位时，距腓前韧带与胫骨之纵轴走行一致，而且处于紧张状态，故踝关节在跖屈位遭受内翻暴力时，首先发生距腓前韧带损伤；当踝关节于"0"位遭受内翻暴力时，可单纯发生跟腓韧带损伤，跟腓韧带损伤也可继发于距腓前韧带损伤，为外力继续作用所致。距腓后韧带在外踝的三组韧带中较为坚强，极少出现损伤，仅在踝关节处于极度背屈位而又遭受内翻暴力时才会受损。韧带外翻断裂时则合并多踝或腓骨下端骨折，并可伴有下胫腓韧带损伤。踝关节扭伤轻者因韧带受到过度的牵引而出现损伤反应，重者则会引起完全或不完全韧带断裂及关节脱位，若处理不及时或不当，局部渗出液与瘀血积聚，可造成损伤组织愈合不良或结缔组织增生过度。上述损伤均可导致局部粘连、关节不稳和其他继发性病理变化。

（3）诊断要点

①病史：有明显的受伤史，即踝关节扭伤史，受伤之后局部肿胀、骤然疼痛，出现瘀血紫斑，且行走时疼痛加剧。

②症状：受伤后行走不利，伤足不敢用力着地，踝关节活动时损伤部位疼痛，导致关节活动受限，患者跛行，甚至完全不能行走。

③体征：局部有明显压痛。

④检查：做与受伤姿势相同的内翻或外翻位 X 线检查，若一侧韧带撕裂，则显示患侧关节间隙增宽，若下胫腓韧带断裂，则显示内、外踝间距增宽。

6. 辨证分型

（1）血瘀气滞型

伤后 2 ～ 4 周，肿胀逐渐消退，疼痛减轻，功能障碍未恢复，动则有疼痛感，舌质暗淡，脉弦细。

（2）肝肾亏虚型

伤后 5 ～ 8 周，肿胀消失，疼痛已消，或因年迈体弱而头晕目眩、腰膝酸软、倦怠乏力，舌淡，脉细。

7. 中药特色蜡疗

（1）特色蜡疗材料

基础方为化瘀消肿方，其组成为三七、当归、丹参、鸡血藤、制乳香、制没药、香附、延胡索、透骨草、赤芍、川芎各 60g。伤后 2 ～ 4 周若气滞加路路通、青皮、枳壳各 60g；若血瘀加土鳖虫、泽兰各 60g。伤后 5 ～ 8 周若肝肾亏虚加北沙参、麦冬、生地黄、枸杞子、川楝子各 60g。治疗时用紫德堂特色中药蜡块 1000g。

（2）特色蜡疗部位

阿是穴区。

（3）特色蜡疗疗法

大关节处：每日治疗 1 次，每次治疗 30 分钟，10 次为一疗程。

小关节处：每日治疗 1 次，每次治疗 20 分钟，10 次为一疗程。

该病可以使用蜡疗木套盒、蜡灸膏治疗。

8.其他治疗

（1）针灸疗法

取阳池、阳溪、阳谷、阿是穴等，留针 10 ～ 15 分钟。急性期以用泻法为主；中后期以用补法为主。可配合使用艾条灸或温针灸。

（2）皮肤针法

对新伤局部肿痛剧烈者，或陈伤瘀血久留者，可用皮肤针重叩患处至轻微出血。

（3）其他外治法

①敷贴法：早期可取等份栀子、乳香、生大黄，研末，用蜂蜜或蛋清调匀后敷于伤痛处。

②洗浴法：可取海桐皮、桑枝各 50g，煎汤熏洗伤痛处。

③搽擦法：患处可外搽舒筋药水（正骨水），然后进行推擦，每日 2 ～ 3 次。

【按语】

急性扭挫伤初期局部迅速肿胀，出现瘀斑，而冷却后的石蜡具有很强的机械压迫作用，表面皮肤的毛细血管轻度受压，热作用可到达深部组织，能防止组织内淋巴液和血液的渗出，减轻组织水肿，消散、吸收炎性浸润的作用及止痛作用良好。在扭挫伤中后期应用特色蜡疗技术，可起到活血化瘀、行气通络、消肿止痛的作用。

蜡疗药方以活血化瘀、止痛为主要功效。三七、丹参、鸡血藤、制乳香、制没药、赤芍、川芎、泽兰、土鳖虫可活血化瘀，消肿止痛，其中三七、丹参、鸡血藤侧重于全身性活血，制乳香、制没药擅长缓解肢体瘀痛，土鳖虫破血力猛，常用于顽固瘀阻之证，赤芍兼清血热，适用于瘀热互结证，泽兰可治瘀血水肿，川芎可行气止痛；香附、延胡索、青皮、枳壳、川楝子可行气解郁止痛，其中香附、川楝子专疏肝解郁，青皮、枳壳破血力强，可治脾胃气滞，延胡索为"止痛圣手"，行气活血双效；北沙参、麦冬、生地黄、枸杞子可滋阴润燥，其中生地黄、麦冬可清热滋阴，枸杞子、北沙参侧重于补肺胃肝肾；当归为治血证之要药，既补血又活血，可串联全方补通之力。

临床取阿是穴区、血海穴区治疗，可活血化瘀通络，促进局部血液循环，缓解疼痛等症。

蜡疗应在扭挫伤发生 6 小时以后再进行，以利于局部渗出组织的吸收。

十五、颞下颌关节紊乱症

1.概述

颞下颌关节紊乱症是指以颞下颌关节区疼痛、有弹响，肌肉酸痛、乏力，张口受限，颞下颌关节功能障碍等为主要表现的病症，多为单侧患病，亦可双侧同病，好发于

20 ～ 40 岁的青壮年人群。

2.病因病机

风寒邪气外袭面颊，寒主收引，致局部经筋拘急；面颊受外伤或张口过度，致颞下颌关节受损；先天不足、肾气不充、牙关发育不良，均可使牙关不利，产生弹响、引起酸痛。

3.诊断要点

（1）临床表现

颞下颌关节有弹响、疼痛、开口运动异常。大部分患者在开口初期和闭口末期出现弹响，也有的在开口末期和闭口初期出现弹响，可伴有不适感或疼痛。关节软骨面和骨质受到破坏的患者，在开闭口运动时可出现连续、揉玻璃纸样的杂音。

（2）X线检查

完善 X 线检查可以排除颞下颌关节的骨折、脱位、增生等病变。如髁突顶白线明显消失或缺损，表示有创伤性关节炎症；如关节间隙变狭窄或比例失调，表示关节盘或髁突移位。

（3）特殊检查

颞下颌关节造影往往提示关节盘不能自由向前滑动。

4.辨证分型

（1）寒湿痹阻型

颌面开合不利，酸痛不已，时有弹响，遇冷加重，畏风寒，舌质淡，苔薄白，脉弦紧。

（2）肝肾阴虚型

张口不利，牙根松动，咬合不齐，前后错牙，齿动弹响，腰膝酸软，头晕耳鸣，失眠多梦，舌淡红，苔少，脉细数。

5.中药特色蜡疗

（1）特色蜡疗材料

基础方为面痛方，其组成为全蝎、天南星、伸筋草、天麻、川芎、威灵仙、延胡索、麝香各 60g。寒湿痹阻型加防风、肉桂各 60g；肝肾阴虚型加巴戟天、白芍各 60g。治疗时用紫德堂特色中药蜡块 1000g。

（2）特色蜡疗部位

患侧耳前穴区、患侧面颊穴区。

（3）特色蜡疗疗法

每日治疗 1 次，每次治疗 30 分钟，10 次为一疗程。

该病可以使用蜡疗木套盒、蜡灸膏治疗。

6. 其他治疗

（1）温针灸

主穴：下关、颊车、听宫、合谷、阿是穴。

配穴：寒湿痹阻者加命门、阴陵泉，肝肾不足者加肝俞、肾俞，头晕者加风池、太阳，耳鸣者加耳门、翳风。

注意操作时要严防艾火脱落灼伤皮肤，嘱患者在治疗过程中不要随意移动肢体。每次艾灸 1～2 壮，每天 1 次，10 天为一疗程。

（2）推拿

取穴：以阿是穴、下关、翳风、颊车、颧髎、合谷等穴为主。

手法：以点按法、揉法、摩法、推法、摇法等为主要手法。

具体操作：患者正坐，术者用双手拇指或大鱼际轻揉颞下颌关节周围肌肉，一手扶下颌骨，另一手点按、揉患侧阿是穴、下关、翳风、颊车、颧髎、合谷等，以有酸胀感、患者能忍受为度。阿是穴的操作是重点，点按时，嘱患者做张口闭合动作，再轻揉按摩上述穴位。用纱布包两拇指后伸入患者口腔，余四指托下颌骨，共同扣住下颌骨作上下按压及左右摇摆动作。以拇指指腹自下关穴由上至下沿下颌骨前缘沉稳推 5～7 次。以小指尺侧扣打患区结束。

以上手法每日 1 次。对张口受限患者，嘱其做口部一张一合的功能锻炼。

【按语】

颞下颌关节紊乱症属于中医学"骨错缝"等范畴，人体可动关节和微动关节在外力的作用下引起微细的离位，可产生临床症状，影响生理功能。该病与关节脱位的发生机理是相似的，只是外力的大小不同引起关节错位的程度也不同而已。关节紊乱与筋伤相互影响，密切关联。蜡疗能使局部血管扩张，促进血液循环，使细胞的通透性增大，利于水肿的吸收，可加快水肿的消散。石蜡含有油质，对皮肤有润泽作用，能使皮肤柔软、富有弹性，不仅可降低神经兴奋性，有止痛作用，还可改善关节活动功能，增大关节的活动范围。

蜡疗药方面痛方治疗以调补肝肾、通经活络、活血化瘀、祛风散寒、除痹为法。方中全蝎、天南星可搜风通络；伸筋草、天麻、川芎、威灵仙、延胡索、麝香可活血行气。寒湿痹阻者加防风、肉桂，以祛风散寒、温阳通经；肝肾亏虚者加巴戟天、白芍，以补益肝肾、养血柔肝。

所选患侧耳前穴区及面颊穴区中，耳门、听宫、听会有开窍聪耳之功，上关、下关有祛风泄热、通络止痛之效，诸穴合用，主治面部疼痛等。寒湿痹阻者加合谷穴区以祛风除湿通络；肝肾不足者加三阴交穴区以滋补肝肾。

中药特色蜡疗将中药与蜡疗有机结合，温热作用较深、较强，可使局部血管扩张、血流加速，促使中药有效成分作用于患处，使炎症更易吸收。

该疗法为颞下颌关节紊乱症开创了新的治疗途径。

十六、骨折、脱位后恢复期

1. 概述

骨折、脱位后恢复期是指骨折基本愈合、外固定已取出，或各种情况下的关节脱位已妥善固定处理后的恢复期。

2. 病因病机

骨折、脱位后恢复期属于中医学"折骨""脱臼""脱骱"等范畴。《正体类要·序》云："且肢体损于外，则气血伤于内，荣卫有所不贯，脏腑由之不和，岂可纯任手法，而不求之脉理，审其虚实，以施补泻哉。"受外伤、劳倦、六淫邪气侵袭或机体气血不足，卫阳不固，筋骨不坚，可致闪挫扭捩、跌仆坠堕，因骨受暴力而发为本病。人体是由脏腑、气血、经络、皮肉、筋骨与津液共同组成的整体，机体的活动主要是脏腑功能的反映，其物质基础是气血、津液，脏腑通过经络联系全身的皮肉筋骨，各组织之间相互依存、相互联系、相互制约，保持着相对的平衡和统一，进行复杂的生命活动。因此，外力损伤不仅导致皮肉筋骨受损，也常导致脏腑、经络、气血的紊乱，产生一系列的内外症状。

3. 诊断要点

（1）骨折恢复期的诊断要点

①病史：有受伤史。

②临床表现：骨折处无明显压痛，无纵向叩击痛。局部无异常活动。

③检查：X线片示骨折线模糊，有连续性骨痂通过骨折线或显示骨小梁通过骨折线。

（2）脱位恢复期的诊断要点

①临床表现：有疼痛、压痛、肿胀。经妥善固定处理后，关节功能活动已恢复。

②检查：X线片示脱位关节处已恢复正常。

4. 辨证分型

（1）气滞瘀阻型

伤后3～6周，肿胀逐渐消退，疼痛减轻，功能障碍未恢复，动则有疼痛感，舌质暗淡，脉弦细。

（2）肝肾亏虚型

伤后7～8周，疼痛已消，或年迈体弱，头晕目眩，腰膝酸软，倦怠乏力，舌淡，脉细。

5. 中药特色蜡疗

（1）特色蜡疗材料

基础方为化瘀消肿方，其组成为三七、当归、丹参、鸡血藤、制乳香、制没药、香附、延胡索、透骨草、赤芍、川芎各60g。伤病中期，气滞者加路路通、丝瓜络、青皮、枳壳各60g；血瘀者加土鳖虫、赤芍、泽兰、自然铜各60g；脉络瘀阻者加红花、络石藤、伸筋草、泽兰、鸡血藤各60g。伤病后期，肝阴亏虚者加北沙参、麦冬、当归、生地黄、枸杞子、川楝子各60g；肾阴亏虚者加熟地黄、山药、山茱萸、茯苓、泽泻、知母、黄柏各60g。治疗时用紫德堂特色中药蜡块1000g。

（2）特色蜡疗部位

阿是穴区。

（3）特色蜡疗疗法

①大关节处：每日治疗1次，每次治疗30分钟，10次为一疗程。

②小关节处：每日治疗1次，每次治疗20分钟，10次为一疗程。

该病可以使用蜡疗木套盒、蜡灸膏治疗。

6. 其他治疗

（1）刺络放血疗法

主穴：阿是穴（位于局部肿胀处）。

操作：用消毒后的三棱针直刺血肿处，以达骨膜下为度。对于骨折日久者，刺络出血后加拔火罐，待瘀血排出后再行手法整复，局部用夹板固定。

（2）电针疗法

主穴：阿是穴。病位在肱骨者取肩髃、曲池；病位在尺骨、桡骨者取曲池、合谷；病位在股骨者取血海、髀关；病位在胫骨、腓骨者取足三里、解溪。

配穴：内关、合谷（除病位在尺骨、桡骨者）、足三里（除病位在胫骨、腓骨者）、阳陵泉。

操作：阿是穴位于骨折中心，即断端之间，每次治疗时均取阿是穴，交替取骨折部位上下端的穴位之一，交替取配穴，交替用健侧之二穴（每次取一上肢穴和一下肢穴）。得气后，接通直流电针仪。局部穴位方面，骨折中心即阿是穴接负极，余穴接正极；全身配穴方面，上肢接正极，下肢接负极。电流量设置为20～40μA，或以患者有针感、肌肉明显收缩为度，选用连续波，频率为2～3次/秒。每次治疗30分钟，每日1次，6次为1个疗程，相邻疗程间隔1日。

【按语】

骨折、脱位后恢复期的治疗通常以调补肝肾、通经活络、活血化瘀、除痹、消散增生为法，中药特色蜡疗为该病的治疗开创了新的途径。

蜡疗药方化瘀消肿方中，三七、当归、丹参、鸡血藤、赤芍、川芎可化瘀养血，和营柔筋；制乳香、制没药、香附、延胡索可行气活血，改善局部血液循环；透骨草芳香渗透，可使药力直达病所。《素问·阴阳应象大论》云"气伤痛，形伤肿"，伤病中期气滞者加路路通、丝瓜络、青皮、枳壳以化气行滞，调和止痛；瘀血不除则新血不生，新血不生则骨不能合、筋不能续，故应关注活血化瘀、续骨接筋药的运用，伤病中期血瘀者加土鳖虫、赤芍、泽兰、自然铜以活血化瘀；伤病中期脉络瘀阻者加红花、泽兰以活血，加鸡血藤、络石藤、伸筋草以舒筋活络，还可适当佐以理气药宣通气血、消除凝滞，加强活血舒筋之功效；伤病后期肝阴亏虚者加北沙参、麦冬、当归、生地黄、枸杞子、川楝子以滋阴柔肝；伤病后期肾阴亏虚者加熟地黄、山药、山茱萸、茯苓、泽泻、知母、黄柏以滋阴清热。

应用中药特色蜡疗治疗该病时以取局部阿是穴区为主，可疏通经络、调畅气机。临床上根据证型的不同，气滞瘀阻者加血海穴区，以活血化瘀；肝肾亏虚者加三阴交穴区，以滋补肝肾。

中药特色蜡疗将中药与蜡疗有机结合，并根据辨证加减用药，标本兼治。石蜡的比热容较大，导热系数低，没有热对流，因而人体能耐受较高温度的蜡疗。较深、较强的温热作用，可使局部血管扩张、血流加速，促使中药有效成分作用于患处，使炎症更易吸收。此外，石蜡含有油质，对皮肤有润泽作用，对瘢痕组织及挛缩的肌腱等有软化及松解作用。蜡疗能改善皮肤的营养状态，加速上皮生长，促进再生，促进骨痂的形成，有利于创面、溃疡和骨折的愈合。在进行蜡疗的同时配合功能锻炼有助于康复。

十七、骨性关节炎

1. 概述

骨性关节炎，又名肥大性骨关节炎、退行性关节炎、变形性关节炎、增生性骨关节炎、骨关节病等，其主要病变是关节软骨的退变、破坏和继发性骨质增生，可继发于创伤性关节炎、畸形性关节炎。

2. 病因病机

中医学认为，骨性关节炎的病因病机主要有以下两方面。

（1）肝肾亏损

肝藏血，血养筋，故肝之合筋也。肾藏精，故肾之合骨也。诸筋者，皆属于节，筋能约束骨节。中年以后肝肾亏损，肝虚则血不养筋，筋不能维持骨节之张弛，关节失于滑利，加之肾虚而髓减，致使筋骨均失所养，骨赘形成，关节囊纤维变性和增厚，关节活动受到限制，关节周围的肌肉因疼痛而产生保护性痉挛，使关节活动进一步受到限制，加速了退行性变的进程，使关节发生纤维性强直。

（2）慢性劳损

过度劳累，日积月累，筋骨受损，营卫失调，气血受阻，经脉凝滞，筋骨失养，发为该病。

3.诊断要点

诊断骨性关节炎不能单靠一种检查，必须综合诊断，并除外其他疾病的可能。

（1）病史及临床表现

医生需要了解患者症状出现的时间及经过，如果患者能将病情表述得很清楚，医生能够更好地了解随着时间的推移症状发生了怎样的变化，能够对病情做出更准确的评估。医生还要注意了解患者以前接受过哪些治疗，以及使用了哪些药物。

（2）体格检查

为患者做全面的体格检查，比如检查腱反射、检查肌肉力量，以及评估患者行走、弯腰和进行日常活动的能力等。

（3）X线检查

完善X线检查有助于了解关节破坏的程度，受累关节处软骨丢失、骨质破坏和骨赘等都能在X线片上显示出来。但是，片子上显示出的关节损害严重程度与患者症状的严重程度之间往往不成正比，早期的骨性关节炎在软骨大量丢失以前，通常不会在X线片上表现出异常。

（4）实验室检查

有侵蚀性或全身性病变，或伴有急性滑膜炎时，血沉可轻度增快（很少超过40mm/h），C反应蛋白及白细胞计数可升高，关节液可轻度浑浊。

4.辨证分型

肝肾亏虚型：关节隐隐作痛，腰膝酸软无力，酸困疼痛，遇劳更甚，舌质红，苔少，脉沉细无力。

5.中药特色蜡疗

（1）特色蜡疗材料

基础方为骨质增生方，其组成为补骨脂、桑寄生、杜仲、狗脊、寻骨风、透骨草、川芎、草乌、乳香、没药、鳖甲各60g。肝肾亏损严重者加巴戟天、白芍各60g；慢性劳损严重者加黄芪60g。治疗时用紫德堂特色中药蜡块1000g。

（2）特色蜡疗部位

阿是穴区、背俞中穴区等。

（3）特色蜡疗疗法

每日治疗1次，每次治疗30分钟，10次为一疗程。

该病可以使用蜡疗木套盒、蜡灸膏治疗。

6. 其他治疗

（1）针刀疗法

针刺点定位为关节两侧间隙、附近异常压痛结节和关节腔，操作前在皮肤上做好标记。患者取仰卧位，术者戴无菌手套，消毒定位点，铺无菌洞巾。用1%利多卡因进行局部麻醉，然后抽尽积液，最后利用针刀在压痛结节行松解术，刀刃松解方向与韧带走行保持一致，横向剥离、纵向疏通骨赘，直至松动。出刀后按压止血，并用敷料覆盖，用弹力绷带包扎，若无不良反应则治疗完毕。针刺处治疗后3天内应注意防水，治疗1天后若针刺处无肿胀即可拆除绷带，3天后可去除敷料。每周治疗1次，连续3次为1个疗程。

（2）推拿疗法

患者取仰卧位，取背俞中穴区、背俞下穴区的穴位，以及阳陵泉、悬钟等穴位按揉，时间约10分钟，然后用掌面（或掌根）按揉患者的髌骨及其周围皮肤，直至局部皮肤有温热感，时间为5～8分钟（可交替运用㨰法、按揉法，每次4分钟），并按揉患部关节痛点，每次2～4分钟，最后对患者进行被动屈伸运动指导，每次2～3分钟。推拿治疗每天进行1次，10天为1个疗程。

（3）中药热敷

取川椒20g，细辛、肉桂各30g，羌活、白芷、干姜各60g，川乌、草乌各90g，制成药袋置于患部关节上，沿着静脉走行外熨热敷，确保药效可直达肌腠筋脉。若治疗过程中药袋中的药物温度下降过快，可将中药末再次放入锅中，加入适量白酒炒热后再热敷患处，每个药袋可使用3次，每天治疗1次，10天为1个疗程。

【按语】

骨性关节炎属于中医"痹证""骨痹"等范畴。随着年龄的增大，肝肾日渐衰惫，难以充盈筋骨，筋脉失濡，加之风寒湿邪乘虚侵入，留于经络关节，致气血运行不畅，日久凝滞成瘀，不通则痛。治疗上以活血化瘀、通经活络为主，辅以滋阴补肾壮骨。

蜡疗方中的补骨脂、桑寄生、杜仲、狗脊、鳖甲可补肾强骨，填补肝肾亏虚，其中补骨脂、杜仲偏温补肾阳，桑寄生、狗脊兼祛风湿，鳖甲滋阴制衡、防温补化燥；寻骨风、透骨草、川芎、草乌可祛风除痹，疏通经络，其中寻骨风、透骨草专治筋骨痹痛，

137

川芎可引药上行，兼活血脉，草乌可温经散寒、止痛；乳香、没药可活血定痛，破除瘀血阻滞。肝肾亏损严重者加巴戟天、白芍，以温肾壮阳、缓急止痛；慢性劳损严重者加黄芪，以益气扶正。

该病的取穴通常以局部阿是穴区为主，以疏通经络、调畅气机。背俞中穴区中的膈俞为血会，有利气宽胸、活血化瘀之功；肝俞、胆俞为肝胆之背俞穴，有疏肝利胆、行气通络之效；脾俞、胃俞为脾胃之背俞穴，有健脾益胃、利湿导滞之功。肝、胆、脾、胃在生理与病理上相互影响，诸穴相合，相互为用，与膈俞相配，对肝、胆、脾、胃气滞血瘀者更为适宜。肝肾亏虚严重者加三阴交穴区，以滋补肝肾；慢性劳损严重者加腰骶穴区，以补肾壮阳、强腰固下、散寒通络。

操作时，先将中药研成细末，然后加适量醋调成糊状敷在选定的穴区，再用纱布盖好，敷在患处的无纺布外面覆盖温热的蜡饼加温，使之"气闭藏而不泄"，在局部形成一种汗水难以蒸发扩散的密闭状态，使患处的角质层含水量由5%～15%增至50%，角质层经水合作用，可膨胀成多孔状态，易于药物穿透，不仅能使脂溶性中药成分穿透皮肤，还能使水溶性成分穿透皮肤，从而使中药充分发挥疗效，取得理想效果。

中药特色蜡疗治疗关节疾病，是集药物、穴位刺激、温热疗法、中药透皮吸收于一体的作用迅速、简便、价廉、不良反应少、科学且行之有效的方法。

十八、成人股骨头缺血性坏死

1. 概述

成人股骨缺血性坏死又称股骨头坏死、股骨头无菌性坏死，主要的病因是股骨头血液循环障碍，导致骨质坏死。

2. 病因病机

中医学认为，股骨头坏死的病因病机主要包括以下两个方面。

第一，肝主筋，肾主骨，筋与骨相互联系、相互依赖，筋骨的强壮有赖于肾精的滋养和推动。若先天禀赋不足，肝肾亏虚，或后天失于调养，气血不足，可使筋骨、肢节失于滋养，进而发病。

第二，六淫邪气侵入并深入人体，凝聚于髋部，或受外伤、劳作过度，导致营卫失和，气滞血瘀，都可造成股骨头失去气、血、津、精的温煦和濡养，发生缺血性坏死。

3. 诊断要点

（1）症状

长期应用激素，或有酗酒史，或有血液系统疾病、放射病、减压病等病史的患者应定期做 MRI 或 CT 检查（应用激素者应至少观察至停药后 1 年）。对于已确诊一侧股骨头缺血性坏死的患者，应高度怀疑另一侧股骨头缺血性坏死，并进行相应的检查。在股骨头缺血性坏死初期，患者可出现一侧或两侧髋部渐进性疼痛（也有的患者以膝痛为主诉）。随着病情的发展，髋部疼痛加重，患者可出现跛行，患侧髋关节外展、内外旋等动作受限。骶髂关节试验（4字试验）、托马斯征、阿利斯征阳性。

（2）检查

早期股骨头缺血性坏死患者的 X 线检查结果可无阳性征象，中后期可见股骨头病理性改变。MRI 或发射型计算机断层成像（ECT）能更早地发现股骨头缺血性坏死。

4. 辨证分型

（1）肝肾亏虚型

髋部钝痛，活动后加重，畏寒肢冷，腰膝酸软无力，跛行，精神萎靡，面色㿠白或黧黑，舌淡白，苔薄白或无苔，脉沉细弦涩。

（2）气滞血瘀型

髋部胀痛或刺痛，痛处固定不移，久坐久卧后疼痛加重，适当活动后疼痛减轻，或患侧臀部疼痛，或患侧膝关节疼痛，或行走时患肢疼痛、跛行，或肌肉明显萎缩、下肢无力，舌质略暗，脉沉涩。

（3）外邪侵袭型

中老年人有股骨颈骨折病史，髋关节疼痛、功能障碍，下蹲困难，或跛行、行走困难、行走时患肢疼痛，肌肉萎缩，下肢无力，遇冷加重，畏风寒，舌质淡，苔薄白，脉弦紧。

5. 中药特色蜡疗

（1）特色蜡疗材料

基础方为活骨散，其组成为补骨脂、淫羊藿、肉桂、续断、牛膝、独活、桂枝、伸筋草、川芎、乳香、没药、血竭、土鳖虫、马钱子、麝香各 30g。肝肾亏虚型加菟丝子、牛膝各 50g；气滞血瘀型加三七、蜈蚣、地龙各 30g；外邪侵袭型加姜黄、赤芍、防风、川芎、苍术、羌活、黄芪各 30g。治疗时用紫德堂特色中药蜡块 1000g。

（2）特色蜡疗部位

背俞中穴区、腰骶穴区，以及患侧环跳穴区、风市穴区、血海穴区、绝骨穴区等。

（3）特色蜡疗疗法

每日治疗 1 次，每次治疗 30 分钟，10 次为一疗程。

该病可以使用蜡疗木套盒、蜡灸膏治疗。

6. 其他治疗

（1）艾灸疗法

取阿是穴、膝眼、命门、腰阳关、环跳等穴，以活血化瘀、疏通经脉，每次灸

10～15分钟，循环艾灸即可。

（2）热敷疗法

取透骨草、鸡血藤、天仙藤、伸筋草、当归、刘寄奴、木瓜、乳香等中药，打成粗粉，分装在布袋内，然后放在蒸笼上加热5～10分钟，趁热在患者的臀部和腹股沟部进行热敷，每次40分钟，每天1～2次。

【按语】

成人股骨头坏死属于中医学"骨痹""骨蚀"等范畴。

特色蜡疗药方活骨散中，补骨脂、淫羊藿、牛膝、续断可补肝肾，强筋骨；独活、桂枝、伸筋草可祛风散寒利湿，祛除瘀滞在股骨处的风寒湿邪；川芎、乳香、没药、血竭、土鳖虫、肉桂可活血化瘀，促进血液循环，以养骨生骨；马钱子可祛瘀散结止痛；麝香可化瘀开窍，引药入里。诸药合用，补益肝肾以治本；祛风散寒利湿，消除病邪；活血化瘀，增加股骨头血运，使死骨去、新骨生；通络止痛以治标，消除疼痛，缓解症状。肝肾亏虚型加菟丝子、牛膝，以温肾壮骨；气滞血瘀型加三七、蜈蚣、地龙，以活血通络；外邪侵袭型加姜黄、赤芍、防风、川芎、苍术、羌活、黄芪，以祛风散寒除湿。

背俞中穴区、腰骶穴，以及患侧环跳穴区、风市穴区、血海穴区、绝骨穴区等。

蜡疗选用腰骶穴区，既可补肾壮骨生髓，又可活血化瘀，促进血液循环。腰骶部有发出的神经、血管，可直达股骨，有助于促进股骨头获得营养支持。环跳穴区在病变部位，有助于祛除局部风寒湿邪，活血化瘀，以消除病因，缓解症状。绝骨穴区为髓会所在穴区，有壮骨生髓的功效，配伍血海穴区、风市穴区，可补气活血、祛风散寒除湿。选用背俞中穴区，可补益气血、扶正祛邪。

成人股骨头缺血性坏死的治疗大多从以下三个方面着手：解除血液循环障碍，促进骨坏死修复，这是治疗该病的基本方法；预防塌陷，这是保留髋关节功能、预防晚期骨关节炎的关键；纠正塌陷和增生变形，这是针对晚期患者的治疗方法。

成人股骨头缺血性坏死的治疗方法包括非手术疗法和手术疗法两类：非手术疗法包括避免患肢负重、高压氧疗法、脉冲电磁疗法、中医药疗法、介入疗法等；手术疗法包括人工髋关节置换术等，对中青年患者来说，治疗时应尽量保留自身股骨头。中药特色蜡疗作为非手术疗法之一，可以改善组织的血液供应，有效缓解临床症状，提高临床疗效。

十九、骨质疏松症

1. 概述

骨质疏松症是一种以骨量减少、骨组织显微结构退化（松质骨骨小梁变细、断裂、数量减少；皮质骨多孔、变薄）为特征，导致骨脆性增高及骨折危险性增加的全身性骨病。该病的发病率甚高，主要见于老年人群，在老年女性中尤为常见。

2. 病因病机

原发性骨质疏松症属于中医学"虚劳""骨痿""骨痹"等范畴。中医理论认为，"脾气虚则四肢不用"，肾主骨生髓，肾藏精、精生髓、髓养骨。肾主骨生髓，为先天之本；脾胃为气血生化之源，为后天之本。年老体衰，肾精亏少，髓海不足，可导致胫酸眩冒；若脾虚，则不能补养先天；肝藏血，主筋，血不养肾精，筋骨失养，则骨痿不用。气虚无力推动血脉，导致经络不通、气血不畅，加之机体失却濡养，虚火灼伤津液，导致血行不畅，瘀血一旦形成，则经脉不畅，不通则痛，而且使水谷精微得不到布散，可使骨骼失养，脆性增大，引发骨痿，最终形成"瘀血→骨营养障碍→瘀血"的恶性循环，导致骨质疏松症的加剧。

3. 诊断要点

（1）临床表现

局限性骨痛、畸形、骨折，负重能力下降。

（2）检查

注意测定骨密度，骨质疏松症的诊断标准为骨矿物质密度低于青年组 2.5 倍标准差以上。

骨质增生早期的普通 X 线片特征不太明显，双能 X 线因其精确度较高、重复性好被认为是目前骨质疏松症诊断的金标准。

4. 辨证分型

（1）脾气虚弱型

腰背酸痛，双膝行走无力，甚则轻微运动就引起胸背剧痛，或腰弯驼背，纳少腹胀，饭后尤甚，大便溏薄，肢体倦怠，少气懒言，面色萎黄或㿠白，或浮肿，或消瘦，舌淡苔白，脉缓弱无力。

（2）肝肾亏虚型

腰背酸痛，腰膝酸软，疲乏少力，头晕目眩，耳鸣健忘，失眠多梦，咽干口燥，胁痛，五心烦热，颧红盗汗，舌红苔少，脉细数。

5. 中药特色蜡疗

（1）特色蜡疗材料

基础方为骨质疏松散，其组成为熟地黄、鸡血藤、党参、金毛狗脊、杜仲、续断、五加皮、女贞子、菟丝子、枸杞子、山药、补骨脂、牛膝各 60g。脾气虚弱型加茯苓、白术、桔梗、白扁豆、莲子、薏苡仁各 30g；肝肾亏虚型加山茱萸、茯苓、泽泻、鳖甲各 30g。治疗时用紫德堂特色中药蜡块 1000g。

（2）特色蜡疗部位

背俞中穴区、腰脊穴区、骶脊穴区等。

（3）特色蜡疗疗法

①大关节处：每日治疗1次，每次治疗30分钟，10次为一疗程。

②小关节处：每日治疗1次，每次治疗20分钟，10次为一疗程。

该病可以使用蜡疗木套盒、蜡灸膏治疗。

6. 其他治疗

（1）中药内服

中药内服治以补肾填精，方用左归丸加淫羊藿、鹿衔草，或用中成药骨疏康、仙灵骨葆、骨松宝等。

（2）针刺疗法

取脾俞、肾俞、气海、阴陵泉、绝骨、委中、命门、腰阳关、委中等穴，采用补法，每次治疗30分钟，7次为一疗程。

【按语】

骨质疏松症为临床常见病之一，中医学认为该病的发病与脾肾两脏有关。《灵枢·本神》有"脾气虚则四肢不用"之说，《素问·痿论》有"肾者，水脏也，今水不胜火，则骨枯而髓虚，故足不任身，发为骨痿"之说。可见，脾气虚弱、肾阴不足是骨质疏松症的主要病因。此外，久卧亦会损伤神气，引起脏腑不荣，气血亏虚，卫外不固，外邪入侵，渐致该病。中药特色蜡疗治疗骨质疏松症可健脾益气、滋阴补肾壮骨。

特色蜡疗药方骨质疏松散由熟地黄、鸡血藤、党参、金毛狗脊、杜仲、续断、五加皮、女贞子、菟丝子、枸杞子、山药、补骨脂、牛膝组成。诸药合用，可补益肝肾以治本、祛风散寒利湿以消除病邪。脾气虚弱者加茯苓、白术、桔梗、白扁豆、莲子、薏苡仁，以益气健脾、除湿；肝肾亏虚者加山茱萸、茯苓、泽泻、鳖甲，以补益肝肾、除湿。

中药特色蜡疗选用穴区为背俞中穴区、腰脊穴区、骶脊穴区，可以扶正健脾、滋阴补肾壮骨，进而提高骨质量、预防废用综合征、预防继发性骨折、降低骨折发病率，以及改善日常生活活动（ADL）能力和生活质量。治疗过程中，蜡疗区局部皮肤毛细血管扩张，充血明显，有助于促进局部甚至全身汗腺的分泌，加快代谢，促进骨的再生及骨痂的形成。此外，物理因子具有较好的止痛效果。脾气虚弱者加中脘穴区，以健脾益气扶正；肝肾亏虚者加三阴交穴区，以滋补肝肾、强筋壮骨。

骨质疏松症的康复治疗目标是缓解骨痛、控制病情发展、减少钙丢失、降低骨转换率。骨质疏松症最常见的症状就是疼痛，如何缓解疼痛乃当务之急。非甾体抗炎药对绝大部分身患骨质疏松症的老年人来说是不可能长期使用的，因此选择性地运用各种物理因子（如中频、低频电疗，以及蜡疗等）治疗骨质疏松症引起的急（慢）性疼痛应为首选方法。中药特色蜡疗有减轻组织粘连、增强肌力、预防肌肉萎缩、改善局部循环、促进骨折愈合、预防深静脉血栓形成、预防继发性骨质疏松症、增大局部应力负荷、促进钙磷沉积、促进神经功能修复、改善肢体功能活动的特点。

二十、风湿性关节炎

1. 概述

风湿性关节炎是因人体感受外邪而发生的一种慢性疾病，属于全身性结缔组织病，以关节炎为主要表现，反复发作，常伴有心肌炎等，多发于青少年群体。

2. 病因病机

该病属于中医学"痹证"范畴，是人体肌表、经络因感受风、寒、湿、热等邪气引起的以肢体关节及肌肉酸痛、麻木、重着、屈伸不利，甚或关节肿大、灼热等的一类病证。该病与外感风、寒、湿、热之邪及人体正气不足有关。正气不足、腠理不密、卫外不固，或外感风、寒、湿、热之邪，致使肌肉、筋骨、关节、经络痹阻，气血运行不畅，不通则痛。

3. 诊断要点

（1）病史

病前多有咽痛、乳蛾史，或有涉水淋雨、久居湿地史。

（2）症状

以四肢大关节走窜疼痛为主，伴重着、酸楚、麻木、屈伸不利，多有恶寒、发热等表现。

（3）体征

部分患者可有低热，四肢生环形红斑或结节性红斑，心脏常可受累，出现相应体征。

（4）检查

血沉增快，抗链球菌溶血素"O" > 500 单位。

4. 辨证分型

（1）行痹

肢体关节疼痛，游走不定，多见于腕、肘、踝、膝等关节，关节屈伸不利，或伴有恶寒、发热等表现，舌苔薄白，脉浮。

（2）痛痹

肢体关节疼痛较剧，痛有定处，痛如锥刺，得热则减、遇寒则剧，关节屈伸不利，局部有冷感，舌苔白，脉弦紧。

（3）虚痹

骨节酸痛，时轻时重，以屈伸时为甚，或筋肉时有惊掣跳动，面黄少华，乏力，短气，自汗，肌肉瘦削，食少，便溏，舌淡，苔白或无苔，脉濡弱或细微。

5. 中药特色蜡疗

（1）特色蜡疗材料

基础方为风湿痹痛方，其组成为防风、桂枝、威灵仙、豨莶草、海风藤、川乌、草乌、寻骨风、淫羊藿、川芎、白芷、白花蛇舌草、木鳖子各60g。行痹者加麻黄、葛根各60g；痛痹者加生麻黄、细辛各60g，附子10g；虚痹者加党参、茯苓、杜仲、牛膝、桑寄生各60g。治疗时用紫德堂特色中药蜡块1000g。

（2）特色蜡疗部位

选取背俞上穴区、背俞中穴区、背俞下穴区、腰骶穴区、上肢相应穴区和阿是穴区等。

（3）特色蜡疗疗法

①大关节处：每日治疗1次，每次治疗30分钟，10次为一疗程。

②小关节处：每日治疗1次，每次治疗20分钟，10次为一疗程。

该病可以使用蜡疗木套盒、蜡灸膏治疗。

6. 其他治疗

（1）皮肤针治疗

用皮肤针重叩脊柱两侧和关节疼痛部位，使其出血少许，并拔罐。

（2）穴位注射

取局部阿是穴，以及血海、肾俞、关元等穴，选用当归注射液或威灵仙注射液进行常规穴位注射。

【按语】

风湿性关节炎属于中医学"痹证"范畴，是临床常见病证。《素问·痹论》云"风寒湿三气杂至，合而为痹""所谓痹者，各以其时，重感于风寒湿之气也"，正气不足为发病的内在因素，而感受风、寒、湿、热邪气为引起该病的外因，其中尤以风、寒、湿三者杂至而致病者为多。该病的主要病机为经络阻滞，气血运行不畅，临床上可分为风寒湿痹及热痹。风寒湿痹中，风偏胜者为行痹；寒偏胜者为痛痹；湿偏胜者为着痹。运用特色蜡疗可为该病的临床治疗开创新的途径。

蜡疗药方风湿痹痛方有祛风散寒胜湿、舒筋活络、活血通络、补肾壮骨之效。行痹加麻黄、葛根，以祛风散寒、活血通络；《素问·至真要大论》云"寒者热之"，故痛痹加生麻黄、细辛、附子；虚痹加党参、茯苓、杜仲、牛膝、桑寄生，以补益气血、补益肝肾。

选穴区时需根据辨证分型进行：行痹者选背俞上穴区，包含风门、膈俞等穴，有祛风活血的功效；痛痹者选背俞下穴区、腰骶穴区，包含肾俞、关元俞等穴，有温肾固本、缓急止痛的功效；虚痹者选背俞中穴区，包含脾俞、肝俞等穴，有健脾、强筋壮骨的功效。以上均为辨证选穴，临床上可灵活应用。

中药特色蜡疗的作用机理是药蜡接触皮肤后产生热效应，扩张毛细血管，改善皮肤循环，使药物通过皮肤吸收，从而起到舒筋、活血、止痛的作用。随着药蜡逐渐冷却，体积逐渐缩小，对肌肤会产生柔和的按摩作用。该疗法简便易行，不良反应少，使药物通过皮肤吸收，从而减少了药物对胃肠道的刺激。

风湿性关节炎虽然通常不会造成关节严重变形，但是长期疼痛会造成患者身体和心理不适，后期可能会使受累关节附近出现骨质疏松的问题，因此在临床上必须给予正规、有效的治疗。

二十一、类风湿关节炎

1. 概述

类风湿关节炎是一种病变会累及周围关节的多系统性、炎症性自身免疫病，滑膜细胞分泌的炎症因子具有昼夜节律性，这使得该病以晨起时关节剧烈疼痛、僵硬、肿胀等表现为特点，症状持续、反复发作。

2. 病因病机

中医学称类风湿关节炎为"顽痹""历节""骨痹"等。《黄帝内经》将"骨痹"用作病名，区别于一般的痹证。中医学认为，肝、脾、肾是该病的病位：肝为罢极之本，主筋藏血，统司筋骨关节，肝虚则筋爪不荣，筋骨不韧；脾为人体后天之本，气血生化之源，主导四肢肌肉，脾虚可致肌肉不丰，四肢关节失去养分；肾为先天之本，主藏精，主骨生髓，为作强之官，肾虚则骨髓失充，骨质松脆。

3. 诊断要点

- 晨僵时间＞1小时，可连续6周出现晨僵。
- 3个或3个以上关节肿胀（≥6周）。
- 腕关节、掌指关节或近端指间关节肿胀（≥6周）。
- 对称性关节肿胀（≥6周）。
- 皮下结节。
- 手X线检查有阳性改变。
- 类风湿因子阳性。

如具备上述4项以上即可确诊。

4. 辨证分型

（1）风湿热型

四肢关节或肌肉局部红肿、灼热、疼痛等，以下肢关节为主，或有关节积液，关节重着，遇阴雨天疼痛加重，或伴有发热、口渴，但不欲饮，皮肤上或有结节性红斑，溲黄，舌质红，苔黄腻，脉濡数或滑数。

（2）风寒湿型

关节肿痛，局部畏寒，肢体关节屈伸不利，得温则减，甚则僵硬强直，或肢节变形，舌淡，苔白或白腻，脉沉滑。

（3）痰凝血瘀型

疼痛时轻时重，关节肿大，甚至强直畸形，屈伸不利，舌质紫暗，苔白腻，脉细涩。

5. 中药特色蜡疗

（1）特色蜡疗材料

基础方为益肾蠲痹方，其组成为生黄芪、制乳香、制没药、当归、白芍、地龙、桂枝、制川乌、生甘草、制天南星、全蝎、蜈蚣、乌梢蛇、冰片各60g。风湿热痹者加生石膏、知母、土茯苓各60g；风寒湿痹者加马钱子、制草乌、生麻黄、细辛各60g；痰凝血瘀痹者加芥子、露蜂房、土鳖虫各60g。治疗时用紫德堂特色中药蜡块1000g。

（2）特色蜡疗部位

主要选取督脉穴、夹脊穴。病变主要在上身者选背俞上穴区、背俞中穴区和上肢相应穴区；病变主要在下身者选背俞下穴区、腰骶穴区和下肢相应穴区（图7-7）。

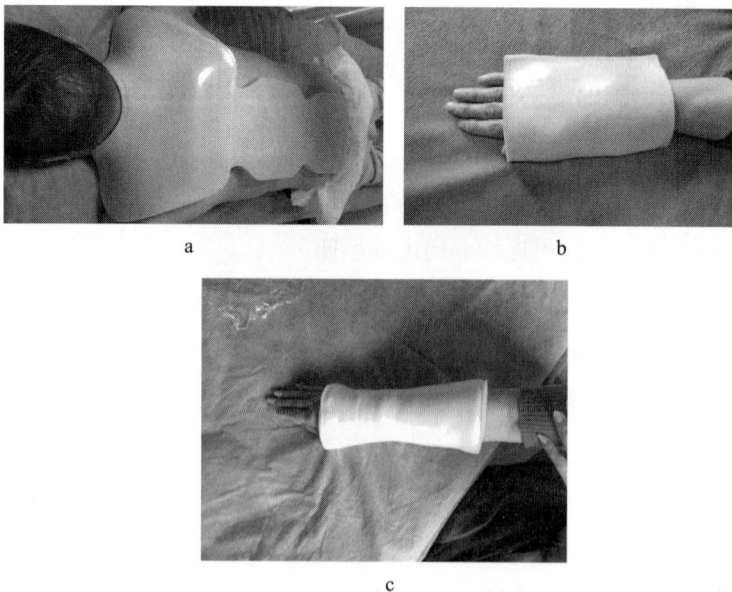

图 7-7　类风湿关节炎调理示意图

（3）特色蜡疗疗法

每日治疗 1 次，每次治疗 30 分钟，10 次为一疗程。

该病可以使用蜡疗木套盒、蜡灸膏治疗。

6. 其他治疗

（1）皮肤针治疗

用皮肤针重叩脊柱两侧和关节疼痛部位，使其出血少许，并拔罐。

（2）穴位注射

取局部阿是穴，以及绝骨、阳陵泉、关元等穴，选用当归注射液或威灵仙注射液进行常规穴位注射。

【按语】

类风湿关节炎属于中医学"痹证""尪痹"范畴。该病病因病机复杂，属疑难病症，有人将其称作"不死的癌症"。该病致残率高，严重危害患者的健康。类风湿关节炎患者通常存在正虚或正虚邪恋的问题，特色蜡疗法作用于督脉、膀胱经，可起到补益脏气、扶正祛邪的作用。治疗部位下有脊髓通过，并有相应的神经根与动静脉分布，可调节神经、血管的功能，且对有神经走行的肢端有治疗作用，可提高机体免疫力，提高红细胞黏附活性，消肿止痛，改善关节晨僵，减轻临床症状，控制病情发展，有较好的临床疗效。

蜡疗药方益肾蠲痹方中使用了具有较强钻透搜剔之功的虫类药；当归、白芍可化瘀养血，和营柔筋；制天南星可温化痰湿；生黄芪、生甘草可益气补虚；制乳香、制没药可行气活血，改善局部血液循环；桂枝、制川乌可温经散寒；冰片芳香渗透，可使药力直达病所。风湿热痹者加生石膏、知母、土茯苓，以祛风清热；风寒湿痹者加马钱子、制草乌、生麻黄、细辛，以温经散寒、通络止痛；痰凝血瘀痹者加芥子、露蜂房、土鳖虫，以化瘀祛风通络。

该病乃本虚标实之证，治疗以扶正祛邪为法，故取督脉穴与夹脊穴为主治疗区。督脉在人体的后正中线上，主六阳经，穴下有脊髓、脊神经，夹脊穴位于棘突旁开 0.5 寸处，穴下有神经根与血管丛，可通全身，选取督脉穴与夹脊穴进行治疗可扶正通阳、活血化瘀、祛风寒湿热之邪、调畅脏腑气血，并可提高全身免疫功能。配以背俞穴区，可调节脏腑功能，补益气血与肝肾，实乃治本之法。根据病变部位，配以相应的上下肢穴区，以辨证配穴与循经取穴为法，可祛除经脉之邪、化经络之瘀、散经络之结，改善关节功能，消除肢体疼痛，治疗、预防关节变形，标本同治，共奏其效。临床上根据证型的不同，痰凝血瘀痹加血海穴区及丰隆穴区，以活血化痰通络；风寒湿痹加风市穴区，以祛风散寒除湿；风湿热痹加曲池穴区，以祛风清热除湿、通络止痛。

治疗该病时于督脉从胸脊至骶脊取穴，并取背俞穴，扶正祛邪之力强大而持久，且药物借助蜡疗温热渗透之力，透过皮肤而至经络及病所，增强了蜡疗药方益肾蠲痹方祛风除湿、蠲痹通络、益气养血之功效，既可以消除局部的寒凝、湿阻、血瘀，改善局部血液循环，促进代谢，又可以提高机体免疫力。

针对类风湿关节炎的病因病机辨证施治，可起到局部治疗与整体治疗相结合的作用，故能奏效。

二十二、强直性脊柱炎

1. 概述

强直性脊柱炎属于风湿病范畴，是以脊柱为主要病变部位的慢性疾病，是血清阴性脊柱关节病中的一种。该病的病因尚不明确，病变主要累及骶髂关节，引起脊柱强直和纤维化，造成弯腰、行走受限，并可有不同程度的眼、肺、肌肉、骨骼病变，以及自身免疫功能失调，所以又属于自身免疫性疾病。

2. 病因病机

该病属于中医学"痹证""腰痛""肾痹"等范畴，病机以肾阳虚衰、外邪入侵和病理产物蓄积为主，内因为肾督阳虚，外因为寒、湿、热、风邪侵袭。该病的病理产物主要包括痰浊、瘀血。以寒邪入侵为例，内外合邪，阳气不得开阖，寒气从之，寒邪内盛，寒性收引，使筋失荣养，骨失淖泽，最终导致骨损筋挛，腰、脊、髋僵痛变形，引起功能障碍。该病病程较长，日久肾虚腰府失养，不荣则痛，又有寒、湿、热、风等实邪及病理产物痰、瘀等阻滞督脉，不通则痛，可见该病虚实互见，为虚实夹杂之证。

3. 诊断要点

（1）临床表现

下背痛≥3个月，运动后减轻，不因休息而缓解；腰椎矢状面和冠状面活动受限；胸部扩展受限，一般低于2.5cm（呼吸前后胸廓周径的差值）。

（2）检查

①发病早期骶髂关节X线改变：具体如下。

0度：正常。

Ⅰ度：有可疑的变化。

Ⅱ度：有微小异常，如局限性侵蚀、硬化等，关节间隙无变化。

Ⅲ度：有明显异常，有中度或进行性骶髂关节炎表现，具有侵蚀、硬化、增宽、变窄、部分强直中的一项或多项变化。

Ⅳ度：严重异常，全部强直。

②发病后期脊柱 X 线改变：韧带骨赘形成，甚至可见竹节状脊柱融合。

4. 辨证分型

（1）肾精亏虚型

腰部疼痛，脊背疼痛，腰脊活动受限，晨僵，局部冷痛，畏寒喜暖，手足不温，足跟痛。舌淡，苔白，脉沉细。

（2）瘀血阻络型

腰骶疼痛，脊背疼痛，腰脊活动受限，晨僵，疼痛夜重，或刺痛。舌暗或有瘀斑，脉沉细或涩。

（3）寒湿痹阻型

腰骶疼痛，脊背疼痛，腰脊活动受限，晨僵，遇寒加重、遇热减轻。舌淡，苔白或水滑，脉弦滑。

（4）湿热浸淫型

腰骶疼痛，脊背疼痛，腰脊活动受限，晨僵，发热，四肢关节红肿热痛，目赤肿痛。舌红，苔黄或黄厚腻，脉滑数。

5. 中药特色蜡疗

（1）特色蜡疗材料

基础方为益肾强脊方，其组成为雷公藤、鹿角胶、附子、肉桂、淫羊藿、杜仲、狗脊、巴戟天、川乌、草乌、桑枝、牛膝、当归、续断、桃仁、红花、鸡血藤、地龙、山茱萸、木瓜各 60g。肾精亏虚型加淫羊藿 60g；瘀血阻络型加威灵仙、乳香、没药各 60g；寒湿痹阻型加秦艽、防风、川芎各 60g；湿热浸淫型加防己、泽泻、薏苡仁各 60g。治疗时用紫德堂特色中药蜡块 1000g。

（2）特色蜡疗部位

以胸脊穴区至骶脊穴区为主，累及髋关节者加环跳穴区、风市穴区等（图 7-8）。

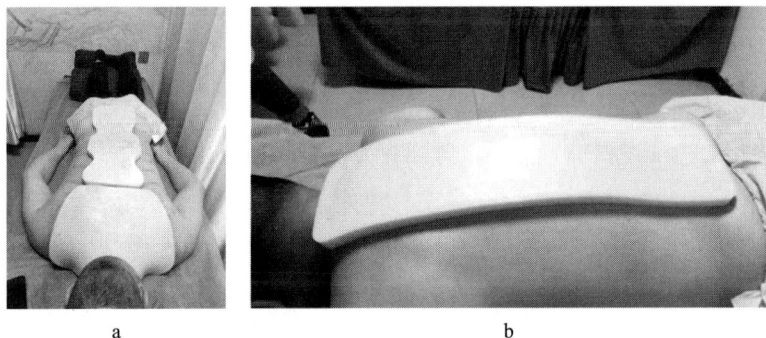

a   b

图 7-8 强直性脊柱炎调理示意图

149

（3）特色蜡疗疗法

每日治疗 1 次，每次治疗 30 分钟，10 次为一疗程。

该病可以使用蜡疗木套盒、火套盒、蜡灸膏治疗。

6. 其他治疗

（1）针刺疗法

穴位：取胸 3～胸 9 夹脊穴、腰 2～胸 4 夹脊穴、肾俞。

操作：嘱患者取俯卧位，取直径 0.3mm、长 25～50mm 的毫针，局部常规消毒后，在夹脊穴将针尖与皮肤成 75°向脊神经根方向斜刺，在肾俞直刺，行捻转补法。

（2）铺灸疗法

主要穴区：胸脊穴区至骶脊穴区。

加减：寒湿痹阻型、湿热浸淫型加阴陵泉穴区；瘀血阻络型加三阴交穴区；肾精亏虚型加涌泉穴区。

铺灸药方：固肾补脊方（补骨脂、桑寄生、杜仲、狗脊、草乌、透骨草、地枫皮、川芎、乳香、没药、土鳖虫各 100g，炙甘草 60g）。

铺灸方法：常规消毒后，蘸姜汁擦拭穴区施灸部位，并均匀撒铺灸药粉，使药粉覆盖在用姜汁擦拭过的皮肤上，再将姜泥拍成饼置于药粉之上，厚约 0.5cm，长度和宽度与撒上药粉区域的长度和宽度相同。将艾绒制成高、宽各约 5cm 的上窄下宽的艾炷，并置于姜饼之上，分多点位点燃，令其自然燃烧，待患者有灼热感或不能忍受时移去燃烧的艾炷，更换新艾炷，最后去净艾炷，保留药粉与姜饼，用纱布及胶布固定。待没有温热感时，去掉所有铺灸材料，至此灸疗完成。临床上多行仰卧位或俯卧位铺灸，前后穴区交替使用，每天治疗 1 次，每次 3 壮，留灸 1 小时，10 天为 1 个疗程，相邻疗程间需休息 2 天。

【按语】

强直性脊柱炎属于中医学"痹证""肾痹"等范畴，常虚、寒、瘀共同致病，补虚、散寒、祛瘀是其治疗原则。治疗过程中注意应用温补肾阳之法，无论在疾病的哪一阶段都应适当应用该法，这是治病求本的基本体现。

在特色蜡疗的治疗过程中，选用益肾强脊方加减可益肾强脊、通络蠲痹。蜡疗药方中的鹿角胶、附子、肉桂、淫羊藿、巴戟天、杜仲、狗脊、续断、山茱萸可温肾壮阳，填补肾元亏虚；雷公藤、川乌、草乌、桑枝、木瓜可祛风除痹，攻逐经络邪气；当归、鸡血藤、桃仁、红花、地龙、牛膝可活血通络，破除瘀血阻滞。肾精亏虚者加淫羊藿，以温肾固本；瘀血阻络重者加威灵仙、乳香、没药，以祛风活血通络；寒湿痹阻重者加秦艽、防风、川芎，以散寒祛风除湿；湿热浸淫重者加防己、泽泻、薏苡仁，以清热除湿。

蜡疗所选胸脊穴区至骶脊穴区的穴位属于督脉及膀胱经，可使效力直接作用于脊柱强直部位，治疗范围广，温热力量强。温补督脉之阳气，可补益肝肾、扶正祛邪、活血化瘀，从而鼓动气血流通，疏通经络，调节神经、血管的功能，改善血液循环，促进炎症物质的吸收，消散增生，改善强直。若髋关节及下肢痛，可补充环跳、风市、委中等下肢穴位，起到整体与局部共同治疗的作用。

中药蜡疗有利于药物的吸收和热力的传导，能起到协同作用，从而调节免疫功能、改善血液循环、调节神经内分泌功能、抗炎镇痛。

二十三、痛风性关节炎

1. 概述

痛风是长期嘌呤代谢和（或）尿酸排泄减少所引起的一组异质性、代谢性疾病，其临床特点是高尿酸血症、急性关节炎反复发作、痛风石沉积、关节畸形等，若累及肾脏可引起慢性间质性肾炎和肾结石。临床上痛风急性期的主要症状为突发下肢远端关节红、肿、热、痛及功能障碍，以蹈趾及第1跖趾关节最为常见。

2. 病因病机

《医学入门》认为痛风多因"血气疲劳，不营养关节腠理"而发，并指出痛风后期有"痛入骨髓，不移其处"的临床表现。该病与风、寒、湿、热、瘀血、痰浊等病理因素有关。从临床上看，患者或因外感风湿邪气，郁而化热，湿热郁滞关节，使得关节剧烈疼痛、红肿、发热；或因外感风寒湿邪，痹阻经络，阻滞气血，不通则痛；或因受外伤导致瘀血内停，不通则痛；或因过食肥甘厚味，痰湿内生，使经脉痹阻而发病。

3. 诊断要点

- 关节液中查见特征性尿酸盐结晶。
- 痛风石经化学方法或偏振光显微镜检查，证实含有尿酸钠结晶。
- 具备下列临床表现、实验室检查结果和X线检查结果等项目中的6项及6项以上：急性关节炎发作1次以上；炎症表现在数天内达到高峰；单侧关节炎发作；患病关节呈暗红色；第1跖趾关节疼痛或肿胀；单侧发作累及第1跖趾关节；单侧发作累及跗骨间关节；有可疑的痛风石；高尿酸血症；X线显示关节非对称性肿胀；X线显示骨皮质下囊肿不伴有骨质侵蚀；关节炎症发作期间关节液微生物培养阴性。

符合以上任意1条，即可诊断痛风。

4. 辨证分型

（1）湿热蕴结型

下肢小关节猝然红肿热痛、拒按，触之局部灼热，得凉则舒，伴有发热口渴、心烦不安，小便黄，舌红，苔黄腻，脉滑数。

（2）痰浊阻滞型

关节红肿刺痛，局部肿胀变形，屈伸不利，肤色紫暗，按之稍硬，病灶周围或有块瘰硬结，皮肤干燥，舌质紫暗或有瘀斑，苔薄黄，脉细涩或沉弦。

（3）肝肾阴虚型

病久屡发，关节痛如被杖，局部关节变形，昼轻夜重，肌肤麻木不仁，步履艰难，筋脉拘急，屈伸不利，伴头晕、耳鸣、颧红、口干，舌红，苔少，脉弦细或细数。

5. 中药特色蜡疗

（1）特色蜡疗材料

基础方为痛风方，其组成为防风、地枫皮、海风藤、补骨脂、透骨草、川芎、川乌、草乌、祖师麻、鳖甲、麝香各60g。湿热蕴结型加防己、蚕沙、薏苡仁、赤小豆、连翘、滑石、地龙各60g；痰浊阻滞型加芥子、露蜂房、胆南星各60g；肝肾阴虚型加桑寄生、牛膝、杜仲、当归、熟地黄、白芍、细辛各30g。治疗时用紫德堂特色中药蜡块1000g。

（2）特色蜡疗部位

阿是穴区及背俞中穴区等。

（3）特色蜡疗疗法

每日治疗1次，每次治疗30分钟，10次为一疗程。

该病可以使用蜡疗木套盒、火套盒、蜡灸膏治疗。

6. 其他治疗

（1）针刺

主穴：气海、足三里、三阴交、阴陵泉、丰隆、血海、曲池、合谷、太冲、局部阿是穴。

操作：在气海、足三里、三阴交、血海使用捻转提插补法，在阴陵泉、丰隆、曲池、合谷、太冲使用捻转提插泻法，在局部阿是穴使用平补平泻法，每次留针30分钟，留针期间每隔15分钟行针1次，出针后可在阿是穴刺络放血。

（2）刺络放血

用皮肤针重叩关节疼痛部位，使其出血少许，并拔罐。

【按语】

痛风性关节炎是临床常见病和多发病，正气不足是导致发病的内在因素，感受风、寒、湿、热等邪气则是外在因素。该病病位在肌肉、关节与筋骨，主要病机为经络阻滞，气血运行不畅，治疗以扶正祛邪、祛风散寒、利湿清热、活血通络为主。

特色蜡疗药方痛风方以祛风为先，防风、地枫皮、海风藤可祛风通络；辅以川乌、草乌，以散寒利湿止痛、逐瘀通痹；痛风日久，累及肝肾，肝主筋，肾主骨，用补骨脂、透骨草可补肝肾，强筋骨，以扶正祛邪；痛风性关节炎疼痛较剧，用祖师麻、鳖甲、川芎可活血化瘀，通络止痛；麝香芳香渗透，可祛邪而引药入里，使药力直达病所。根据辨证分型的不同，湿热蕴结型加防己、蚕沙、薏苡仁、赤小豆、连翘、滑石、地龙，以清热利湿；痰浊阻滞型加芥子、露蜂房、胆南星，以祛痰通络泄浊；肝肾阴虚型加桑寄生、牛膝、杜仲、当归、熟地黄、白芍、细辛，以滋补肝肾、通经活络。

在痛风性关节炎的多种治疗方法中，蜡疗，尤其是中药特色蜡疗有明显的优势。蜡疗的温热作用有助于改善微循环，使局部皮肤的毛细血管扩张、血流加速，促进血液和淋巴液的循环，加快组织对水肿的吸收，同时可促进治疗部位汗腺的分泌，有利于肿胀的消退。石蜡的机械压缩作用可使皮肤和皮下组织受压，防止组织内血液和淋巴液渗出，减缓水肿的形成，同时迫使静脉血和淋巴液回流，有利于肢体消肿，其作用机理与压力治疗的作用机理有相似点。石蜡的油性可以使皮肤组织保留柔性和弹性，使组织液和血液不容易在局部潴留。

治疗时，取穴以局部阿是穴区及背俞中穴区为主，以疏通经络、调畅气机。背俞中穴区中，膈俞为血会，有利气宽胸、活血化瘀之功；肝俞、胆俞为肝胆之背俞穴，有疏肝利胆、行气通络之效；脾俞、胃俞为脾胃之背俞穴，有健脾益胃、利湿导滞之功。肝、胆、脾、胃在生理与病理上相互影响，诸穴相合，相互为用，再与膈俞相配，对肝、胆、脾、胃功能异常伴气滞血瘀者更为适宜。临床上根据证型的不同，湿热蕴结型加曲池穴区，以清热利湿通络；痰浊阻滞型加丰隆穴区，以化痰祛瘀通络；肝肾阴虚型加三阴交穴区，以补肾强筋壮骨。

中药与蜡疗有机结合，并根据辨证而加减用药，可标本兼治。蜡疗的温热作用较深、较强，可使局部血管扩张、血流加速，促使中药的作用到达患处，促进嘌呤代谢，有效地缓解症状。

预防痛风性关节炎要注意节制饮食，忌食富含嘌呤的食物，忌饮酒，忌饮咖啡，限制酸性食物的摄入，避免受到精神刺激、受凉或过度劳累。

二十四、肱骨外上髁炎

1. 概述

肱骨外上髁炎（俗称"网球肘"），该病多因前臂旋转用力不当而引起肱骨外上髁桡侧伸肌腱附着处劳损，是常见的肘部慢性损伤，多见于经常旋转前臂、屈伸肘关节和腕关节，以及肘部长期受震荡的劳动者，如网球运动员、打字员、水电工、木工、钳工、矿工等，属于中医学"肘劳"等范畴。西医学的肱骨内上髁炎（俗称"高尔夫球肘"）和尺骨鹰嘴滑囊炎等也属于该范畴。

2. 病因病机

肱骨外上髁炎属于中医学"肘劳""经筋病"等范畴。劳损或受凉后，经筋局部气血瘀滞，不通则痛，发为该病，表现为经筋拘急疼痛、关节活动不利。该病的主要病因为慢性劳损。劳累汗出，营卫不固，寒湿邪气侵袭肘部经络，气血阻滞不畅；或前臂在反复做拧、拉、旋转等动作时努力负重，导致肘部筋脉慢性损伤，或一次性剧烈活动过度，导致气血阻滞，瘀血内停，脉络不通，不通则痛。肘外部主要为手三阳经所主，故手三阳经筋受损是该病的主要病机。

3. 诊断要点

（1）病史

该病多见于特殊工种或职业群体，如砖瓦工或有肘部损伤病史者。

（2）症状

肘外侧疼痛，疼痛呈持续性、渐进性，拧衣服、扫地、端壶倒水时疼痛加重，常因疼痛而致前臂无力，甚至持物落地，休息时疼痛明显减轻或消失。

（3）体征

肘外侧压痛，肱骨外上髁处压痛明显，握力减弱，密尔试验阳性，前臂伸肌群抗阻力试验阳性。

4. 辨证分型

（1）寒湿凝滞、气滞血瘀证

新病肘部重着刺痛，疼痛剧烈、呈持续性，劳作后加重，不能旋臂，提物困难。舌质紫暗，有瘀斑，苔白腻，脉细涩。

（2）肝肾不足、气血两虚证

久病肘部隐痛不舒，疼痛较轻，反复发作，缠绵难愈，入夜尤甚，无力持重，伴头晕目眩，腰酸耳鸣，舌红，苔少，脉细弱。

5. 中药特色蜡疗

（1）特色蜡疗材料

基础方为化瘀消肿方，其组成为三七、当归、丹参、鸡血藤、制乳香、制没药、香附、延胡索、透骨草、赤芍、川芎各60g。寒湿凝滞、气滞血瘀型加羌活、肉桂各60g；肝肾不足、气血两虚型加巴戟天、白芍各60g。治疗时用紫德堂特色中药蜡块1000g。

（2）特色蜡疗部位

患侧曲池穴区、二泽穴区、阿是穴区等（图7-9）。

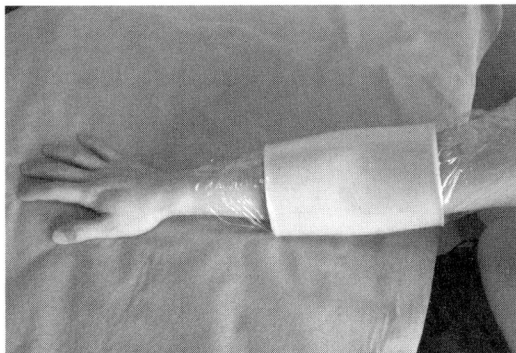

图 7-9 肱骨外上髁炎调理示意图

（3）特色蜡疗疗法

每日治疗 1 次，每次治疗 30 分钟，10 次为一疗程。

该病可以使用蜡疗木套盒、火套盒、蜡灸膏治疗。

6. 其他治疗

（1）理筋

运用弹拨、分筋、屈伸、顶推等手法治疗，达到缓解痉挛、活络止痛之目的。操作时患者正坐，术者先用拇指在肱骨外上髁及前臂桡侧痛点做弹拨、分筋，然后术者一手由背侧握住腕部，另一手掌心顶托肘后部，拇指按压肱桡关节处，握腕之手使桡腕关节掌屈，并使肘关节做交替屈伸的动作，同时另一手于肘关节由屈曲变伸直时在肘后部向前顶推，使肘关节过伸、肱桡关节间隙加大，如桡侧腕长伸肌有粘连，该步骤可将粘连撕开。

（2）刺络放血

用三棱针在肘部压痛点点刺，使其少量出血，加拔火罐；或用皮肤针叩刺肘部压痛点，使其少量出血，加拔火罐。

（3）药物治疗

治宜养血荣筋、舒筋活络，内服活血汤、舒筋汤等，外敷定痛膏或用海桐皮汤熏洗、热敷患处。

【按语】

肱骨外上髁炎，又称肱骨外上髁综合征等，是以肘关节外侧疼痛为主要表现的综合征。肱骨外上髁炎属于中医学"肘劳""经筋病"等范畴，多见于需经常、反复旋转前臂，用力屈伸肘关节的作业人员，如木工、水电工及网球运动员等。肘部劳损或受凉可引起肌肉痉挛，导致局部疼痛并沿腕伸肌放射性窜痛，使得经筋拘急疼痛、关节活动不利。

蜡疗方中，三七、丹参、赤芍、川芎可活血化瘀；香附、延胡索、制乳香、制没药可行气止痛消肿；当归、鸡血藤可养血通络；透骨草可透骨通经。寒湿凝滞、气滞血瘀者加羌活、肉桂，以温经散寒、行气活血；肝肾不足、气血两虚者加巴戟天、白芍，以补益肝肾、滋养气血。

所选患侧曲池穴区、二泽穴区、阿是穴区，可使药力直接作用于局部，治疗范围广，温热力量强，可温通经脉、扶正祛邪、活血化瘀，从而鼓动气血流通，疏通经络，调节神经、血管功能，改善血液循环，促进炎症物质的吸收，消散增生，改善功能活动。中药特色蜡疗有利于药物的吸收和热力的传导，能起协同作用，从而调节免疫功能，改善血液循环，调节神经内分泌功能，抗炎镇痛。药力和热力共同作用可降低痛觉神经兴奋性，熏蒸可增强结缔组织伸展性，增大关节的活动范围，有效缓解疼痛。

二十五、坐骨神经痛

1. 概述

坐骨神经痛是指沿着坐骨神经通路（腰部、臀部、大腿后侧、小腿后外侧及足外侧）出现放射性疼痛的综合征。

2. 病因病机

中医学对坐骨神经痛有一定的认识，古代文献中称其为"臀风""腿股风""腰腿痛"等。《灵枢·经脉》记载的足太阳膀胱经病候中就有"脊痛，腰似折，髀不可以曲，腘如结"，形象地描述了坐骨神经痛的临床表现。坐骨神经痛的发病与久病劳损，或素体肝肾亏虚，外感风寒湿邪，腿、腰经络受损，气血瘀滞不通等不良因素有一定的关系，不通则痛。

3. 诊断要点

（1）症状

坐骨神经分布的区域，如腰部、臀部、大腿后侧、小腿后外侧、足外侧等区域内有压痛点。

（2）体征

坐骨神经牵拉试验阳性，拉塞格征（Lasègue sign）、克尼格征（Kernig sign）、邦内特征（Bonnet sign）等阳性；坐骨神经支配区域内有不同程度的运动、感觉、反射和自主神经功能障碍，如跟腱反射消失等。

4. 辨证分型

（1）寒湿痹阻型

下肢疼痛较剧，呈游走性，有电掣感，时甚时缓，或肌肉胀痛，重着麻木，可因风寒湿邪外侵而诱发或加重，舌淡，苔白，脉弦紧。

（2）湿热蕴郁型

多因外伤感染、化脓、炎性渗出物压迫而致，发病急，下肢疼痛较剧，患处发热肿胀，得热痛甚，遇凉痛减，舌红，苔黄腻，脉滑数。

（3）瘀血阻滞型

多有腰部基础疾病或外伤史，常有慢性腰痛，痛处固定不移，腰部僵直，起卧时痛甚，患肢有电掣感、麻木感，舌紫暗或有瘀斑，脉沉细涩。

（4）肝肾亏虚型

下肢疼痛时间较长，反复发作，痛喜按揉，伴腰膝酸软，舌质淡红或淡暗，亦可有瘀点、瘀斑，脉细涩。

5. 中药特色蜡疗

（1）特色蜡疗材料

基础方为腰损方，其组成为金毛狗脊、续断、杜仲、桑寄生、牛膝、延胡索、川芎、三七、独活、桂枝、伸筋草、地龙、肉桂、川乌、木香、乳香、没药、巴戟天、白芍各60g。寒湿痹阻型加干姜、茯苓、白术各30g；湿热蕴郁型加秦艽80g；瘀血阻滞型加当归、川芎、红花、桃仁各30g；肝肾亏虚型加熟地黄、山药、山茱萸、菟丝子各30g，附片6g。治疗时用紫德堂特色中药蜡块1000g。

（2）特色蜡疗部位

主要选取背俞下穴区、骶脊穴区，配以相应的背俞穴区（图7-10）。

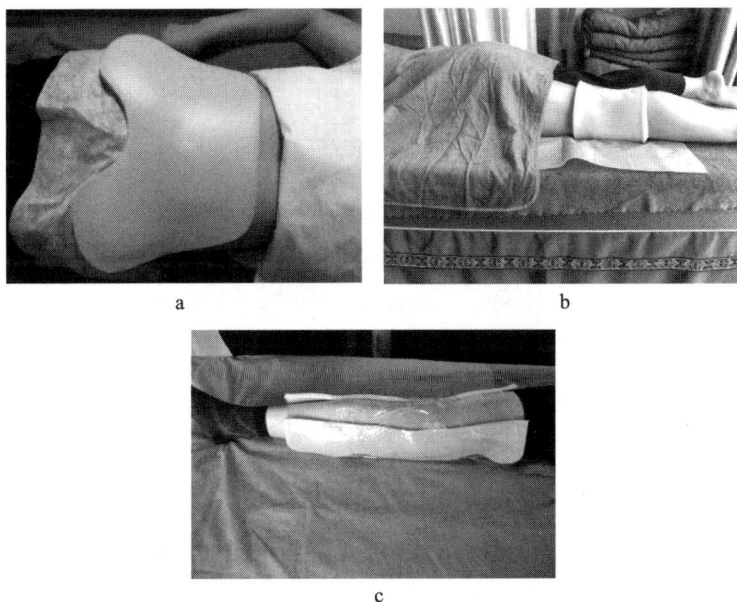

图 7-10 坐骨神经痛调理示意图

（3）特色蜡疗疗法

每日治疗1次，每次治疗30分钟，10次为一疗程。

该病可以使用蜡疗木套盒、火套盒、蜡灸膏治疗。

6.其他治疗

（1）针刺

选穴：主要选取腰俞、腰阳关、命门、夹脊穴（腰4～腰5，双侧）、肾俞（双侧）、委中（双侧）、三阴交（双侧）。

操作：对于督脉腧穴，针刺时要求针尖深达椎体、椎板，用平补平泻法。对于腰夹脊穴，急性期施以泻法、缓解期施以平补平泻法、恢复期施以热补法，并且操作时针尖朝向脊柱斜刺进针，刺向腰椎神经根。对于膀胱经腧穴，操作时直刺进针，使用补法，以局部有酸胀感为宜。对于委中穴，可以进行刺络放血。余穴常规针刺。

（2）刺络放血

用皮肤针叩刺腰骶部，在局部压痛点刺络放血，加拔火罐。

【按语】

坐骨神经痛属于中医学"痹证"等范畴，《素问·痹论》曰："风寒湿三气杂至，合而为痹。"风寒湿邪侵袭机体，凝滞筋脉，导致气滞血瘀、寒凝筋脉、经络阻滞，日久可损伤正气。坐骨神经痛的发病机制主要为神经根及感觉神经节受压迫，也与局部炎症因子的刺激有关。因此，临床治疗多以行气活血、温经散寒、通络止痛为主，病程较长者用扶正祛邪的方剂加减，如黄芪桂枝五物汤、舒筋健腰丸等，补阳还五汤加减等也是治疗坐骨神经痛的常用方。

蜡疗药方腰损方中，金毛狗脊、续断、杜仲、桑寄生、牛膝、巴戟天、川乌可补益肝肾；延胡索、川芎、三七、独活、桂枝、伸筋草、地龙、木香、乳香、没药、白芍可行气活血，养血柔筋；肉桂可温补肾阳。寒湿痹阻者加干姜、茯苓、白术，以散寒除湿；湿热蕴郁者加秦艽，以清热利湿；瘀血阻滞者加当归、川芎、红花、桃仁，以活血化瘀；肝肾亏虚者加熟地黄、山药、山茱萸、菟丝子、附片，以温肾壮骨。

腰为肾之府，背俞下穴区含肾俞等穴，可补益肝肾，以治劳损。再者，该穴区正在腰肌之位，既可祛除腰部风寒湿邪，又可活血化瘀通络，促进腰肌的血液循环，缓解腰痛等症。临床上根据证型的不同，瘀血阻滞者加配血海穴区，以活血化瘀；肝肾亏虚者配背俞中穴区、腰脊穴区，以补益肝肾、通经活络止痛。

蜡疗的理疗作用配合中药的作用，可通过局部作用而调理全身脏腑、经络之气血，再加上进行情志疏导，可取得较好的疗效。配合针刺、推拿、穴位注射等疗法治疗本病，疗效更佳。根据神经走行及症状表现，再结合临床经验，优化取穴方案，临床疗效显著。

治疗坐骨神经痛时常取膀胱经、胆经穴位，其中选用频率较高的有环跳、阳陵泉、委中等，配合电刺激可提高疗效。通过对髋、膝关节的牵拉、旋转，充分松弛髋部周围肌肉，可改善血液循环，缓解肌肉、韧带痉挛，据相关文献所述可在一定程度上减轻坐骨神经痛的刺激，达到治疗目的。

此外，医生应嘱患者合理安排饮食起居，避免受到各种不良刺激，这样有利于康复。必要时须结合西医手术治疗。

第二节 外科疾病

一、瘢痕挛缩

1. 概述

瘢痕挛缩是一种因广泛软组织缺损但未进行修复而留下的挛缩畸形，是以所引起的功能障碍特征来命名的。该病主要由皮肤缺损面积较大的开放性创面，经肉芽形成、创缘向心性收缩、上皮再生覆盖等步骤而形成，也可由不恰当的手术切口或某些部位皮肤特定走向的裂伤直接缝合后形成的瘢痕发展而成。由瘢痕挛缩引起的功能障碍和形态改变被称为瘢痕挛缩，也称瘢痕挛缩畸形。

2. 病因病机

中医学认为，该病与脾的关系最为密切，脾胃为后天之本，化生气血，营养五脏六腑、肌肉筋骨，且脾主肌肉，若脾胃虚弱，气血生化不足，则肌肉萎缩；气虚无力推动血脉，气血阻滞，脉络不通，不通则痛，局部会出现硬结及疼痛。

3. 诊断要点

（1）病史

有明确外伤史。

（2）临床表现

皮肤缺损面积较大的开放性创面逐渐形成瘢痕，有由瘢痕挛缩引起的功能障碍和形态改变。

4. 辨证分型

（1）瘀毒聚结证

瘢痕块初起或形成时间不长，颜色较鲜红或紫红，质地坚硬，时有痒痛不适，口干，大便干结，小便短赤，舌红，有瘀斑或瘀点，苔薄黄，脉弦。

（2）气虚血瘀证

瘢痕日久不消退，颜色淡红或暗红，质地韧实，如橡胶样，无痒痛，体弱肢乏，声低懒言，面色无华，舌质淡，苔薄白，脉细涩。

5. 中药特色蜡疗

（1）特色蜡疗材料

基础方为消瘢方，其组成为白附子 80g，白芷、黄芩、防风各 50g，轻粉 10g。瘀毒聚结型加荆芥、丹参、白鲜皮各 50g；气虚血瘀型加木香、黄芪、丹参各 50g。将中药共研细末备用，治疗时用石蜡 500g。

（2）特色蜡疗部位

病变局部、足三里穴区、血海穴区、胸脊中穴区等。

（3）特色蜡疗疗法

每日 1 次，每次 30 分钟，20 ～ 30 次为一疗程。

该病可以使用蜡疗木套盒治疗。

6. 其他治疗

（1）中药汤剂内服

临床上常用复元活血汤加减（当归、桃仁、红花、三棱、莪术、柴胡、枳壳、土鳖虫、生牡蛎、土贝母）以行气活血、软坚散结，治疗气滞血瘀型瘢痕疙瘩，或用生脉散加味（党参、麦冬、生地黄、山药、枸杞子、酸枣仁、五味子、白芍、菊花、木瓜、僵蚕）以益气生津、养血润燥，治疗气亏阴虚、血燥筋急引起的瘢痕疙瘩瘙痒。

（2）局部外用中药

用大血藤、丹参、红花、当归制成大血藤洗剂，采用外洗浸泡的方法，使药物经皮肤黏膜直接吸收，可改善局部血液循环，抑制成纤维细胞增殖，促使瘢痕组织软化，甚至消失。

【按语】

瘢痕挛缩属于中医学"痿证"范畴，与脾的关系最为密切。脾为后天之本，化生气血以充养肌肉筋骨，若气血不足或气血阻滞，则可导致局部硬结、疼痛、肌肉萎缩。该病当以补益气血、理气活血止痛为治则。

消瘢方中，白附子具有通络止痛之功；白芷、防风具有祛风通络之功；黄芩、轻粉具有散结祛瘀之功。以上药物共奏活血、通络、止痛之功效。瘀毒聚结者加用荆芥、丹参、白鲜皮，以祛瘀解毒；气虚血瘀者加用木香、黄芪、丹参，以理气活血止痛。

所选穴区中，取病变局部可起到局部活血化瘀的作用；足三里穴区有补益气血的作用；胸脊中穴区有膈俞及胆俞，二者活血化瘀之力甚强，故选该穴区可活血化瘀、通经止痛；血海穴区具有补血、活血的作用，与足三里穴区相配可增强补益气血之功，与胸脊中穴区相配可增强活血化瘀之功。气血亏虚明显的，可加中脘穴区、气海穴区、关元穴区，与足三里穴区配合使用，可增强补益气血之功；气滞血瘀明显的，可加丰隆穴区，与胸脊中穴区的膈俞、胆俞、肝俞、血海配合使用，可加强理气活血之功。

中药特色蜡疗将中药与经脉循行相结合，可改善病变局部的血液循环，调节神经与血管的功能，从而缓解局部疼痛，消散硬结，预防局部肌肉萎缩。同时，石蜡疗法的透热作用可深达皮下组织 0.2 ～ 1cm，且比热容大，导热性低，可以改善血液循环、组织代谢，缓解肌肉痉挛，对局部又有柔和的机械压迫作用，从而防止组织内淋巴液和血液渗出，对局部瘢痕具有消炎、止痛和消肿的作用。在临床上若加用针灸、中药内服、穴位注射等疗法，能获得更好的疗效。

该病患者平素应减少吸烟或戒烟，这样有利于治疗及恢复。

二、血栓闭塞性脉管炎

1. 概述

血栓闭塞性脉管炎是一种原因不明，以侵犯四肢血管为主的全身非化脓性动静脉炎性疾病，主要累及四肢中动脉、小动脉、静脉，以下肢为甚，绝大多数患者为青壮年男性，该病的发生与吸烟密切相关。

2. 病因病机

该病主要是因脾气不健、肝肾不足、寒湿侵袭、凝滞脉络而致，脾肾阳气不足、肝肾不足是发病的根本，寒冷刺激是发病的重要因素之一，还与长期吸烟、外伤等因素有关。四肢为诸阳之末，得阳气而温。脾肾阳气不足，不能温养四肢，复感寒湿之邪，则气血凝滞，经络阻遏，不通则痛；四肢气血不充，失于濡养，则皮肉枯槁不荣，汗毛脱落；肝肾不足，或寒邪郁久化热，邪毒浸淫，脉络闭阻，肢末无血供养，致趾（指）焦黑坏死，甚则脱落；病久耗伤气血，导致气血两虚。

3. 诊断要点

中国中西医结合学会周围血管疾病专业委员会 1995 年制订的诊断要点如下。

● 几乎全为男性，发病年龄为 20 ～ 40 岁。

● 有慢性肢体动脉缺血性表现，如发凉、怕冷、麻木、间歇性跛行、瘀血、营养障碍性改变等，常累及下肢，上肢发病者少。

● 40% ～ 60% 有游走性血栓性浅静脉炎病史和体征。

● 各种检查证明，肢体动脉狭窄、闭塞的位置多在腘动脉及其远端动脉（常累及肢体中动脉、小动脉）。

- 几乎全有吸烟史，或有受寒受冻史。

- 在疾病活动期，患者血液中的免疫球蛋白（简称"Ig"）G、IgA、IgM、抗动脉抗体、免疫复合物阳性率增高，T淋巴细胞功能降低。

- 动脉造影显示病变多在股动脉、腘动脉及其远端动脉，动脉呈节段性闭塞、狭窄，闭塞段之间的动脉和近心端动脉多正常，动脉闭塞的近远端多有树根形侧支循环动脉。

4. 辨证分型

（1）血脉瘀阻证

脾肾阳气不充，阴寒内袭，寒凝导致血瘀。寒湿客于经脉皮肉，搏于津液骨髓，则阻滞脉络，导致气血不能濡养四末，肢端疼痛、坏死，甚至脱落。

（2）寒湿阻络证

久客湿地或饮食失节，均能积湿酿痰。湿邪重浊黏腻，最易损伤阳气，阻遏气机，致血运失其畅达，使血脉滞而不通，五趾坏死。

（3）湿热瘀阻证

房事不节，情志不遂，则肾水亏损，相火偏旺，肝木失养，血不荣筋，加之嗜食膏粱厚味，恣嗜辛辣烟酒，则湿热内生，化为火毒，熏蒸脏腑，致肝败筋死，脾败肉死，肾败骨死，而成脱疽之证。

（4）气血两虚证

大病、久病之后气血亏虚，气虚则血运迟滞，血虚则气无所生，血脉瘀阻，络脉失其濡养，而四末气血不能充达，毒邪聚结，气血凝滞，发为本病。

5. 中药特色蜡疗

（1）特色蜡疗材料

基础方为脉管炎散，其组成为生麻黄、土鳖虫、鳖甲各50g，肉桂、芥子各20g，牛膝、川芎、地龙、路路通、玄参、忍冬藤各80g，鹿角霜10g，麝香5g。血脉瘀阻型加当归、桃仁、丹参各50g；寒湿阻络型加黑附子、桂枝、威灵仙各50g；湿热瘀阻型加金银花、紫花地丁各50g；气血两虚型加黄芪、当归各50g。将中药共研细末备用，治疗时用紫德堂特色中药蜡块1000g。

（2）特色蜡疗部位

病变局部、足三里穴区、血海穴区、胸脊中穴区等。

（3）特色蜡疗疗法

每日1次，每次30分钟，20～30次为一疗程。

该病可以使用蜡疗木套盒、火套盒、蜡灸膏治疗。

6. 其他治疗

（1）针刺疗法

选穴：下肢病以足三里、三阴交为主穴，配以委中、血海、太溪、丰隆、昆仑等穴位。其中，病在踇趾，加太冲、太白；病在第二、第三趾，加解溪、陷谷；病在第四、第五趾，加地五穴。上肢病以曲池、内关、合谷为主穴，配以中渚、外关、孔最、后溪等穴位。阴寒凝滞者加阳关、太溪；湿热酿毒者加阳陵泉、复溜；热毒壅滞者加血海、委中等穴。取穴以每侧肢体选 2～4 个穴为宜。

刺激强度：刺激强度由弱到强，以强刺激为好。

治疗时间：每日或隔日 1 次，每次留针半小时以上。此法可缓解血栓闭塞性脉管炎引起的疼痛不适等症状。

（2）穴位注射疗法

取下肢阳陵泉、阴陵泉、三阴交、悬钟、委中、昆仑等穴。取骨肽针、伊痛舒针、野木瓜针各 1 支（每支 2mL），用 10mL 注射器配 6 号针头，将三药吸入针管混合均匀。对穴位局部皮肤进行常规消毒，然后将药液缓慢注入穴位，每穴注射 0.5mL，每日 1 次，10 次为一疗程，相邻疗程间隔 7 天，治疗 2～3 个疗程，然后评估疗效。

【按语】

血栓闭塞性脉管炎属于中医学"脱疽"范畴，早在《灵枢·痈疽》中即有记载："发于足指，名脱痈，其状赤黑，死不治，不赤黑不死。治之不衰，急斩之，不则死矣。"汉代华佗之《神医秘传》载："此症发于手指或足趾之端，先痒而后痛，甲现黑色，久则溃败，节节脱落。"该病当以散寒通脉、清热解毒、活血化瘀、消肿止痛为治则。

蜡疗用药脉管炎散中，生麻黄、肉桂、芥子可温经散寒；土鳖虫、鳖甲、牛膝、忍冬藤具有舒筋活络之功；川芎、玄参可补益气血；地龙、路路通可祛风通络；鹿角霜可温肾助阳；麝香可活血通经、止痛。上述诸药与石蜡同用，共奏散寒通脉、活血化瘀、清热解毒、消肿止痛之功。血脉瘀阻型加用当归、桃仁、丹参，以通络止痛；寒湿阻络型加用黑附子、桂枝、威灵仙，以散寒通络止痛；湿热瘀阻型加用金银花、紫花地丁，以清热解毒；气血两虚型加用黄芪、当归，以益气补血。

所选穴区中，取病变局部可起到局部活血化瘀的作用；胸脊中穴区有膈俞及胆俞，两穴相配，具有活血化瘀之力，至阳穴具有温阳止痛之功；足三里穴区有补益气血之功；血海穴区具有补血、活血的作用，与足三里穴区相配可增强补益气血之功，与胸脊中穴区相配可增强活血化瘀之功。血脉瘀阻型配伍三阴交穴区、太冲穴区，以理气活血；寒湿阻络型配伍大椎穴区、丰隆穴区，以散寒除湿；湿热瘀阻型配伍曲池穴区、丰隆穴区，以清热利湿、活血化瘀；气血两虚型配伍上巨虚穴区、下巨虚穴区、中脘穴区，以健运脾胃、补益气血。

脉管炎散及所选穴区具有散寒通脉、清热解毒、活血化瘀、消肿止痛的功效，结合蜡疗的温通等作用，共奏活血止痛之功。在临床上若配合针灸、中药内服等疗法使用，可获得更好的疗效。

治疗血栓闭塞性脉管炎时要注意以下 4 点：第一，患者平素应注意肢体保暖，防止受外伤，禁止吸烟，这样可减轻病痛，有利于早日治愈；第二，禁食"发物"，如牛肉、羊肉、狗肉、海鲜等；第三，应积极治疗足部霉菌感染，以免诱发该病；第四，进行患肢运动练习（Buerger 运动）有助于促进患肢侧支循环建立，增加患肢血供，具体方法为取平卧位，将患肢抬高 45°，维持 1 ～ 2 分钟，然后坐起，将患肢垂于床边 2 ～ 5 分钟，并做足部旋转、伸屈运动 10 次，最后将患肢放平休息 2 分钟，每次重复练习 5 遍，每日可练习数次。

第三节 皮肤科疾病

一、黄褐斑

1. 概述

黄褐斑，也称肝斑或蝴蝶斑，是面部黑变病的一种表现，是发生在颜面的色素沉着斑，在中青年女性中比较常见，多见于怀孕、人工流产术后及分娩后的女性，极少数男性也会发病。黄褐斑形成的原因主要是内分泌失调、精神压力大、有基础病（肝肾功能不全、妇科病、糖尿病等）、体内缺乏维生素及因外用化学药物产生刺激等。黄褐斑属于中医学"面尘""肝斑""面黑肝""黧黑斑"等范畴，面部色斑呈黄褐色、淡褐色或咖啡色，最初呈多发性，渐渐融合成片，对称分布于面部，以颧部、前额、两颊最为突出，有时呈蝶翼状，边缘清楚或呈弥漫性，面部无炎症及鳞屑。

2. 病因病机

中医学认为，黄褐斑与肝、脾、肾三脏密切相关，其病因病机为精血不足，不能上荣于面；或气血痰瘀积滞于皮下，色素沉着；或肝郁气滞，郁久化热，灼伤阴血，致使颜面气血失和；或脾虚生湿，湿热蕴结，上蒸于面；也有人认为与冲任有关，冲任起于胞宫，最终上行至面部，肝郁血滞伤冲任，气血不能上荣于面，故致本病。

3. 诊断要点

- 发于面部的颧骨、额及口周，多对称呈蝴蝶状（故又名"蝴蝶斑"）。
- 初色如尘垢，日久加深，变为浅灰褐色或深褐色，枯暗不泽。

- 大小不定，斑点边缘清晰，表面光滑，无炎症反应，无痛痒。
- 女性黄褐斑患者多伴有月经不调、经前乳胀或其他慢性病症。
- 男性黄褐斑患者多伴有阳痿、早泄、胃肠功能紊乱等病症。

4. 辨证分型

（1）肝郁气滞证

面部有黄褐色、淡褐色或咖啡色斑，边界较清，形状不规则，心情抑郁，情绪不宁，善哭易怒，舌淡红，苔薄白，脉弦。

（2）湿热内蕴证

面部有黄褐色、淡褐色或咖啡色斑，边界较清，形状不规则，体胖，疲倦乏力，舌淡红，苔黄腻，脉滑数。

（3）脾肺气虚证

面部有黄褐色、淡褐色或咖啡色斑，边界较清，形状不规则，纳呆，疲倦乏力，自汗，舌淡白，苔薄白，脉濡弱。

（4）瘀血内阻证

面部有黄褐色、淡褐色或咖啡色斑，边界较清，形状不规则，舌质紫暗，或有瘀斑、瘀点，脉弦涩。

5. 中药特色蜡疗

（1）特色蜡疗材料

基础方为祛斑美容方，其组成为白术20g，白附子20g，白芷25g，茯苓25g，玉竹30g，当归36g，薏苡仁40g，赤芍25g，川芎15g，天冬20g。肝郁气滞型加柴胡、香附各15g；湿热内蕴型加苍术、猪苓、泽泻各15g；脾肺气虚型加黄芪、党参各20g；瘀血内阻型加桃仁、红花、泽兰各15g，鸡血藤25g。中药共研细末备用，治疗时用紫德堂特色中药蜡块1000g。

（2）特色蜡疗部位

眉上穴区、面颊穴区、鼻部穴区、眼鼻穴区、三阴交穴区、督脉穴区等。

（3）特色蜡疗疗法

每日1次，每次40分钟，10次为一疗程。

该病可以使用蜡疗面部美容蜡——蜡女郎治疗。

6. 其他治疗

（1）耳针

每次选取肺、肝、肾、心、内分泌、皮质下、内生殖器、面颊中的2～4穴，使用毫针刺法或压丸法。

（2）穴位注射

取肺俞、胃俞、足三里、血海等进行穴位注射。

【按语】

黄褐斑临床上一般多见于女性，女性以气血为本，气机通利、血气通达则不瘀。肝郁气结，肾气、肾阴亏损，脾气不健，湿热交阻，气血郁结，不荣于面，化热瘀滞，积郁面部，则黄褐斑形成，临床治疗颇为棘手，疗效欠佳。治疗以调畅气机、活血祛瘀、益肾健脾为主。

祛斑美容方具有疏肝解郁、调和气血、祛斑养颜之功能。女子以肝为先天，肝为藏血之脏，血虚则成斑。方中当归、赤芍、川芎可养血补虚以治本；由于脏腑功能失调，血瘀形成，有"无瘀不成斑"之说，因此用天冬、玉竹滋阴益气；白术、白芷、茯苓、薏苡仁可健脾利湿；白附子可引药直达病所。诸药协同，共奏养血补虚、活血化瘀之功。依据证型的不同，肝郁气滞者加柴胡、香附，以疏肝理气；湿热内蕴者加苍术、猪苓、泽泻，以清热利湿；脾肺气虚者加黄芪、党参，以补脾肺之气；瘀血内阻者加桃仁、红花、泽兰、鸡血藤，以活血化瘀。

美容蜡敷贴局部穴位可疏通经络、调和气血，促进病变部位的血液循环。脾胃为后天之本，气血生化之源，故取脾经血海穴区有调血理气的功效；肺主气，气为血之帅，肺俞与血海配伍可补气调血；曲池、足三里分别为手足阳明经之合穴，二穴合用，共奏行气活血之效；三阴交为足太阴、厥阴、少阴之会，能通调肝脾肾之功能；十二经脉均直接或间接地与面部相联系，取局部穴区可调节整体经气、化瘀通络、消除褐斑；督脉为阳脉之海，取督脉穴位能振奋阳气、除湿化浊、消斑除翳；足太阳膀胱经主一身之表，五脏六腑的经气均输注于膀胱经，取背部穴区能疏通五脏六腑经气，调节皮肤气血，调节内分泌功能，使体内性激素水平恢复平稳，减少色素分泌。依据证型的不同，肝郁气滞者配期门穴区，以疏肝理气；湿热内蕴者配曲池穴区、阴陵泉穴区，以清利湿热；脾肺气虚者配肺俞穴区、背部穴区，以补益肺气；瘀血内阻者配血海穴区，以活血化瘀。

蜡疗凭借较强的渗透力使效力直达病所，药物作用和温热作用可改善受损部位的微循环，增加血供，促进面部代谢，对黄褐斑有良好的治疗作用，在临床上可与针刺、穴位注射等疗法相结合，效果更好。

除治疗外，尚须嘱患者调畅情志，少食肥甘，多吃水果、蔬菜，慎勿滥涂外用药，避免日光暴晒等。

二、湿疹

1. 概述

湿疹是一种常见的过敏性炎症性皮肤病，以皮疹多样性、对称分布、瘙痒剧烈、反复发作、易演变成慢性为特征，可发生于任何年龄、任何部位、任何季节，但常在冬季复发或加剧，有渗出倾向。

2. 病因病机

湿疹因禀赋不足，饮食不节（恣食五辛或发物），伤及脾胃，脾失健运，湿热内生，复感风湿热邪，内外合邪，两相搏结，浸淫肌肤而发，或素体虚弱，脾为湿困，肌肤失养，或湿热蕴久，耗伤阴血，血虚风燥，肌肤失养而致。急性者以湿热为主；亚急性者多与脾虚湿恋有关；慢性者多为病久耗伤阴血，血虚生风生燥所致，甚至可见肌肤甲错。发于小腿者常为经脉迟缓，气血运行不畅，湿热蕴阻，肌肤失于濡养所致。

3. 诊断要点

临床诊断主要根据病史及临床表现特点进行。急性湿疹的皮疹表现为多形性、对称分布、有渗出倾向；慢性湿疹的皮损呈苔藓样变；亚急性湿疹的皮肤损害介于上述二者之间。对特殊型湿疹应注意其独特的临床症状。

（1）急性湿疹

急性湿疹发病急，皮疹常呈对称分布，好发于头面、四肢和外阴部。在病程中，红斑、丘疹、水疱、脓疱、糜烂、结痂等各型皮疹可循序出现，但常有 2～3 种皮疹并存或在某一阶段以某型皮疹为主。患者常因瘙痒剧烈而搔抓，导致病情加重。

（2）亚急性湿疹

急性湿疹的炎症症状减轻后，皮疹以丘疹为主，伴有鳞屑、结痂，但搔抓后仍会出现糜烂。

（3）慢性湿疹

慢性湿疹多因急性、亚急性湿疹反复发作演变而成，亦可开始即呈慢性炎症表现。患处皮肤浸润增厚，变成暗红色，可见色素沉着。持久不愈时，皮损纹变粗大，表现为干燥而易发生皲裂。皮损常见于小腿、手、足、肘窝、外阴、肛门等处。

4. 辨证分型

（1）湿热浸淫证

初起皮损潮红、灼热、肿胀，继而粟疹成片或水疱密集，渗液流津，瘙痒不休，身热口渴，便秘，小便短赤，舌红，苔黄腻，脉滑数。

（2）脾虚湿蕴证

皮损潮红，瘙痒；抓后糜烂，可见鳞屑，纳少神疲，腹胀便溏，舌淡胖有齿痕，苔白腻，脉濡缓。

（3）血虚风燥证

病程较长，皮损色暗或见色素沉着，粗糙肥厚，呈苔藓样变，瘙痒剧烈，皮损表面有抓痕、出血和脱屑，头昏乏力，口干不欲饮，舌淡，苔白，脉弦细。

5. 中药特色蜡疗

（1）特色蜡疗材料

基础方为湿疹方，其组成为生地黄、玄参、丹参、当归各20g，茯苓、泽泻、地肤子、蛇床子各25g。湿热浸淫型加黄连30g；脾虚湿蕴型加薏苡仁20g；血虚风燥型加蒺藜30g。中药共研细末，治疗时用紫德堂特色中药蜡块1000g。

（2）特色蜡疗部位

水道穴区、皮损局部等。

（3）特色蜡疗疗法

每日1次，每次40分钟，10次为一疗程。

该病可以使用蜡疗火套盒、水套盒、面部美容蜡——蜡女郎治疗。

6. 其他治疗

（1）耳针治疗

取肺、神门、肾上腺、肝、皮质下穴，使用毫针刺法或耳穴压丸法。

（2）皮肤针治疗

取局部阿是穴、夹脊穴和足太阳膀胱经背部第一侧线，用皮肤针轻叩，以皮肤红晕为度。

【按语】

湿疹相当于中医学的湿疮，其特点是皮损多形性、对称分布、易于渗出、自觉瘙痒、反复发作和慢性化。湿疹多为禀赋不足，风、湿、热邪阻于肌肤所致；或因饮食不节，过食辛辣鱼腥动风之品，或嗜酒而伤及脾胃，脾失健运，致湿热内生，又外感风湿热邪，内外合邪，两相搏结，浸淫肌肤，发为本病；或因素体虚弱，脾为湿困，肌肤失养，或因湿热蕴久，耗伤阴血，化燥生风，导致血虚风燥，肌肤甲错，发为本病。临床上以清热利湿、健脾养血为治则。

湿疹方具有滋阴养血、除湿润燥的作用。方中玄参大苦大寒，上泻肝胆实火，下清下焦湿热；生地黄、当归、丹参可活血祛瘀通络；泽泻、茯苓可清热利湿，使湿热从水道被祛除；地肤子、蛇床子可燥湿祛风。综观全方，泻中有补，利中有滋，可分清泌浊，使火降热清，瘙痒得止，因此有利于湿疹的好转及消退。依据证型的不同，湿热浸淫型加用黄连，以清热燥湿、泻火解毒；脾虚湿蕴型加用薏苡仁，以健脾渗湿；血虚风燥型加用蒺藜，以平肝解郁、活血祛风。

蜡疗所选穴区以足太阴脾经、足阳明胃经为主。选用水道穴区可利水祛湿，在皮损局部取穴属局部取穴法。依据证型的不同，湿热浸淫型加用曲池穴区、阴陵泉穴区，以清热利湿；脾虚湿蕴型加用阴陵泉穴区、三阴交穴区，以健脾化湿；血虚风燥型加用膈俞穴区、血海穴区，以养血润燥、祛风止痒。

通过蜡疗治疗湿疹，有症状控制快、疗效显著、方法简单易行、不良反应少的特点，若同时配以刺络放血疗法，效果更好，值得推广应用。

治疗期间，医生应嘱患者忌辛辣刺激性食物，忌烟酒，尽量少吃或者不吃海鲜、牛羊肉等发物；不可滥用止痒药和有刺激性的外用药（如碘酒、药酒等）；尽量少接触含化学成分的用品。

三、神经性皮炎

1. 概述

神经性皮炎，又称慢性单纯性苔藓，是一种主要以皮肤苔藓样病变及阵发性剧痒为特征的慢性神经功能障碍性皮肤病，多于夏季加重、冬季减轻，多见于 20～50 岁的青壮年。该病相当于中医学的"牛皮癣""摄领疮"等。

2. 病因病机

中医学认为，该病初起多为风湿热之邪阻滞肌肤，或颈项多汗，或硬领摩擦等所致。病久耗伤阴液，营血不足，血虚生风生燥，肌肤失养。血虚肝旺，情志不遂，郁闷不舒，或紧张劳累，心火上炎，以致气血运行失职，凝滞肌肤是诱发该病的重要因素，且可致疾病反复发作。

3. 诊断要点

- 该病以中青年患者为多见，先有剧烈瘙痒，后有皮损。
- 皮疹为扁平丘疹，呈苔藓样变，无渗出。
- 皮疹多发于颈部、四肢伸侧、腰骶部、腘窝、外阴。
- 慢性病程，常反复发作。

4. 辨证分型

（1）血热生风证

发病初期仅有瘙痒而无皮疹，或起丘疹，呈正常皮色或红色，吃辛辣食物或感热后加重，舌红，苔黄，脉数。

（2）血虚风燥证

病久皮肤增厚，干燥如皮革样，色素沉着，夜间瘙痒加剧，舌淡，苔白，脉细。

5. 中药特色蜡疗

（1）特色蜡疗材料

基础方为神经性皮炎方，其组成为党参、茯苓、白术、薏苡仁、山药、玄参、黄芩、白及、何首乌、生地黄、牡丹皮、红花、地肤子、当归、蒺藜、僵蚕、苍术、蛇床子、金银花、苦参、防风、桑白皮、白鲜皮、栀子、白芍各30g。血热生风型加赤芍30g；血虚风燥型加黄芪、当归30g。中药共研细末备用，治疗时用石蜡1000g。

（2）特色蜡疗部位

背俞上穴区、背俞中穴区、背俞下穴区、病变局部阿是穴区等。

（3）特色蜡疗疗法

每日1次，每次40分钟，10次为一疗程。

该病可以使用蜡疗火套盒、土套盒之肠胃套盒、面部美容蜡——蜡女郎治疗。

6. 其他治疗

（1）皮肤针治疗

取皮损局部阿是穴、背俞穴、相应夹脊穴，用皮肤针叩刺至出血后可拔罐。

（2）耳针治疗

取肺、肝、神门、肾上腺、皮质下、内分泌穴，使用毫针刺法，或埋针法、压丸法。

（3）穴位注射

每次选取曲池、足三里、大椎、肺俞、百会中的2～3个穴位，用维生素B_6 500μg与盐酸异丙嗪注射液25mg混合，进行常规穴位注射。

【按语】

神经性皮炎引起的瘙痒是因风热、湿热邪气蕴阻皮肤，或肝郁化火、血虚风燥而致。《黄帝内经》中有"诸痛痒疮，皆属于心""心藏神"的记载，说明古人早已意识到痒觉与人的心神有关，这与西医学认为该病是神经功能障碍性皮肤病的观点不谋而合。脾肾亏虚、血虚风燥与变态反应性体质及内分泌失调有关。该病的治疗以养血润燥、清利湿热、补益肝肾为法。

蜡疗药方神经性皮炎方中，党参、茯苓、白术、山药、薏苡仁、苍术可健脾祛湿，健脾益气；生地黄、玄参、牡丹皮、黄芩、栀子、金银花可清热凉血，清解表里热毒；防风、白鲜皮、地肤子、蒺藜、僵蚕、蛇床子、苦参可祛风止痒，疏透皮表邪毒；当归、白芍、何首乌可养血润燥，濡养肌肤；白及、桑白皮可敛疮生肌，促进皮损修复；红花可活血散瘀。根据辨证分型，血热生风者加赤芍，以凉血息风；血虚风燥者加黄芪、当归，以补益气血、养血润燥。诸药合用，共奏祛风止痒、养血润燥、清利湿热之功，以克顽疾。

蜡疗所选穴区包括背俞上、中、下穴区，以及心、肺、肝、脾、肾等五脏六腑腧穴之所在，意在调理脏腑功能，从内调之，以养血润燥、清利湿热、补益脾肾，调节神经与内分泌功能，从而达到治本之目的。根据辨证分型，血热生风者配曲池穴区、太冲穴区，以凉血息风；血虚风燥者配血海穴区、胃肠穴区、三阴交穴区，以养血润燥，"血行风自灭"。

蜡疗凭借较强的渗透力使效力直达病所。药物作用和温热作用可改善受损部位的微循环，增加血供，对神经性皮炎有着良好的治疗作用。除此之外，在临床上可配合使用针刺、穴位注射等疗法，效果更好，值得推广应用。

在治疗的同时，医生应嘱咐患者放松心情，力求规律生活，注意劳逸结合，减少不良刺激，限制酒类、辛辣饮食。

四、冻疮

1. 概述

冻疮是指人体受寒邪侵袭所引起的全身性或局部性损伤。冻疮是因天气寒冷引起的，多发生在手脚的末端、鼻尖、面颊和耳部等处。患处皮肤苍白、发红、水肿、发痒、热痛、有肿胀感，严重的可出现紫血疱，引起患处坏死、溃烂、流脓、疼痛。局部性冻伤者病情较轻，以局部肿胀、麻木、痛痒、青紫，或起水疱，甚至破溃成疮为主症；全身性冻伤者病情较重，以体温下降、四肢僵硬，甚至阳气亡绝导致死亡为主要特征。

2. 病因病机

患者遇冬令时节，或久处寒冷潮湿环境，加之平素气血虚弱，或因饥饿，或因病后，或因静坐少动，寒邪侵袭过久，耗伤阳气，以致气血运行不畅，气血瘀滞，而成冻疮，重则肌肤腐烂。此外，暴冷着热，或暴热着冷，也可致气血瘀滞，腐烂成疮。若寒邪太重，耗伤阳气太过，则可因阳气耗竭而亡。

3. 诊断要点

冻疮多发生于冬季，尤其多见于寒冷而潮湿的地区，初冬或初春时更易发生。该病多见于儿童、手足常发绀的青年女性及老年人，亦有家族发病倾向。

局部性冻疮主要发生于手背、足跟、耳郭等暴露部位，多呈对称性，轻者受冻部位皮肤先苍白，继而红肿，或有硬结、斑块，边缘焮红，中央青紫，自觉灼痛、麻木，暖热时自觉灼热、痒痛。重者有大小不等的水疱或肿块，皮肤色淡白，或暗红，或转紫色，疼痛剧烈，或感觉消失，局部出现暗红色血疱，血疱破溃后渗脓或流血水，收口缓慢，常需 1 ～ 2 个月或更长时间。

4. 辨证分型

（1）寒凝血瘀证

局部麻木冷痛，肤色青紫或暗红，肿胀结块，或有水疱，发痒，手足清冷，舌淡苔白，脉沉或沉细。

（2）寒盛阳衰证

时时寒战，四肢厥冷，感觉麻木，出现幻觉幻视，意识模糊，蜷卧嗜睡，呼吸微弱，甚则神志不清，舌淡紫苔白，脉微欲绝。

（3）瘀滞化热证

冻伤后局部坏死，疮面溃烂流脓，四周红肿色暗，疼痛加重，伴发热口干，舌红苔黄，脉数。

5. 中药特色蜡疗

（1）特色蜡疗材料

基础方为冻疮方，其组成为当归 50g，红花 30g，川椒 50g，桂枝 25g，白芍 20g，肉桂 10g，干姜 60g，樟脑 15g，细辛 25g。寒凝血瘀型加川乌 20g；寒盛阳衰型加附子 15g；瘀滞化热型加黄连 20g。中药共研细末备用，治疗时用紫德堂特色中药蜡块 1000g。

（2）特色蜡疗部位

背俞下穴区、局部穴区等。

（3）特色蜡疗疗法

每日 1 次，每次 40 分钟，10 次为一疗程。

该病可以使用蜡疗木套盒、火套盒、蜡灸膏治疗。

6. 其他治疗

艾灸：用艾条作用于冻伤部位附近，以温经散寒。

【按语】

冻疮是人体受寒邪侵袭，气血瘀滞所致的局部性或全身性损伤，相当于西医学的冻伤，根据冻伤部位的不同分为全身性冻疮和局部性冻疮。全身性冻疮以体温下降、四肢僵硬，甚至亡阳气绝为主要表现；局部性冻疮以局部麻木、痒痛、肿胀，甚至水疱溃烂为主要表现。治宜温阳散寒、温通血脉、调和营卫。

冻疮方中，当归、白芍可养血和营；红花可活血通络；桂枝、肉桂、细辛、干姜、川椒可温经散寒；樟脑可止痛消炎，有轻微的麻醉功效。根据辨证分型，寒凝血瘀型加川乌，以温肾散寒；寒盛阳衰型加附子，以补火助阳、散寒止痛；瘀滞化热型加黄连，以清热燥湿、泻火解毒。

蜡疗部位以足少阴肾经为主，选用背俞下穴区、局部穴区等。背俞下穴区具有益肾壮阳、培元固本的功效，加上在局部穴区治疗，可达到温阳通络之目的。根据辨证分型，寒凝血瘀型配关元穴区、血海穴区，以益气活血化瘀；寒盛阳衰型配关元穴区，以温补肾阳；瘀滞化热型配曲池穴区、大椎穴区，以泄热化瘀。

蜡疗凭借较强的渗透力使效力直达病所，蜡疗的理疗作用配合方剂的药物作用，可通过局部作用而调理全身脏腑、经络之气血。此外，治疗该病时可配合使用艾灸疗法，药物和温热作用可改善受损部位的微循环，增加血供，对冻疮都有着良好的治疗作用，值得临床推广应用。

在治疗的同时，应嘱患者加强个人防护，避免在寒冷环境中作业，饮食方面应注意多吃温热之品。

第四节　神经系统疾病

一、带状疱疹后遗神经痛

1. 概述

带状疱疹后遗神经痛是患带状疱疹后遗留下来的疼痛，属于后遗症中的一种。临床上认为，带状疱疹患者在皮疹消退以后，其局部皮肤仍有疼痛不适，且持续 1 个月以上者称为带状疱疹后遗神经痛，具体表现为局部阵发性或持续性灼痛、刺痛、跳痛、刀割样痛，严重者影响休息、睡眠，还会影响精神状态。多数患者在治愈后不会复发，极少数患者可多次发病。该病好发于成人，老年人病情尤重。

2. 病因病机

带状疱疹后遗神经痛多由情志内伤，肝气郁结，久而化火，肝经火毒蕴积，夹风邪上窜头面而发；或夹湿邪下注，发于阴部及下肢；火毒炽盛者多发于躯干。年老体弱者常因血虚肝旺，湿热毒蕴，导致气血凝滞，经络阻塞不通，以致疼痛剧烈，病势迁延。总之，该病初期以湿热火毒为主，后期以正虚血瘀兼夹湿邪为患。

3. 诊断要点

- 好发于春秋季节，成年患者居多。
- 有皮损史，好发于腰肋部、胸部或头面部，多发于身体一侧，常沿神经走行分布，一般不超过人体正中线。
- 发病前患部皮肤常有感觉过敏，皮肤灼热刺痛，伴全身不适、疲乏无力、轻度发热等前驱症状。

● 遗留的顽固性神经痛常持续数月，甚至更长时间。

4. 辨证分型

（1）肝经郁热证

皮疹多发于头面、胸胁部，伴有口苦、咽干、烦躁易怒等，舌红，苔黄，脉弦。

（2）脾虚湿盛证

皮疹多发于腹部和下肢，皮损色红，疼痛，可伴有便后腹胀，舌淡白，体胖，苔白厚。

（3）气滞血瘀证

皮疹消退后局部疼痛不止，舌质暗，苔白，脉弦细。

5. 中药特色蜡疗

（1）特色蜡疗材料

基础方为胁痛方，其组成为柴胡、郁金、香附、延胡索、白芍各 50g，佛手、伸筋草、丝瓜络各 80g，川楝子、祖师麻各 30g。肝经郁热型加黄芩、龙胆各 50g；脾虚湿盛型加白术、茯苓、薏苡仁各 50g；气滞血瘀型加木香、黄芪、丹参各 50g。中药共研细末备用，治疗时用紫德堂特色中药蜡块 1000g。

（2）特色蜡疗部位

患侧面颊穴区、患侧眉上穴区、患侧章门穴区、胸脊中穴区、患侧胸脊下穴区等。

（3）特色蜡疗疗法

每日 1 次，每次 30 分钟，20 ～ 30 次为一疗程。

该病可以使用蜡疗木套盒、蜡灸膏治疗。

6. 其他治疗

（1）电针治疗

选取病变节段对应的夹脊穴及其上下节段的夹脊穴。令受试者取侧卧位，选择患侧相应的夹脊穴，常规消毒后，取 0.35mm×0.60mm 毫针，针尖朝向脊椎方向进行斜刺，行针得气后，接脉冲电疗仪（KWD-808I），正极连接患侧病变对应神经节段近脑端的夹脊穴，同时负极连接患侧病变对应神经节段远脑端的夹脊穴，选择疏密波（频率为 2/100Hz），电流以受试者能够耐受为度，留针 30 分钟。每日施治 1 次，连续治疗 14 天。

（2）排针疗法联合麦粒灸

病位在腰部者取俯卧位，病位在胸部者取仰卧位，病位在单侧上下肢者取侧卧位。具体操作时，先开展对皮损部位多个经络的排针疗法：病位在腰部者取皮损部周围的膀胱经第一侧线、第二侧线，以及夹脊穴等多条经络上的多个穴位，每针间隔 1 寸，斜刺深度为 1.0 ～ 1.5 寸；病位在胸部者取皮损部周围的任脉、胃经、脾经等经络上的多个穴位，针刺方法如上；病位在单侧上下肢者取相应的手足三阳经上的多个穴位，针刺方法如上。皮损部位周围每间隔 1 寸在阿是穴上给予麦粒灸，每天 1 次，10 天为 1 个疗程，治疗 2 个疗程。

【按语】

带状疱疹后遗神经痛属于中医学"蛇串疮"范畴，根据发病部位、皮损特点等有"缠腰火丹""火带疮""蛇丹""蜘蛛疮"等别称。清代《外科大成》称该病"俗名蛇串疮，初生于腰，紫赤如疹，或起水疱，痛如火燎"。该病以成簇水疱沿一侧周围神经呈带状分布、伴刺痛为临床特征。该病当以疏肝解郁、清热解毒、健脾利湿、活血止痛为治则。

胁痛方中，柴胡、郁金、香附、延胡索、白芍、佛手可疏肝解郁，理气止痛；伸筋草可祛风散寒、除湿消肿、舒筋活血；丝瓜络可通络、活血、祛风；川楝子可疏肝、行气止痛；祖师麻可祛风除湿、止痛散瘀。肝经郁热型加入黄芩、龙胆，以清肝经郁热；脾虚湿盛型加入白术、茯苓、薏苡仁，以健脾利湿；气滞血瘀型加入木香、黄芪、丹参，以疏肝理气止痛。

蜡疗所选穴区中，胸脊中穴区包含膈俞、肝俞、胆俞，这三者具有清肝经郁热、活血化瘀之力。肝经郁热型配曲池穴区、太冲穴区，以清热利湿；脾虚湿盛型配足三里穴区、丰隆穴区，以健脾利湿；气滞血瘀型配血海穴区，以加强活血止痛之功。

中药特色蜡疗将中药及经络作用相结合，不仅可促进局部的血液循环，还可改善局部神经功能，从而缓解局部疼痛，起到疏肝解郁、清热解毒、健脾利湿、活血化瘀的作用。若加用针灸、中药内服、梅花针叩刺等疗法，在临床上能获得更好的疗效。

在发病期间，患者应忌食肥甘厚味和鱼腥海味，饮食宜清淡，多吃蔬菜、水果；忌用热水烫洗患处，内衣宜柔软宽松，以减少摩擦；皮损局部保持干燥、清洁，忌用刺激性强的软膏涂敷；不要急躁，注意调畅情志。

二、三叉神经痛

1. 概述

面部三叉神经分布区内反复发作的、短暂的阵发性剧痛称为三叉神经痛，发作前无征兆，呈闪电式发作，历时数秒或十数秒，一般不超过 2 分钟，发作间歇期完全正常。病初发作次数较少，以后次数增多且疼痛增强，严重者一日内发作数十次甚至数百次，患者极度痛苦。进入睡眠状态后疼痛发作可减少，甚至消失，少数可痛醒。该病多发于 40 岁以上人群，女性多见。

2.病因病机

中医学认为，该病多与外感邪气、情志不畅、外伤等因素有关。风寒之邪侵袭面部阳明、太阳经脉，寒性收引，凝滞经脉，血气闭阻，不通则痛；或因风热毒邪浸淫面部，经脉气血壅滞，运行不畅而致痛；受外伤，或情志不畅，或久病成瘀，导致气血瘀滞，亦可致痛。

3.诊断要点

● 疼痛的部位、性质、程度、时间及诱因等符合上述表现。

● 无神经系统阳性体征。

● 需除外鼻窦炎、舌咽神经痛、蝶腭神经痛及继发性三叉神经痛（指有明确病因的三叉神经痛，常见的病因有桥小脑角肿瘤、颅底恶性肿瘤等）。

4.辨证分型

（1）风寒偏盛证

疼痛常因天冷或外感风寒而发作或加重，痛时面肌有紧缩感，呈阵发性、短暂、抽搐样剧痛，局部喜热敷，口不渴，舌苔薄白或白滑，脉浮紧或沉迟。

（2）风热偏盛证

面颊呈阵发性剧痛，遇热诱发，痛如火燎肉裂，龈肿口臭，烦躁不安，口渴喜饮，大便干结，小便赤黄，或有胃脘隐痛，舌质红，苔黄厚或腻，脉滑数。

（3）痰瘀阻络证

疼痛经久不愈，时作时止，剧痛时如锥刺刀割。如为痰阻，表现为胸脘满闷，呕吐痰涎，便溏面晦，舌质暗淡，苔滑腻，脉沉滑；如为血瘀，表现为痛处固定不移，午后加剧，舌质偏暗，或见瘀斑、瘀点，脉细涩。

5.中药特色蜡疗

（1）特色蜡疗材料

基础方为面痛方，其组成为全蝎、天南星各100g，伸筋草、天麻、川芎、威灵仙、延胡索各50g，麝香5g。风寒偏盛型配伍防风、白芷、桂枝各50g；风热偏盛型配伍防风、薄荷、黄芩各50g；痰瘀阻络型配伍红花、当归各50g。中药共研细末备用，治疗时用紫德堂特色中药蜡块1000g。

（2）特色蜡疗部位

患侧面颊穴区、患侧眉上穴区、胸脊中穴区等。

（3）特色蜡疗疗法

每日1次，每次30分钟，20～30次为一疗程。

该病可以使用蜡疗火套盒治疗。

6. 其他治疗

（1）常规针刺

主穴：四白、下关、地仓、合谷、内庭、太冲。

配穴：眼痛配攒竹、阳白；上颌痛配巨髎、颧髎；下颌痛配夹承浆、颊车。

操作：取患侧穴位，局部皮肤常规消毒后，使用 0.3mm×40mm 毫针双手直刺进针，施以常规补泻手法，留针 30 分钟。

（2）电针治疗

主穴：攒竹、四白、下关、地仓、合谷、风池。

配穴：眼痛加丝竹空、阳白、外关；上颌痛加颧髎、迎香；下颌痛加承浆、颊车、内庭。

操作：常规络合碘消毒后，采用 0.3mm×40mm 一次性毫针刺入所选穴位，针刺得气后，根据患者面部疼痛部位选择相应穴位连接电针仪，采用低频 2Hz 疏密波，治疗 20～30 分钟，刺激强度以引起患侧面肌收缩且患者能耐受为宜。每天治疗 1 次，10 天为 1 个疗程，共治疗 2 个疗程。

（3）热敏灸

患者取仰卧位，以下关、四白、颊车、承浆、风池等高发热敏穴区域内的穴位为主穴，分别施以艾条温和悬灸，操作时采用 3 年纯艾绒或艾条，点燃后在距离皮肤 3cm 处施以温和悬灸，每次治疗以热敏灸感消失为度，每天治疗 1 次，10 天为 1 个疗程，共治疗 2 个疗程。

【按语】

三叉神经痛属于中医学"面痛""偏头风""头面痛"等范畴。三叉神经是脑神经中粗大的神经之一，是感觉运动混合神经，也称第五对颅神经。它从脑干部发出后，即分成较粗的感觉神经根及较细的运动神经根。感觉神经在穿出脑膜后汇成一个大的神经节，即半月神经节，这是神经细胞之所在，然后分成三支周围神经，Ⅰ支（视神经）支配额顶部、Ⅱ支（上颌神经）分布于面颊部、Ⅲ支（下颌神经）分布于下颌区。因此，不论任何原因导致三叉神经损伤时，都可出现其支配部位的疼痛。该病当以祛风通络、清热解毒、活血止痛为治则。

蜡疗药方面痛方中，全蝎、天麻可祛风解痉止痛；伸筋草、威灵仙可舒筋通络止痛；川芎、延胡索可活血化瘀止痛；天南星可化痰散结止痛；麝香芳香渗透，可通窍止痛。风寒偏盛型加防风、白芷、桂枝，以疏风散寒；风热偏盛型加防风、薄荷、黄芩，以疏风清热；痰瘀阻络型加红花、当归，以活血化瘀止痛。

蜡疗所选穴区中，头面部取患侧面颊穴区、患侧眉上穴区，使局部经脉疏通，起到活血化瘀、通络止痛的作用；胸脊中穴区包含膈俞及胆俞，具有活血化瘀之力，同时该穴区的至阳穴有通络止痛的功效。风寒偏盛型配大椎穴区、合谷穴区，以祛风散寒；风热偏盛型配曲池穴区、太冲穴区，以祛风清热；痰瘀阻络型配血海穴区、三阴交穴区，以活血通络。

中药特色蜡疗将中药作用及经络作用相结合，共奏祛风通络、清热解毒、活血止痛之功，使这二者的调节功能发挥最大的作用，同时蜡疗具有改善血液循环、促进神经功能的作用，对局部有柔和的机械压迫作用，具有消炎、止痛和消肿作用。若加用针灸、中药内服、梅花针叩刺等疗法，在临床上能获得更好的疗效。

日常注意事项：宜选择质软、易嚼的食物。因咀嚼诱发疼痛的患者，则要吃流食，切不可吃油炸物，不宜吃刺激性强、过酸、过甜的食物，以及寒性食物等；吃饭、漱口、说话、刷牙、洗脸时动作宜轻柔，以免触发扳机点而引起三叉神经痛；注意头面部保暖，避免局部受冻、受潮，不用太冷、太热的水洗脸；平时应保持情绪稳定，不宜激动，不宜劳累，不宜熬夜，常听柔和的音乐，保持睡眠充足；保持心情愉快，避免受到精神刺激。

三、脑血管病后遗症

1. 概述

脑血管病后遗症是指脑出血、脑血栓形成、脑栓塞、脑血管痉挛及蛛网膜下腔出血等脑血管疾病患者接受救治后遗留的轻重不等的肢体瘫痪、失语、口眼㖞斜、吞咽困难、思维迟钝、联想困难、记忆减退、烦躁抑郁等症状，以中老年人为多见。该病属于中医学"中风""半身不遂""偏枯"等范畴。

2. 病因病机

中医学认为，该病多发于中老年人群。人至中年，由壮渐衰，心、肝、肾三脏阴阳失调，因房事不节、劳累太过、恣食甘腻、忧思恼怒、嗜酒等导致经络、脏腑功能失常，阴阳失衡，气血逆乱，夹痰夹火，横窜经络，蒙蔽清窍，导致中风发作。经救治，中脏腑之危象已解，但瘀血痰浊尚存于脑中，且久病入络，由此导致经气不利，从而出现肢体瘫痪、言语不利、口眼㖞斜、吞咽困难、思维迟钝、烦躁抑郁等中风后遗症状。

3. 诊断要点

（1）病史

有脑血管疾病（中风）病史。

（2）症状

肢体瘫痪，失语，口眼㖞斜，吞咽困难，思维迟钝，联想困难，记忆减退，烦躁抑郁，等等。

4. 辨证分型

（1）风痰阻络证

临床表现为眩晕、四肢麻木、偏瘫等，因肝肾阴虚导致肝阳上亢化风，可造成肢体强痉拘急，肝风夹痰，故见喉间痰鸣，上扰心神则神志异常，嗜睡。舌质红紫，苔黄腻，脉弦滑数。

（2）痰热腑实证

临床表现除了半身不遂、偏身麻木、口眼㖞斜、言语謇涩、头晕眼花等，还有大便秘结、咳痰黄稠等痰热之象。舌质暗红或暗紫，苔黄腻，脉弦滑而数。

（3）气虚血瘀证

临床表现为头晕、精神不振、肢软无力等气虚证，伴有肢体偏瘫、口眼㖞斜、言语不利等瘀血阻络之象。舌质淡紫或有瘀斑，苔薄白，脉细涩或细弱。

5. 中药特色蜡疗

（1）特色蜡疗材料

基础方为中风通络方，其组成为僵蚕、地龙、土鳖虫、全蝎各30g，胆南星、秦艽、木瓜、天麻、葛根各50g。风痰阻络型配伍防风、青礞石各50g；痰热腑实型配伍浙贝母、瓜蒌各50g；气虚血瘀型配伍黄芪、当归、川芎各50g。中药研末后备用，治疗时用紫德堂特色中药蜡块1000g。

（2）特色蜡疗部位

脊柱穴区与四肢穴区等。

（3）特色蜡疗疗法

每日1次，每次30分钟，20～30次为一疗程。

该病可以使用蜡疗火套盒治疗。

6. 其他治疗

（1）通督针法

主穴：百会、曲池、足三里、合谷、大椎、三阴交、风池。

配穴：丰隆、外关、太冲、颊车、地仓、太溪、复溜、关元、间使、气海、臂臑、悬钟、血海、手三里、肩髃、环跳、梁丘。

操作方法：用75%乙醇消毒银针，嘱患者取最舒适的体位，在百会进行悬灸，在大椎刺络放血，在其余穴位采用常规针刺治疗，在风池、曲池用泻法，在合谷用平补平泻法，在足三里、三阴交用补法。进针后辅以提插法、捻转法等行针手法，每穴留针20～30分钟，每天治疗1次，连续治疗1个月为1个疗程。

（2）电针治疗

嘱患者取仰卧位，选用 G6805 型号电针治疗仪，选取悬颅、脑户、头临泣、率谷、神庭、极泉、尺泽、气海、委中、足三里及三阴交等穴位针刺，将针与皮肤成 30° 刺入 4～5mm，快速捻转，刺激频率为 110～240 次 / 分，通电 30 分钟，留针 30 分 / 次，1 周为 1 个疗程，共治 4 个疗程。

（3）温针灸

嘱患者取仰卧位，选择百会、气海为针刺主穴，选择风池、曲池、合谷、肩井、臂臑、丰隆、血海、足三里及三阴交为针刺配穴。取 28 号针灸针针刺以上穴位，得气后留针 30 分钟，并将点燃的艾炷置于曲池、气海、足三里穴位的针柄上，保持 30 分钟。若伴有口眼㖞斜，加刺颊车、地仓；若伴有上肢活动障碍，加刺外关、肩三针；若伴有下肢活动障碍，加刺太冲、悬钟、阳陵泉；若伴有言语不利，加刺金津、玉液。1 周为 1 个疗程，共治 4 个疗程。

【按语】

该病属于中医学"中风"等范畴。中风是中老年人群的常见病、多发病，致残率高，严重影响患者的日常生活。突然发作中风的患者经过急救脱离危险后，常会遗留半身不遂、肢体麻木、口眼㖞斜、舌謇不语等症状，即中风后遗症。该病本虚标实，涉及肝、脾、肾三脏，当以祛风化痰、清热利湿、益气活血为治则。

蜡疗药方中风通络方针对中风病风、火、痰、瘀等病因病机而立法组方，方中天麻、秦艽、全蝎、僵蚕可平肝息风，疏风通络；地龙、木瓜、土鳖虫可化瘀通络；胆南星可化痰开窍；配葛根有助于改善脑部血液循环，促进病灶的吸收与消散。风痰阻络型配伍防风、青礞石，以祛风通络；痰热腑实型配伍浙贝母、瓜蒌，以化痰清热；气虚血瘀型配伍黄芪、当归、川芎，以益气化瘀。

蜡疗选取脊柱穴区，可调节脏腑功能：选取背俞上穴区（含大杼、风门、肺俞、心俞、厥阴俞等），可祛风通络，调节心肺功能，对上肢瘫痪有很好的治疗作用；选取背俞中穴区（含肝俞、脾俞、胃俞等），可平肝潜阳、健脾和胃；选取背俞下穴区（含肾俞、膀胱俞等），可补肾温阳通经、滋阴息风；选取腰骶穴区（含命门、腰阳关、八髎等），可补肾强腰膝，其穴下的脊神经支配下肢的运动，蜡疗可促进下肢的功能运动，对下肢瘫痪有很好的治疗作用。背部的胸脊穴区与背俞穴区总督人体一身之阳，也是脏腑经气汇聚之处，对调节脏腑功能、恢复阴阳平衡有重要的作用。另外，在解剖学上，脊柱部位的腧穴在其相应的椎骨下方都有脊神经根后支及相应的动静脉，选取这些穴位能疏通经络、气血，使局部血液循环加快，改善周围组织营养，同时能使交感神经释放缓激肽、5- 羟色胺、乙酰胆碱等化学介质，从而改善颅内供血、供氧，促进病变部位侧支循环的建立，重建功能活动的神经通路。配合选取患侧肢体的各穴区，可疏通经脉，促进气血运行与肢体功能恢复，体现了针灸学"经络所过，主治所及"的近治思想，在中风病的治疗中不可或缺。治疗时取头部、背部、肢体的穴区，整体与局部相结合，体现了"三位一体"的治疗思路，能促进脑血管侧支循环的建立，促进脑血栓或凝血块软化，改善脑供血，促进血纤溶系统活性增强，从而有利于脑出血部位或脑血栓部位血块的溶解吸收，改善血液黏稠、凝聚状态，以上作用都有利于促进偏瘫肢体功能的恢复。同时，针对风、火、痰、瘀等几个主要矛盾，以及窍闭神匿、神不导气的特点选方用药，可于祛风、活血、化痰中醒脑开窍，有助于恢复大脑对脏腑及肢体的支配作用。风痰阻络型加选大椎穴区、丰隆穴区，以祛风化痰；痰热腑实型加选曲池穴区、丰隆穴区，以清热化痰利湿；气虚血瘀型加选气海穴区、关元穴区、血海穴区，以益气活血。

中药特色蜡疗将中药作用及经络作用相结合，共奏扶正祛邪、疏通经络、振奋阳气、鼓动血行之功。同时，蜡疗可促进病变局部的血液循环，调节神经与血管的功能，从而改善脑血管病后遗症的相关症状。若加用头针、电针、针刺药氧疗法，安排康复锻炼，通常能获得更好的综合疗效。

日常注意事项：低盐低脂饮食，切不可吃油炸物，不宜吃刺激性强、过酸、过甜的食物，以及寒性食物等；保持心情愉快，避免精神刺激；定时帮助患者转换卧姿，为有需要的患者提供羊毛垫、坐垫及气垫床等，减轻患者身体承受的压力；患者所用的床头柜应放在患侧，以提醒及鼓励患者多应用、训练患侧肢体，以加速康复。

四、重症肌无力

1. 概述

重症肌无力是一种慢性自身免疫性疾病，因神经、肌肉接头间传递功能障碍而引起。该病具有缓解与复发的倾向，可发生于任何年龄段，但多发于儿童及青少年，一般女性多于男性，晚年发病者以男性为多。

2. 病因病机

中医学认为，该病与肺、胃、肝、肾关系密切。肺热津伤，则津液不布；湿热浸淫，则气血不运；脾胃亏虚，则精微不输；肝肾亏损，则髓枯筋痿。先天禀赋不足，精亏血少不能营养肌肉筋骨，可逐渐出现肌肉无力、萎缩。脾胃为后天之本，化生气血，营养五脏六腑、肌肉筋骨，且脾主肌肉，若脾胃虚弱，气血生化不足，则可导致肌肉萎缩、肌肉无力。该病的基本病机是脏腑精气受损，肢体筋脉失养，辨证时要分清虚实，注意明确病位。

3. 诊断要点

（1）症状

肌肉无力，晨轻暮重，可表现为双眼睑下垂、复视、斜视。

（2）检查

若腾喜龙试验或新斯的明试验中出现肌力改善，则支持该病的诊断。若通过胸部 X 线片或 CT 检查发现胸腺肥大或胸腺瘤则有助于诊断。疲劳试验阳性。80% 以上的患者血清抗乙酰胆碱受体（AchR）抗体阳性。

4. 辨证分型

（1）肺热津伤证

多见肢体突然或逐渐软弱无力，皮肤干枯，口渴心烦，咽喉干燥，易出汗，面色潮红，或有低热，尿量少、色黄，大便干燥，舌质红，脉细数。

（2）湿热浸淫证

双侧下肢逐渐软弱无力，瘦弱程度较轻，腿足觉热，得凉为舒，按之微热，胸闷烦热，身困倦，尿量少、色黄，舌边尖红，苔黄腻，脉濡数。

（3）脾胃亏虚证

脾胃亏虚证多见于单纯眼肌型重症肌无力，一侧或双侧眼睑下垂，晨轻暮重，伴食欲减退，大便烂软不实，倦怠乏力，声低气短，面黄，瘦弱，舌胖，苔薄，脉细。

（4）肝肾亏虚证

除肌无力症状外，尚有复视、斜视、目珠固定或转动不灵活，伴头晕耳鸣、失眠多梦、腰膝酸软、颧红、入夜口干、手足心热、盗汗或自汗，舌偏红，苔少或光剥，脉细数。

5. 中药特色蜡疗

（1）特色蜡疗材料

基础方为健脾补肾方，其组成为党参、白术、黄芪各 100g，升麻、柴胡、附子、葛根、当归、陈皮、麻黄各 80g，肉桂、鹿角胶各 20g，枸杞子、巴戟天、鸡血藤、地龙、桂枝、茯苓、牛膝、川芎、熟地黄各 50g。肺热津伤型加天花粉、金银花各 50g；湿热浸淫型加苍术、黄柏、薏苡仁各 50g；脾胃亏虚型加豆蔻、白扁豆各 50g；肝肾亏虚型加菟丝子、女贞子各 50g。中药研末备用，治疗时用紫德堂特色中药蜡块 1000g。

（2）特色蜡疗部位

胸脊中穴区、腰脊穴区、双侧胃肠穴区、气海关元穴区、受累横纹肌处等。

（3）特色蜡疗疗法

每日 1 次，每次 30 分钟，20～30 次为一疗程。

该病可以使用蜡疗木套盒治疗。

6. 其他治疗

（1）常规针刺

根据针刺部位选取直径为 0.35mm，长分别为 25mm、40mm 的两种规格的针具，针刺合谷、内关、足三里、三阴交、太冲、太溪等穴位，得气后留针 30 分钟，每日 1 次。

（2）温针治疗

选取委中、大肠俞、命门、肾俞、环跳等穴，对延髓肌型患者可以在内关、三阴交加针，对全身型患者可以在手三里、肩髃加针，对眼肌型患者可以在合谷穴加针。让患者保持俯卧位，对穴位局部皮肤进行常规消毒，取毫针（0.35mm×40mm）刺入命门、大肠俞、肾俞，深度控制在 13～25mm，以让患者感到麻胀或酸胀为宜。将毫针（0.35mm×75mm）刺入环跳，深度控制在 55～70mm，以让患者感到麻胀或酸胀，并且向下肢放射传导为宜。将毫针（0.35mm×40mm）刺入委中，深度控制在 25mm 左右，以让患者有麻胀或酸胀等感受为宜。在行针配穴的时候以保障"局部得气"为宜。所有穴位在"得气"之后可以给予平补平泻的手法，时间控制在 60 秒左右，然后将艾段（长 2～3cm）套在针柄上，点燃艾段，即形成温针灸，在艾段燃尽，去除灰烬后拔针，每天 1 次，10 天为 1 个疗程，连续治疗 2 个疗程，相邻疗程间隔 4～5 天。

（3）背俞穴埋线

选取肺俞、心俞、肝俞、脾俞、肾俞（均双侧），每 2 周治疗 1 次，2 次为 1 个疗程。

【按语】

该病属于中医学"痿证"范畴，常因肝肾亏虚，气血生化不足，筋骨无以濡养，风寒外邪乘虚侵袭而致，主要表现为骨骼肌异常，易于疲劳，往往晨起时肌力较好，下午或傍晚症状加重，大部分患者累及眼外肌，随着病情发展可出现复视，眼内肌一般不受累。此外，颈部、躯干及上下肢诸肌均可受累，若患者讲话过久，声音可逐渐低沉，构音不清，带鼻音。下颌、软腭，以及吞咽肌、肋间肌等无力，可影响咀嚼及吞咽功能，甚至导致呼吸困难。该病当以润肺生津、清热利湿、健脾益气、补益肝肾、祛痰活血为治则，尤要重视"治痿者独取阳明"，调治脾胃。

健脾补肾方中，党参、白术、黄芪、肉桂、鹿角胶、茯苓健脾利湿；枸杞子、巴戟天、鸡血藤、地龙、桂枝、牛膝、川芎、熟地黄培补肝肾；升麻、柴胡、附子、葛根、当归、陈皮、麻黄升阳益气。诸药合用，共奏扶正祛邪之功。肺热津伤型加入天花粉、金银花，以清肺补津；湿热浸淫型加入苍术、黄柏、薏苡仁，以清热利湿；脾胃亏虚型加入豆蔻、白扁豆，以健运脾胃；肝肾亏虚型加入菟丝子、女贞子，以滋补肝肾。

所选穴区中，在受累横纹肌局部蜡疗具有活血化瘀的作用；胸脊中穴区内有膈俞及胆俞，二者的活血化瘀之力甚强，故选该穴区可活血化瘀、通经止痛；腰脊穴区内有肾俞，配合胸脊中穴区中的肝俞可补益肝肾；双侧胃肠穴区、气海穴区、关元穴区具有健脾利湿、益气补血之功。肺热津伤型配肺俞穴区，以清肺生津；湿热浸淫型配曲池穴区、丰隆穴区，以清热利湿；脾胃亏虚型配足三里穴区、中脘穴区，以健运脾胃、补益气血；肝肾亏虚型配三阴交穴区、太溪穴区，以配合肾俞、肝俞，加强补益肝肾之功。

中药特色蜡疗将中药及经络的作用相结合，共奏润肺生津、清热利湿、健脾益气、补益肝肾之功，使二者的调节功能发挥最大的作用。同时，蜡疗可改善血液循环及代谢，从而更好地调节脏腑功能，并可防止局部肌肉萎缩。若加用中药内服、电针，配合康复锻炼，在临床上能获得更好的疗效。

日常注意事项：起居有常；饮食有节；避风寒、防感冒；保持良好的心态，树立康复的信心；注意适量运动，锻炼身体，增强体质，但不能过度运动；注意预防感染，保持生活规律；忌食生冷、辛辣，忌烟酒，服药期间禁食绿豆。

五、周围性面神经麻痹

1. 概述

周围性面神经麻痹是因感受风寒、感染病毒和自主神经功能不稳定而引起茎乳孔内的面神经非特异性炎症所致的周围性面瘫，属于中医学中"口眼㖞斜""口僻"等范畴，在任何年龄段都可发病，但以青壮年为多见。

2. 病因病机

中医学认为，该病多为经络空虚，风寒或风热之邪乘虚侵袭阳明、少阳经络所致，邪气阻滞经络，经筋失养，筋肉纵缓不收，发为该病。

3. 诊断要点

该病通常为急性起病，症状可经数小时或 1～3 天达到高峰。患者多在睡醒时发现一侧表情肌完全瘫痪，额纹消失，不能蹙额或皱眉，眼裂变大，眼睑不能闭合或闭合不全，患侧鼻唇沟变浅，口角下垂，示齿时口角歪向健侧，口轮匝肌瘫痪可导致鼓气和吹口哨时漏气，颊肌瘫痪可导致食物易滞留于病侧齿颊之间，还可出现患侧舌前 2/3 味觉减退或消失、听觉过敏等症。风寒证患者多有面部受凉史，如迎风睡觉、电风扇对着一侧面部吹风太久等，一般无外感表证。风热证往往继发于感冒发热、中耳炎、牙齿肿痛，伴有耳内、乳突轻微作痛。

4. 辨证分型

（1）风寒阻络证

突然口眼㖞斜，眼睑闭合不全，面部有受寒史，舌淡，苔薄白，脉浮紧。

（2）风热袭络证

突然口眼㖞斜，眼睑闭合不全，继发于感冒发热，或有咽部感染史，舌红，苔黄腻，脉浮数。

（3）风痰阻络证

突然口眼㖞斜，眼睑闭合不全，或面部抽搐，颜面麻木作胀，伴头重如蒙、胸闷或呕吐痰涎，舌胖大，苔白腻，脉弦滑。

（4）气虚血瘀证

口眼㖞斜，眼睑闭合不全，日久不愈，面肌时有抽搐，舌淡紫，苔薄白，脉细涩或细弱。

5. 中药特色蜡疗

（1）特色蜡疗材料

基础方为面瘫散，其组成为白附子、生黄芪各 100g，全蝎 50g，川芎 80g，马钱子 20g。风寒阻络型加白芷、细辛各 50g；风热袭络型加黄芩、板蓝根各 50g；风痰阻络型加胆南星、半夏、羌活各 50g；气虚血瘀型加党参、白术、红花各 50g。中药共研细末备用，治疗时用紫德堂特色中药蜡块 1000g。

（2）特色蜡疗部位

患侧耳前穴区、患侧面颊穴区。

（3）特色蜡疗疗法

每日治疗 1 次，每次治疗 30 分钟，10 次为一疗程。

该病可以使用蜡疗木套盒、火套盒、蜡灸膏治疗。

6. 其他疗法

（1）电针治疗

取穴：患侧下关、地仓、四白、颊车、阳白穴，以及双侧合谷穴。

针具：0.3mm×40mm 的毫针。

仪器：SDZ-Ⅱ型电子针疗仪。

操作方法：指导患者取仰卧位，采用多针浅刺法（或透刺法）治疗，在得气后连接电针仪的两极，使用频率为 1Hz 的连续波，逐步提高刺激强度，设置通电时间为 20 分钟。

（2）热敏灸

探查面部疼痛点，在枕骨后缘及眼周进行低温回旋灸、雀啄灸、往返灸、温和灸，直至热敏现象消失，隔天进行 1 次治疗，连续治疗 4 周。

（3）温针灸

①早期

主穴：地仓、下关、阳白、四白、翳风、颊车。

配穴：内庭、合谷。

辨证取穴：风热者增加外关、曲池穴，风寒者增加列缺、风池穴，气血不足者增加三阴交、足三里穴。

针刺手法：对主穴采用轻针浅刺法，对配穴采用泻法。

②中期

主穴：攒竹、丝竹空、颧髎、下关、四白、翳风、阳白透鱼腰、地仓透颊车、合谷。

其他：口角下垂者增加太冲穴，水沟㖞斜者增加水沟穴，鼻唇沟变浅者增加迎香穴，闭目露睛者增加睛明穴。

针刺手法：平补平泻。

③后期

主穴：在中期主穴的基础上，增加足三里、三阴交。

配穴：皱额困难者增加攒竹透丝竹空穴，口角㖞斜者增加承浆透地仓，难以鼓气吹哨者增加下关透颧髎。

针刺手法：透刺法，以泻健侧、补患侧。

具体操作方法：对穴位进行常规消毒，使用一次性无菌针灸针（0.3mm×40mm）轻针浅刺，施以补泻手法，每10分钟行针1次，留针30分钟，于首次捻转得气后，取艾条插在针柄上，点燃施灸，每穴2壮，以皮肤潮红为宜。每天治疗1次，治疗6天后休息1天，连续治疗18天。

【按语】

特色蜡疗药方中，白附子可祛风散邪；生黄芪可扶正祛邪；全蝎、马钱子可息风通络；川芎可活血通络。根据辨证，风寒阻络者加白芷、细辛，以散寒通络；风热袭络者加黄芩、板蓝根，以清热解毒；风痰阻络者加胆南星、半夏、羌活，以祛风化痰通络；气虚血瘀者加党参、白术、红花，以补气行血。诸药共奏扶正祛邪之功。

该病病位在面部，为少阳、阳明所主，所选面部穴区分属少阳、阳明之位，蜡疗可疏散外邪、疏通经络，促进面部血液循环。脾主肌肉，面瘫日久者配三阴交穴区，以扶正健脾。

面瘫穴区分布在额肌、眼轮匝肌、面颊肌、口轮匝肌的部位，蜡疗可促进面部肌肉运动，使面瘫得以恢复。面部神经走行在面神经管内，出颅于茎乳孔后再分支，所以对于面神经炎的治疗，控制炎症的发展、改善局部的血液循环、减轻面神经的水肿及变性是关键。西医将激素和扩张血管药视为首选。蜡疗能"攻之不及",凭借较强的渗透力使效力直达病所。

药物作用和温热作用可改善面部微循环,能够增加血供,促进炎症吸收,使面神经的功能尽快恢复。

第五节　内科疾病

一、反胃

1.概述

反胃是以食后脘腹闷胀、宿食不化、朝食暮吐、暮食朝吐为主要临床表现的病证,多为饮食、酒色不节所伤,或长期忧思郁怒,脾胃功能受损,导致气滞、血瘀、痰凝,发为本病。反胃又称胃反、翻胃,起病缓慢,病初多表现为脾胃虚寒或胃中积热,经过适当调理通常较易痊愈。如久病形体日渐衰弱,发展为真阴枯竭或真阳衰微之危候,则预后不佳。

西医学的胃、十二指肠憩室,以及消化性溃疡、急(慢)性胃炎、胃黏膜脱垂、十二指肠壅积症、胃肿瘤、胃神经症等有类似症状者,均可参考反胃的内容辨证论治。

2.病因病机

反胃的发病原因主要有脾胃虚寒、胃中积热、痰浊阻胃、瘀血阻络等,导致胃气不能通降下行,宿食不化。《金匮要略》记载反胃的临床特征是"朝食暮吐,暮食朝吐,宿谷不化",并提出了具体证治。唐代王冰认为该病的病机是无火,使脾胃无以腐熟水谷。元代《丹溪心法》记载反胃的病机为血虚、气虚、有热、有痰。明代《景岳全书》中的补命门火之说,是对该病治疗的重要补充。

3.诊断要点

食后脘腹闷胀,宿食不化,朝食暮吐,暮食朝吐。

4.辨证分型

(1)浊阻胃证

经常脘腹胀满,食后尤甚,上腹或有积块,朝食暮吐,暮食朝吐,宿食不化,或为痰涎水饮,眩晕,心悸,舌苔白滑,脉滑数。

(2)瘀内结证

经常脘腹胀满,食后尤甚,上腹有积块,质地坚硬且推之不移,朝食暮吐,暮食朝吐，宿食不化，或吐血、便血，或上腹胀满、刺痛拒按，舌质暗红或有瘀点，脉弦涩。

（3）胃虚寒证

食后脘腹胀满，朝食暮吐，暮食朝吐，宿食不化，吐后即觉舒适，神疲乏力，面色少华，舌淡，苔薄，脉细缓无力。

（4）中积热证

食后脘腹胀满，朝食暮吐，暮食朝吐，宿食不化，呕吐物为酸腐稠液，面红，心烦口渴，便秘尿赤，舌干红，苔黄厚腻，脉滑数。若兼见唇干口燥，大便干结，舌红，脉弦细，提示久吐伤津耗气，气阴两虚。

5. 中药特色蜡疗

（1）特色蜡疗材料

基础方为和胃降逆方，其组成为赭石、半夏、厚朴、党参、木香、旋覆花、沉香、炙甘草、干姜、竹茹、炒莱菔子、炒枳实、降香各50g。中药共研细末备用，治疗时用紫德堂特色中药蜡块1000g。

（2）特色蜡疗部位

背俞下穴区、中脘穴区、胃肠穴区、关元穴区等。

（3）特色蜡疗疗法

每日1次，每次40分钟，10次为一疗程。

该病可以使用蜡疗土套盒之肠胃套盒治疗。

6. 其他治疗

（1）耳针治疗

耳针疗法常选用胃、交感、肝、皮质下、神门穴，每次取2～3穴，以毫针刺，留针20～30分钟，或用埋针法、贴压法。

（2）普通针刺

主穴：内关、足三里、中脘。

配穴：寒邪客胃者加上脘、胃俞；热邪内蕴者加合谷，并可取金津、玉液点刺出血；痰饮内阻者加膻中、丰隆；肝气犯胃者加阳陵泉、太冲；脾胃虚弱者加脾俞、胃俞；腹胀者加天枢；肠鸣者加脾俞、大肠俞；泛酸欲呕者加公孙；食滞者加梁门、天枢。

操作：毫针刺，用平补平泻法。配穴按补虚泻实法操作。虚寒者加用艾灸。呕吐发作时可给予内关穴强刺激并持续运针1～3分钟。

【按语】

反胃的发生与脾胃虚寒、胃中积热、痰浊阻胃、瘀血阻络等有关，影响胃气的通降下行，导致宿食不化。根据反胃的临床特征，其病机为肝失条达，脾胃升降失常，宿食水饮停聚中焦，进而导致胃失和降。脾与胃阴阳结合、燥湿相济、升降相因，维持人体正常的消化吸收功能。如果升降失调，必致清气不升，浊气不降，宿食水谷停聚胃脘而引起呕吐。导致胃失和降之原因，除饮食不节外，当责之于肝。肝气横逆，侵犯脾胃，可致升降失常，宿食水饮停聚。水饮停聚、脾虚、肝郁三者互为因果，故治疗时以和胃降逆为法，疏肝健脾治其本，通降胃气治其标，要做到疏而不伤正气，补而不碍运气，降而不伐胃气。

和胃降逆方中，赭石可平肝镇逆；半夏可燥湿化痰、和胃止呕；厚朴可行气消积、燥湿除满；党参可补中益气、健脾益肺；木香可行气止痛、调中导滞；旋覆花可消痰下气、软坚行水；沉香可降气温中、暖肾纳气；干姜可温中散寒、回阳通脉、燥湿消痰、温肺化饮；竹茹可清热化痰、除烦止呕；炒莱菔子可消食除胀、降气化痰；炒枳实可破气除痞、消积导滞；降香可行气止痛；炙甘草可补脾益气、清热解毒、调和诸药。诸药合用，共奏理气和胃、降逆止呕之效。

所选穴区中，背俞下穴区是神经支配胃肠之位，可和降肠胃，有效调节胃肠功能；中脘穴区是治疗胃病的重要穴区，效力可直达病所，治疗作用明显；胃肠穴区由阳明胃经之腧穴组成，有很好的调和肠胃的功效；关元穴区的选用体现了局部治疗的特点，其下是大小肠的解剖位置。诸穴合用，充分发挥了蜡疗温经散寒、通经活络、益气固本之功效。

蜡疗的理疗作用配合中药方剂的治疗作用，可通过局部作用而调理全身脏腑、经络之气血，若同时对患者进行情志疏导，可获得较好的疗效。若配合使用针刺、按摩、穴位注射等疗法，疗效更佳。

在治疗的同时，医生应嘱患者合理安排饮食起居，避免受到各种不良刺激，这样有利于恢复。注意选择清淡、易消化的食物，避免吃刺激性、肥腻食物。注意保暖，避免受寒。劳逸结合也是治疗的重要措施。

二、慢性肠炎

1. 概述

慢性肠炎泛指肠道的慢性炎症性疾病，可为细菌、霉菌、病毒、原虫等的感染所致，亦可为变态反应所致，临床表现为长期、慢性或反复发作的腹痛、腹泻等，重者可排黏液便或水样便。该病属于中医学"泄泻"等范畴。

2. 病因病机

常见的病因病机为脾胃素虚，久病气虚；或感受外邪日久，脾胃受纳、运化失职，水湿内停，清浊不分；或情志不调，肝失疏泄，横逆乘脾，运化失常；或肾阳亏虚，命门火衰，不能温煦脾土，腐熟水谷，而致下泄。

3. 诊断要点

（1）症状

发作时出现腹泻、腹痛等，病久可见慢性营养不良的相关症状。

（2）体征

可触及腹部压痛。

（3）检查

大便常规可见白细胞、红细胞和少量脓细胞；大便培养可找到致病菌。完善 X 线钡剂检查和结肠镜检查可排除其他特异性肠道炎症。

4. 辨证分型

（1）寒湿证

大便时溏时泻，迁延反复，完谷不化，纳呆食少，食后不舒，稍进油腻食物则大便次数明显增多，面色萎黄，神疲倦怠，舌淡苔白，脉细弱。

（2）肝郁证

素有胸胁胀闷，嗳气食少，每逢抑郁恼怒或情绪紧张之时即腹痛、腹泻，舌淡红，脉弦。

（3）肾虚证

黎明之前，脐周作痛，肠鸣即泻，泻后则安，形寒肢冷，腰膝酸软，舌淡苔白，脉沉细。

5. 中药特色蜡疗

（1）特色蜡疗材料

基础方为慢性肠炎方，其组成为陈皮、白芍、五味子、补骨脂、防风、肉豆蔻、吴茱萸、肉桂、升麻、黄连、白头翁各 30g。寒湿泄泻加藿香、干姜各 40g；肝郁泄泻加柴胡 30g；肾虚泄泻再加吴茱萸、补骨脂各 50g。中药共研细末备用，治疗时用紫德堂特色中药蜡块 1000g。

（2）特色蜡疗部位

背俞下穴区、关元穴区、胃肠穴区、中脘穴区等。

（3）特色蜡疗疗法

每日 1 次，每次 40 分钟，10 次为一疗程。

该病可以使用蜡疗土套盒之肠胃套盒治疗。

6. 其他治疗

温针灸：取"脐四边"穴（以脐为中心，上、下、左、右各 1 寸处）、中脘、关元、足三里（双）。常规局部消毒后，取适当长度之毫针直刺所选之穴，得气后在"脐四边"、中脘、关元穴的针柄上插入长 2cm 的艾条，共烧 3 壮。每天治疗 1 次，10 次为 1 个疗程，于 2 个疗程后评估疗效。治疗期间禁吃生冷、荤腥油腻的食物。

【按语】

慢性肠炎等疾病属于中医学"泄泻"等范畴。脾主运化，小肠主液，大肠主津，脾虚湿盛，运化失职，长期津液代谢失常，阴阳失调，发为泄泻。精神紧张，情志失调，肝气郁滞，横逆侵犯脾胃，致脾胃虚弱，久病及肾，脾肾两虚，固摄无能而病之。脾虚则升清运化失职，胃弱则受纳腐熟力衰，肾阳不足则摄便失权，终致肠道不固，清浊不分，发为泄泻。该病的治疗以温中散寒、清热利湿、消食导滞、疏肝健脾及温补脾肾为主，注意去除病因，使炎性病理变化得以改善，如此则肠胃功能得以恢复。

蜡疗方中的肉豆蔻、补骨脂、吴茱萸、干姜、肉桂可温中止泻，温肾暖脾；陈皮、藿香可健脾燥湿，运脾化湿；黄连、白头翁可清热燥湿，专清大肠湿热；白芍、柴胡、升麻、防风可调和肝脾，临床上常针对肝郁脾虚造成的腹痛即泻使用；五味子收敛固涩，可防止正气耗散。

所选穴区中，背俞下穴区是神经支配胃肠之位，可和降肠胃，有效地调节胃肠功能；中脘穴区是治疗胃肠病的重要穴区，效力直达病所，治疗作用明显；胃肠穴区由阳明胃经之腧穴组成，有很好的调和肠胃之功效；关元穴区的选用体现了局部治疗的特点，其下是大小肠的解剖位置。诸穴合用，充分发挥了蜡疗温经散寒、通经活络、益气固本之功效。寒湿泄泻加用阴陵泉穴区，取其利湿健脾之效；肝郁泄泻加用期门穴区，取其疏肝行气之义；肾虚泄泻加用照海穴区，取其温补肾阳之义。

此外，医生应嘱患者合理安排饮食起居，避免受到各种不良刺激，这样有利于康复。注意选择清淡、易消化食物，避免选择有刺激性及肥腻食物。注意保暖，避免受寒。劳逸结合也是治疗该病的重要措施。

三、膈肌痉挛

1. 概述

膈肌痉挛属于膈肌功能障碍性疾病，吸气时声门突然闭合可产生呃声。该病是迷走神经和膈神经受到刺激所引起的一种不自主的膈肌间歇性收缩疾病，又称"呃逆"，古代称之为"哕""哕逆"，以气逆上冲、喉间呃逆连声、声短而频、令人不能自主为主症。

呃逆是一种症状，引起呃逆的原因有很多，如进食过快、吃刺激性食物、吸入冷空气等，轻者间断打嗝，重者可连续呃逆或呕逆，可伴有腹胀、腹痛，个别患者可出现小便失禁。

2. 病因病机

该病的发病总由胃气上逆、动扰膈间而成。引起胃失和降的原因有饮食不节、内伤七情、劳倦过度、大病久病等。肺气失于肃降在发病方面也起着一定的作用，因为膈在肺胃之间，肺之经脉环循胃口，上膈，属肺。肺感受外邪，也由此而干扰胃，故肺气郁闭，亦可使胃失和降，胃气上逆，循肺经上行，使膈间气机不利，发为呃逆。

（1）饮食不节

如过食生冷或服用寒凉药物，则寒气蕴蓄于胃，或外邪内侵，上袭肺胃，或过食辛辣、温补之品，过饮醇酒，燥热内盛，阳明腑实，气行不畅，均可动膈而发为呃逆。

（2）情志不畅

恼怒抑郁，气机不利，则津液失布而生痰浊。气郁痰阻上犯于胃，导致胃气夹痰上逆，引动膈肌，发为呃逆。

（3）正气亏虚

重病、久病之后，或误用吐下之剂，耗伤中气，或损及胃阴，均可使胃失和降，发为呃逆。若病深入肾，则呃逆多为肾气失于摄纳、冲气上乘、夹胃气动膈所致。

3. 诊断要点

临床上需要注意辨别呃逆是生理性原因引起的还是器质性疾病引起的。注意监测患者的生命体征，关注局部体征和脑膜刺激征的有无。

在发作过程中完善胸部透视可判断膈肌痉挛是一侧性的还是双侧性的，必要时应做胸部 CT 排除其他疾病导致膈神经受刺激的可能。完善心电图可判断有无心包炎和心肌梗死的问题。疑似有中枢神经系统病变时可做头部 CT、头部 MRI、脑电图等。疑似有消化系统病变时，进行腹部 X 线透视、腹部 B 超、胃肠造影检查，必要时做腹部 CT 和肝胰功能检查。完善临床生化检查可除外中毒与代谢性疾病。

4. 辨证分型

（1）胃中寒冷证

呃声沉缓有力，胸膈及胃脘不舒，得热则减，遇寒则甚，进食减少，口淡不渴，舌苔白，脉迟缓。

（2）食阻中焦证

呃声洪亮有力，冲逆而出，口臭烦渴，多喜饮冷，嗳腐吞酸，脘腹满闷，大便秘结，小便短赤，舌苔黄燥，脉滑数。

（3）气机郁滞证

呃逆连声，常因情志不畅而诱发或加重，胸胁满闷，脘腹胀满，纳减嗳气，肠鸣矢气，舌苔薄白，脉弦。

（4）中气虚弱证

呃声低长无力，气不得续，泛吐清水，脘腹不舒，喜温喜按，面色㿠白，手足不温，食少乏力，大便溏薄，舌质淡，苔薄白，脉细弱。

5. 中药特色蜡疗

（1）特色蜡疗材料

基础方为和胃降逆方，其组成为丁香、白术、前胡、茯苓、厚朴、陈皮、半夏、柴胡、柿蒂、党参、黄柏、肉豆蔻、豆蔻、吴茱萸、当归、香附、砂仁、木香、青皮、沉香、藿香、竹茹各20g。胃中寒冷型加干姜50g；食阻中焦型加鸡内金20g；气机郁滞型将木香加至50g；中气虚弱型加黄芪50g。中药共研细末备用，治疗时用紫德堂特色中药蜡块1000g。

（2）特色蜡疗部位

膻中穴区、中脘穴区、双侧胃肠穴区等。

（3）特色蜡疗疗法

每日1次，每次40分钟，10次为一疗程。

该病可以使用蜡疗火套盒、土套盒之肠胃套盒治疗。

6. 其他治疗

（1）普通针刺

选用攒竹、内关、天突穴。常规皮肤消毒后，取0.3mm×25mm无菌针，迅速向下斜刺入攒竹穴1～1.6cm，得气后顺时针捻转直至提针时有附着感，反复提插约3分钟，眼球湿润后再逆时针捻转，直到可轻松取针。直刺内关穴3cm，直刺天突穴0.6～1cm，随后将针尖转向下方，沿胸导管前缘和胸骨柄后缘缓慢向下刺入1.6～3cm，咽部产生阻塞样感或局部产生酸麻胀感后停止进针，留针3分钟后出针，用无菌棉签按压5分钟。每日1次。

（2）穴位注射

常规消毒后用5mL无菌注射器7号针头抽吸2mL维生素B_1注射液和1mL维生素B_6注射液，排空针筒内的空气后垂直刺入足三里穴，患者有酸胀感且回抽无血后缓慢注入药液，注射完毕迅速拔针并用无菌棉球按压针孔。每日1次。

【按语】

膈肌痉挛乃胃气上逆所致。引起胃气上逆的病因有很多种，寒气在胃、胃火上逆、食阻中焦、三焦气机郁滞均可上逆而扰动胸膈，此类多属实证；胃气虚弱、胃阴不足、胃气衰败亦可致胃失和降，进而发病，此类则多属虚证。临床上以理气和胃、降逆平呃为基本治法，同时当辨清虚实，分而治之。

和胃降逆方中，陈皮、木香、青皮、丁香、沉香、柴胡、厚朴、香附、砂仁可理气暖中和胃；半夏、前胡、竹茹可降逆化痰平哕；柿蒂酸敛苦降，善降气逆，为止呃逆之专药；肉豆蔻、豆蔻、吴茱萸可散寒暖肝，降逆止呕；白术、茯苓、党参、当归可补中益气；藿香可化湿；黄柏可清热燥湿、泻火解毒。方中有热有凉、有清有降，使胃气和、膈气畅，逆气不得上冲喉间，如此则呃逆自止。又依据证型的不同，胃中寒冷型加用干姜，以增强温中散寒之效；食阻中焦型加用鸡内金，以化食消积；气机郁滞型将木香加量，增强疏肝行气之效；中气虚弱型加用黄芪，以补中益气。

所选穴区中，膻中穴区位于胸中，下为横膈，是胸腹间气机顺畅运行的枢纽。膻中是八会穴之气会，又名上气海，是心包募穴，是宗气汇聚之处，可开胸顺气、降逆止呃，主治胸闷、胃脘胀满、呕吐、呃逆等症；中脘穴区含中脘、上脘、下脘、梁门等穴，均在胃位，可和胃降逆，使胃气下降，呃逆自止；胃肠穴区是足阳明胃经循行之处，足阳明胃经面部的支脉沿喉咙进入缺盆，向下通过横膈属于胃，可和胃降逆、助运化，主治胃痛、呕吐、呃逆等症。以上三穴区分别位于上、中、下部，可畅达三焦气机，使膈肌放松，如此则痉挛得以缓解。中气虚弱者配背俞中穴区，以健脾益胃、温阳益气；气机郁滞者配背俞中穴区，以疏肝和胃；食阻中焦者配足三里穴区，以健胃消食；胃中寒冷者配关元穴区，以温补肾阳。

此外，医生在治疗的同时应嘱患者合理安排饮食起居，避免受到各种不良刺激，这样有利于恢复。

四、慢性胆囊炎

1. 概述

慢性胆囊炎系胆囊慢性炎症性病变，是临床上最为常见的胆囊疾病，大多为慢性胆石性胆囊炎，少数为慢性非胆石性胆囊炎。该病大多慢性起病，也可由急性胆囊炎反复发作迁延而来。

2. 病因病机

中医学认为，该病的发生通常与下列因素有关。

（1）外邪侵袭

湿热病邪最易侵犯胆腑，使之失去疏泄功能而引起胁痛、黄疸，若兼夹热毒，其性酷烈，可热入营血，甚至内陷心包。

（2）情志抑郁

胆附于肝下，经脉分布于胁，肝胆之气失于条达，则气阻络闭而致胁痛。如郁而化热，久经煎熬，结成砂石，阻塞胆液，则泛滥于肌肤而成黄疸。

（3）饮食不节

过食肥甘厚味，湿浊内生，郁久蕴热，湿热熏蒸，胆失疏泄，亦可引起胁痛、黄疸之候。

3. 诊断要点

慢性胆囊炎的症状、体征不典型，多数表现为胆源性消化不良，如厌油腻食物、上腹部闷胀、嗳气、胃部灼热等，与溃疡病或慢性阑尾炎的表现近似，胆囊区可有轻度压痛或叩击痛。若胆囊积水，常能扪及圆形、光滑的囊性肿块。

4. 辨证分型

（1）肝阴不足证

右胁下隐痛，绵绵不休，口干咽燥，心中烦热，头晕目眩，舌红苔少，脉细弦而数。

（2）肝气郁滞证

右上腹、右胁下或胃脘不适，或有隐痛，痛连肩背，嗳气频作，腹部胀满，烦躁，食少，纳呆，舌苔薄，脉弦。

5. 中药特色蜡疗

（1）特色蜡疗材料

基础方为舒肝利胆方，其组成为柴胡20g，郁金25g，香附20g，金钱草15g，茵陈20g，丹参10g，大黄30g，枳实25g，甘草15g。肝阴不足型加白芍20g；肝郁气滞型加川楝子30g。中药共研细末备用，治疗时用紫德堂特色中药蜡块1000g。

（2）特色蜡疗部位

期门穴区、章门穴区、胆囊穴区等。

（3）特色蜡疗疗法

每日1次，每次40分钟，10次为一疗程。

该病可以使用蜡疗土套盒之肠胃套盒治疗。

6. 其他治疗

（1）普通针刺

患者取仰卧位，选用双侧足三里、上巨虚、阳陵泉及丘墟穴，进行常规消毒后进针，进针深度为15～30mm，留针20～30分钟，1周为1个疗程。

（2）腹针治疗

基础穴位为天枢、中脘、上风湿点、气海、下脘和关元穴，视个体病情在基础穴位的基础上进行加减。消化不良者加刺天枢；急性发作者加刺大横。选择专用腹针，常规消毒皮肤后进针，进针时应避开血管、毛孔和瘢痕，捻转、不提插，按候气、行气、催气步骤进行治疗，留针30分钟。针毕，按照进针顺序依次起针。每天治疗1次，10次为1个疗程，共2个疗程。

【按语】

慢性胆囊炎属于中医学"胁痛"范畴，其致病因素有肝气郁结、肝胆湿热、肝阴不足等，病位主要在肝胆。其病因病机除气滞直伤肝胆外，还与脾、胃、肾有关。大抵胀痛属气郁，疼痛游走不定；隐痛多属阴虚，其痛绵绵；湿热之胁痛多疼痛剧烈，且伴有口苦、苔黄。治疗上以通为主，实证多采用理气、清热、利湿等法，虚证以滋阴柔肝为治法，可适当加入理气之品疏肝理气，在取穴、用药方面均以此为准绳。

蜡疗药方以疏肝利胆为法，方中柴胡可疏肝解郁、清热；丹参、枳实、香附、郁金助柴胡行气疏肝，使气血条达，血脉畅通，则痛自止；金钱草、茵陈、大黄可清热通腑，利胆退黄，止呕吐；甘草可缓急止痛、调和诸药。疏、泄、通、利、清、消，则胀肿消除，湿热秽浊排出，六腑以通为用，通则不痛，病势大减。肝阴不足型加用白芍，以养血柔肝、缓中止痛；肝气郁滞型加用川楝子，以疏肝行气止痛。

所选期门穴区由期门、日月组成。期门为肝之募穴，日月为胆之募穴，募穴在临床上多用于治疗腑病。《素问·奇病论》说"故胆虚气上溢，而口为之苦，治之以胆募俞"，直接提出了胆病取胆之募穴及胆俞穴。章门穴区包含脾之募穴章门、肾之募穴京门，可谓"见肝之病，知肝传脾，当先实脾"，意在扶土抑木。水生木，肝肾同源，取京门可补肾水、滋肝木而利胆腑，又配胆囊穴区（阴陵泉、胆囊穴）以疏肝利胆，使胆囊通利，胆囊炎症自除。又依据证型的不同，肝阴不足者加三阴交穴区，取其滋养肝阴、柔肝止痛之义；肝气郁滞者加太冲穴区，加强疏肝理气之功效，使症状得到进一步缓解。

医生应嘱患者合理安排饮食起居，避免受到各种不良刺激，这样有利于恢复。必要时可考虑西医手术治疗。

五、胃下垂

1.概述

胃下垂是一种因胃膈韧带、肝胃韧带及腹肌松弛无力，不能将胃固托于正常位置而引起的内脏下垂疾病，常见临床症状为纳差、胃脘坠胀不舒，长久站立和餐后加重。该病属于中医学"胃缓"范畴。《灵枢·本脏》曰："肉䐃么者，胃薄。肉䐃小而么者，胃不坚。肉䐃不称身者，胃下，胃下者，下管约不利。肉䐃不坚者，胃缓……"

2.病因病机

中医学认为，胃下垂的原因多为脾胃虚弱，或暴饮暴食，伤及脾胃，或肝气横逆，侵犯脾胃，使脾胃功能失调，气血生化不足，日久导致脾胃虚弱，元气亏损，升举无力，中气下陷。该病的基本病机为"虚"，病位在胃。

3.诊断要点

依据患者的病史、临床表现，以及饮水超声波试验、X线检查表现等较易确诊。胃下垂的程度一般根据小弯切迹低于两髂嵴连线的水平进行分类，低于 1～5cm 为轻度，低于 6～10cm 为中度，低于 11cm 及以上为重度。

患者形体消瘦，脘腹痞满，胃脘痛，有下坠感，食后或劳累时加剧，平卧得减。

4. 辨证分型

（1）脾虚气陷证

脘腹重坠作胀，食后、站立或劳累后加重，不思饮食，面色萎黄，精神倦怠，舌淡，有齿痕，苔薄白，脉细或濡。

（2）胃阴不足证

脘腹痞满，隐隐坠胀疼痛，饥不欲食，口干咽燥，纳呆消瘦，烦渴喜饮，大便干结，舌质红或有裂纹，少津少苔，脉细或细数。

（3）脾肾阳虚证

脘腹坠胀冷痛，喜温喜按，遇冷或劳累后加重，畏寒肢冷，得温痛减，食后腹胀，倦怠乏力，食欲减退，大便溏薄，或完谷不化，腰膝冷痛，舌淡，边有齿痕，苔薄白，脉沉细或迟。

（4）脾虚饮停证

脘腹坠胀不舒，有胃内振水声，或水在肠间辘辘有声，呕吐清水痰涎，头晕目眩，心悸气短，舌淡胖，边有齿痕，苔白滑，脉弦滑或弦细。

5. 中药特色蜡疗

（1）特色蜡疗材料

基础方为补中益气方，其组成为生黄芪、白术各 100g，党参、黄精各 50g，升麻、仙鹤草、柴胡、枳壳、乌药各 30g。中药共研细末备用，治疗时用紫德堂特色中药蜡块 1000g。

（2）特色蜡疗部位

背俞中穴区、神阙穴区、中脘穴区等。

（3）特色蜡疗疗法

每日 1 次，每次 40 分钟，10 次为一疗程。

该病可以使用蜡疗火套盒、土套盒之肠胃套盒治疗。

6. 其他治疗

（1）普通针刺

取公孙穴，首先进行常规消毒，然后把 1.5 寸毫针直刺入公孙穴中 10～15mm，采用泻法，使患者产生得气感，然后采用同样的针刺手法及补泻方法针刺冲阳穴。每次留针 20～30 分钟，每天治疗 1 次，30 天为 1 个疗程，1 个疗程后评估疗效。

（2）药物封闭治疗

采用 5mL 溴化加兰他敏注射液封闭一侧胃俞穴，采用 25mg 苯丙酸诺龙注射液封闭另一侧胃俞穴及双侧脾俞穴，采用 50mg 苯丙酸诺龙注射液封闭双侧臀部胃肠疾病压痛点（位于臀部髂嵴正中下 3 ～ 4cm 处），患者会有痛、酸、胀的感觉，并沿大腿放射。每周封闭 1 次，4 次为 1 个疗程，3 个月为 1 个治疗周期。

【按语】

胃下垂属于中医学"胃缓"范畴。中医学认为，脾气主升，胃气主降，二者升降配合，共同完成消化吸收。若饮食劳倦伤及脾胃，脾气虚弱，升提无力，则胃体弛缓下垂，蠕动减弱，胃气不降，甚则上逆，最终导致脾气无力升清，胃气无力降浊，变生诸证。临床上以补中益气、升阳举陷为治则。

蜡疗方中的生黄芪可补益中气、升阳举陷；党参、白术、黄精、仙鹤草助黄芪补益中气；升麻、柴胡助黄芪升阳举陷；枳壳、乌药可理气降浊，浊气下降，则清气易升，现代药理学研究证明此二药有兴奋胃肠平滑肌、增强胃肠张力和促进胃肠蠕动的作用。全方先天、后天并补，升清、降浊兼施，使脾气健旺，清气上升，浊气下降，胃腑自复其位，诸症随之而除。

所选背俞中穴区、神阙穴区、中脘穴区位于病变部位附近，施术部位下有相应的神经与动静脉分布。此三穴区可调节相应的神经、血管功能，改善局部血液循环，促进胃膈韧带、胃肝韧带及腹壁肌肉功能的恢复。

医生应嘱患者合理安排饮食起居，避免受到各种不良刺激，这样有利于恢复。选择清淡、易消化的食物，避免选择有刺激性及肥腻的食物。注意保暖，避免受寒。劳逸结合也是非常重要的。蜡疗能有效地治疗胃下垂，改善临床症状。中药特色蜡疗简单实用，值得临床推广应用。

六、胃痛

1. 概述

西医学的慢性胃炎等属于中医学"胃痛"范畴，是以上腹胃脘部近心窝处反复发作性疼痛为主症的疾病。"胃痛"之名目前已知最早记载于《黄帝内经》，古代文献中的"心痛""心下痛"多指胃痛。疼痛有胀痛、刺痛、隐痛、剧痛等不同的性质，常伴有食欲减退、恶心呕吐、嘈杂泛酸、嗳气吞腐等上消化道症状。

该病以中青年患者居多，多有反复发作病史，发病前多有明显的诱因，如天气变化、恼怒、劳累、暴饮暴食、饥饿等，或吃生冷、干硬、辛辣食物，或喝醇酒，或服用容易损伤脾胃的药物。西医学的急（慢）性胃炎、消化性溃疡、胃肠神经症、胃黏膜脱垂等疾病可参考本部分内容治疗。

2.病因病机

胃痛的发生与外邪犯胃、饮食伤胃、情志不畅、脾胃素虚等因素有关，胃气郁滞，胃失和降，不通则痛。胃痛早期为外邪、饮食、情志所伤者，多为实证；后期常为脾胃虚弱所致，但往往虚实夹杂，如脾胃虚弱夹湿、夹瘀等。胃痛的病理因素主要有气滞、寒凝、热郁、湿阻、血瘀等。

3.诊断要点

（1）诱因

该病常由饮食不节、情志不遂、劳累、受寒等诱因引起。

（2）症状

常伴有食欲减退、胃脘痞闷胀满、恶心呕吐、吞酸嘈杂等胃气失和的症状。

（3）体征

可触及上腹胃脘部压痛。

（4）检查

完善上消化道 X 线钡餐透视、纤维胃镜及病理组织学检查，若查见胃、十二指肠黏膜有炎症或溃疡等病变，有助于诊断。

4.辨证分型

（1）寒邪客胃证

胃痛暴作，恶寒喜暖，得温痛减，遇寒加重，口淡不渴，或喜热饮，舌淡，苔薄白，脉弦紧。

（2）饮食伤胃证

胃脘疼痛，胀满拒按，嗳腐吞酸，或呕吐不消化食物，其味腐臭，吐后痛减，不思饮食，大便不爽，得矢气及便后稍舒，舌苔厚腻，脉滑。

（3）肝气犯胃证

胃脘胀痛，痛连两胁，遇烦恼则痛作或痛甚，嗳气、矢气则痛舒，胸闷嗳气，喜长叹息，大便不畅，舌苔多薄白，脉弦。

（4）湿热中阻证

胃脘疼痛，痛势急迫，脘闷灼热，口干口苦，口渴而不欲饮，纳呆恶心，小便色黄，大便不畅，舌红，苔黄腻，脉滑数。

（5）瘀血停胃证

胃脘疼痛，如针刺，似刀割，痛有定处，按之痛甚，痛时持久，食后加剧，入夜尤甚，或见吐血黑便，舌质紫暗或有瘀斑，脉涩。

（6）胃阴亏耗证

胃脘隐隐灼痛，似饥而不欲食，口燥咽干，五心烦热，消瘦乏力，口渴思饮，大便干结，舌红少津，脉细数。

（7）脾胃虚寒证

胃痛隐隐，绵绵不休，喜温喜按，空腹痛甚，得食则缓，劳累或受凉后发作或加重，泛吐清水，神疲纳呆，四肢倦怠，手足不温，大便溏薄，舌淡，苔白，脉虚弱或迟缓。

5. 中药特色蜡疗

（1）特色蜡疗材料

基础方为慢性胃炎方，其组成为党参、炙黄芪、茯苓、当归、白术、砂仁、炙甘草、佛手、枳实、鸡内金、藿香、川楝子、半夏、红花、川芎、木香、白芍、陈皮、香附各30g。中药共研细末备用，治疗时用紫德堂特色中药蜡块1000g。

（2）特色蜡疗部位

背俞下穴区、胃肠穴区、关元穴区等。

（3）特色蜡疗疗法

每日治疗1次，每次治疗30分钟，10次为一疗程。

该病可以使用蜡疗木套盒、火套盒、土套盒之肠胃套盒治疗。

6. 其他治疗

（1）普通针刺

将中脘、足三里、内关3个穴位作为主穴，根据患者的病情选择配穴（脾胃虚寒者，选关元、气海为配穴；气滞血瘀者，选膈俞为配穴；寒邪入侵者，选胃俞为配穴；有阴虚表现者，选内庭、三阴交为配穴）。主穴采取平补平泻法，配穴采取虚补实泻法。选择30号的不锈钢针灸针，在进行常规消毒后垂直进针，留针30分钟。每天治疗1次，连续治疗15天。

（2）温针灸

帮助患者取俯卧位，对双侧脾俞、胃俞穴进行常规皮肤消毒后，取1.5寸无菌毫针予以针刺，并以得气为度，其间采用捻转补法，然后将事先准备好的艾条置于针柄上，将其点燃，艾条燃尽后可拔针，之后取中脘、足三里、内关、章门、公孙等穴施温针灸，具体方法同上。每2天治疗1次，连续治疗3个月。

【按语】

中医学认为，胃痛的病因复杂，宜以调和脾胃、疏肝解郁为主要治则，兼顾活血化瘀等。西医学的慢性胃炎常属于中医学"胃痛"范畴。慢性胃炎是胃黏膜受到损伤并进行修复的一种慢性过程，临床发病率较高，主要的发病因素为幽门螺杆菌感染，心理、环境、饮食、免疫、十二指肠液反流、服用非甾体抗炎药等因素均对发病有一定程度上的影响。近几年来，临床上主要进行对症治疗，如给予幽门螺杆菌感染患者三联或四联幽门螺杆菌治疗、给予胃酸过多患者抑酸养胃治疗等，但从总体治疗情况来看，仍存在部分患者治疗效果不显著、停药后复发的情况。

慢性胃炎方中的党参、炙黄芪、茯苓、当归、白术、砂仁、炙甘草仿四君子汤健脾益胃，可补益气血、温中理气；佛手、枳实、鸡内金可理气导滞；藿香可化湿；川楝子可清热疏肝；半夏、红花、川芎、木香、白芍、陈皮、香附可化痰祛瘀行气。

所选穴区中，背俞下穴区是神经支配胃肠之位，可和降肠胃，有效调节胃肠功能；中脘穴区是治疗胃病的重要穴区，药力可直达病所，治疗作用明显；胃肠穴区由阳明胃经之腧穴组成，有很好的调和肠胃之功效；关元穴区的选择体现了局部治疗的特点，其下是大小肠的解剖位置。诸穴合用，充分发挥了蜡疗温经散寒、通经活络、益气固本之功效。

七、腹痛

1. 概述

腹痛是一种以胃脘以下、耻骨毛际以上部位疼痛为主要表现的病证。文献中的"脐腹痛""小腹痛""少腹痛""环脐而痛""绕脐痛"等，均属于该范畴。

腹痛作为临床上的常见症状，可见于西医学的许多疾病，如急（慢）性胰腺炎、胃肠痉挛、不完全性肠梗阻、结核性腹膜炎、腹型过敏性紫癜、肠易激综合征、消化不良性腹痛等，当这些疾病以腹痛为主要表现，并能排除外科、妇科疾病时，可参考中医学腹痛辨证论治。

2. 病因病机

腹内有肝、胆、脾、肾、大肠、小肠、膀胱等诸多脏腑，腹部是足三阴经、足少阳经、手阳明经、足阳明经、冲脉、任脉、带脉等诸多经脉循行之处，因此腹痛的病因病机也比较复杂。凡因外邪入侵，饮食所伤，情志失调，跌仆损伤，或气血不足，阳气虚弱，引起腹部脏腑气机不利，经脉气血阻滞，脏腑经络失养者，均可发生腹痛。

腹痛的病因病机，不外乎寒、热、虚、实、气滞、血瘀六个方面，它们常常相互联系，相互影响，相因为病，或相兼为病，病变复杂。寒邪客久，郁而化热，可致热邪内结腹痛；气滞日久，可成血瘀腹痛；等等。腹痛的部位在腹部，脏腑病位或在脾，或在肠，或在气，或在血，或在经脉，所在不一，需视具体病情而定。腹痛的基本病机是脏腑气机不利，经脉气血阻滞，脏腑经络失养，不通则痛。

3. 诊断要点

（1）诱因

该病起病多缓慢，腹痛的发作和加重常与饮食不节、情志不畅、受凉、劳累等因素有关。

（2）症状、体征

以胃脘以下、耻骨毛际以上部位疼痛为主要表现，腹壁按之柔软，可有压痛，但无肌紧张及反跳痛，常伴有腹胀、矢气，以及饮食、大便异常等脾胃症状。

（3）检查

完善腹部 X 线、腹部 B 超、结肠镜、大便常规等有关检查能除外外科、妇科腹痛，以及其他内科病证导致的腹痛。

4. 辨证分型

（1）寒邪内阻证

腹痛拘急，遇寒痛甚，得温痛减，口淡不渴，形寒肢冷，小便清长，大便清稀或秘结，舌质淡，苔白腻，脉沉紧。

（2）湿热壅滞证

腹痛拒按，烦渴不欲饮，大便溏滞不爽，或下痢脓血，里急后重，小便短黄，舌质红，苔黄腻，脉滑数。

（3）饮食停滞证

脘腹胀满，疼痛拒按，嗳腐吞酸，恶食呕恶，痛而欲泻，泻后痛减，或大便秘结，舌苔厚腻，脉滑。

（4）肝郁气滞证

腹痛胀闷，痛无定处，痛引少腹，或兼痛窜两胁，时作时止，得嗳气或矢气则舒，遇忧思恼怒则剧，舌质红，苔薄白，脉弦。

（5）瘀血内停证

腹痛较剧，痛如针刺，痛处固定，经久不愈，舌质紫暗，脉细涩。

（6）中虚脏寒证

腹痛绵绵，时作时止，喜温喜按，形寒肢冷，神疲乏力，气短懒言，胃纳不佳，面色无华，大便溏薄，舌质淡，苔薄白，脉沉细。

（7）下焦虚寒证

腹部绵绵作痛，常以左侧少腹疼痛为甚，面色㿠白，倦怠乏力，形寒畏冷，手足不温，兼见呕吐或下利等症，舌淡，苔白，脉弦迟。

5. 中药特色蜡疗

（1）特色蜡疗材料

基础方为小建中汤，其组成为桂枝、白芍、炙甘草、大枣、生姜、半夏各 30g。治疗时用紫德堂特色中药蜡块 1000g。

（2）特色蜡疗部位

大肠俞穴区、胃俞穴区、脾俞穴区等。

（3）特色蜡疗疗法

每日治疗 1 次，每次治疗 30 分钟，10 次为一疗程。

该病可以使用蜡疗火套盒、土套盒之肠胃套盒治疗。

6. 其他治疗

（1）普通针灸

常规消毒后在患者的主穴位（胸 4～腰 3 棘突下的压脊穴、夹脊穴）施针，如果患者存在血瘀气滞的情况，要在足三里、大横、中极、支沟、中脘、委中、膈俞处施针；如果患者存在风寒入络的情况，应在足三里、天枢、关元、外关、中脘、大椎处行温针灸治疗；如果患者存在气血不足的情况，应在足三里、三阴交、天枢、内关、气海、中脘处进行针灸治疗。针灸治疗过程中患者应保持俯卧位，留针时间一般为 15 分钟。

（2）温针灸

选取关元、归来、足三里（双）、三阴交（双）、次髎（双），采用规格为 0.3mm×40mm 的针灸针，帮助患者取仰卧位，针刺关元、归来、足三里、三阴交，对穴位局部皮肤进行常规消毒处理后，以较快的速度进针，采用平补平泻法，以患者感到局部酸胀为度。治疗时可选用圆柱状小艾条，直径为 2cm 左右，长度为 2cm 左右，将艾条插在针柄上并点燃，约 30 分钟后艾条燃尽，起针。起针之后帮助患者取俯卧位，然后对次髎施以针刺。

【按语】

腹痛是指胃脘以下、耻骨毛际以上部位疼痛的病证，它既可以作为一个独立的病种，也可以作为他病的症状。《素问·举痛论》曰："寒气客于肠胃之间，膜原之下，血不得散，小络引急，故痛……热气留于小肠，肠中痛，瘅热焦渴则坚干不得出，故痛而闭不通矣。"这段话不仅提出了寒热可致腹痛，也说明了腹痛的发生与脾、胃、大肠、小肠相关。《金匮要略》言："病者腹满，按之不痛为虚，痛者为实，可下之。"根据按之痛与不痛可区分腹痛之实虚。《诸病源候论》云："腹痛者，由脏腑虚，寒冷之气，客于肠胃、募原之间，结聚不散，正气与邪气交争相击，故痛。"从"血不得散，小络引急，故痛"到"结聚不散，正气与邪气交争相击，故痛"可知"不通"是腹痛的病机，可导致不通的寒凝、热结、食滞、气郁、血瘀等都可以是腹痛的病因。《金匮要略》说腹痛可分虚实，可见脏腑虚衰、无以荣养亦能导致腹痛，即"不荣则痛"，这不仅是腹痛的病机，亦是疼痛这类病证的病机。综上，腹痛是因外感时邪、情志不畅或食饮不节而致脏腑经络气机不利，或因中脏虚寒、生化乏源、无以温养而致脏腑空虚失养，进而出现疼痛的疾病。

蜡疗方中，辛温之桂枝可温阳气、祛寒邪；酸甘之白芍可滋营阴、缓肝急、止腹痛；生姜可温胃散寒；大枣可补脾益气；炙甘草可益气和中，调和诸药，是为佐使之用。炙甘草配桂枝，可辛甘化阳，温中焦而补脾虚；白芍配炙甘草，可酸甘化阴，缓肝急而止腹痛；半夏可燥湿和胃，配生姜可降逆止呕。

所选穴区中，脾俞穴区是神经支配脾之位，可调理脾之功能；胃俞穴区是治疗胃病的重要穴区，效力直达病所，治疗作用明显；大肠俞穴区由足太阳膀胱经之腧穴组成，有很好的调和肠胃之功效。选用这些穴区充分发挥了蜡疗温经散寒、通经活络、益气固本之功效。

我们可以将腹痛分为寒邪内阻、湿热壅滞、饮食停滞、肝郁气滞、瘀血内停、中虚脏寒、下焦虚寒七类，以辨寒热虚实为要点，实则是以辨阴阳为根本。正如《素问·阴阳应象大论》所言："阴阳者，天地之道也，万物之纲纪，变化之父母，生杀之本始，神明之府也。治病必求于本。"这个"本"就是阴阳，八纲辨证里的表里、寒热、虚实、阴阳其实就是以阴阳辨证为基础的，六经辨证也是辨三阳三阴。阴阳是致病的根本，也是治病的根本，把阴阳分辨清楚了，治病就像鱼入了水，定能一针见血。

八、呕吐

1. 概述

呕吐是一种胃失和降，气逆于上，胃中之物从口中吐出的病证。呕与吐在古代文献中有所区别，有声无物为呕，有物无声为吐，呕与吐常同时发生，很难截然分开，故并称为呕吐。《素问·举痛论》曰："寒气客于肠胃，厥逆上出，故痛而呕也。"呕吐是临床常见症状，可见于多种疾病。凡风寒温热诸邪，以及痰饮、食积、肝气等，皆能引起呕吐。呕吐的含义有三：一是指一种病理现象；二是指祛除胃中病邪的保护性反射；三是指一种因势利导的治疗手段，如《素问·阴阳应象大论》所言"其高者，因而越之"。呕逆、呕胆、呕涌、嚏呕、哕等皆为呕吐之别名。

呕吐可见于西医学急性胃炎、肝炎、幽门梗阻、胃下垂、胃神经症、胰腺炎、胆囊炎等疾病。

2. 病因病机

呕吐的基本病机是胃失和降，胃气上逆。呕吐的病因是多方面的，外感六淫、内伤饮食、情志不畅、禀赋不足均可影响胃的功能，使胃失和降，胃气上逆，发生呕吐。

3. 诊断要点

（1）诱因

呕吐起病或缓或急，常先有恶心欲吐之感，多由饮食不节、情志不畅、寒温不适、闻及不良气味等因素诱发，也有因服用化学药物、误食毒物而致者。

（2）症状

常伴有脘腹不适、恶心纳呆、泛酸嘈杂等胃失和降的症状。饮食、痰涎、水液等胃内之物从胃中上涌，自口而出是呕吐的临床特征，也有干呕无物者。

（3）检查

完善消化道 X 线检查、纤维胃镜检查、呕吐物实验室检查等有助于诊断。

4. 辨证分型

（1）外邪犯胃证

突发呕吐，呕吐量大，伴有发热恶寒、头身疼痛等表证，舌苔白，脉濡缓。

（2）饮食停滞证

因暴饮暴食或饮食不洁而呕吐酸腐，脘腹胀满，吐后反快，舌苔厚腻，脉滑实。

（3）肝气犯胃证

每因情志不畅而呕吐或吐甚，嗳气吞酸，胸胁胀满，脉弦。

（4）痰饮内停证

呕吐清水痰涎，脘痞纳呆，眩晕心悸，舌苔白滑或白腻，脉滑。

（5）脾胃虚弱证

素来脾胃虚弱，饮食稍有不慎即呕吐，时作时止，呕而无力，面色无华，少气懒言，纳呆便溏，舌淡，苔薄，脉弱。

5. 中药特色蜡疗

（1）特色蜡疗材料

基础方为小半夏汤，其组成为莱菔子、竹茹、茯苓、生姜、半夏、柴胡、炒枳实各30g。治疗时用紫德堂特色中药蜡块 1000g。

（2）特色蜡疗部位

背俞下穴区、胃肠穴区、中脘穴区、关元穴区等。

（3）特色蜡疗疗法

每日治疗 1 次，每次治疗 30 分钟，10 次为一疗程。

该病可以使用蜡疗土套盒之肠胃套盒治疗。

6. 其他治疗

（1）温针灸治疗

选取足三里、内关、合谷穴，准备一次性针灸针。患者取仰卧位，术者对上述所有穴位进行细致的消毒，消毒完成后使用消毒棉球夹持针身，并运用弹针法沿垂直于皮肤的方向进针。需要注意的是，进针后要捻转，给予中度刺激，使针下得气。另外，在足三里、合谷、内关穴上留针的时候，可在针柄上插入药用艾段并点燃，每次需要灸2段。为了避免患者被烫伤，艾段与患者的皮肤之间需要相隔2～3cm。如果患者觉得过烫，可以采用硬纸板进行隔垫。每日灸治1次，直到患者感觉穴位局部皮肤舒适。

（2）电针治疗

选用双侧足三里、内关，取0.35mm×40mm一次性无菌针灸针，用指切法垂直进针2～3cm，得气后接电针仪，两对电极分别接在同名穴间，设置20Hz、疏密波，留针30分钟。

【按语】

呕吐是胃失和降、气逆于上所致的一种病证，可出现在许多疾病的病程中。治疗时以取足阳明经穴为主。寒证尤为适合使用蜡疗，中虚宜补脾气。

蜡疗方中半夏辛温，既可燥湿化痰涤饮，又可降逆和中止呕，为君药。生姜辛温，为呕家之圣药，可降逆止呕、温胃散饮，且制半夏之毒，是臣药，又兼佐药之用。二药相配，使痰祛饮化，胃和则呕吐自止。莱菔子可消食下气；竹茹可清肺胃、降气化痰；茯苓、生姜可除湿止呕；柴胡、炒枳实配伍，二者一升一降，可宣通三焦，条达气机。诸药合用，共奏降逆和中止呕、消食导滞、化痰涤饮之功。

所选穴区中，背俞下穴区是神经支配胃肠之位，可和降肠胃，能有效调节胃肠功能；中脘穴区是治疗胃病的重要穴区，效力可直达病所，治疗作用明显；胃肠穴区为阳明胃经之腧穴，有很好的调和肠胃的功效；关元穴区的选用体现了局部治疗的特点，其下是大小肠的解剖位置，效力直接作用于病所，充分发挥了蜡疗温经散寒、通经活络、益气固本的功效。

临床上我们还应高度重视对原发病的治疗，注意进行综合治疗。顽固性呕吐日久，多伤津、损液、耗气，引起气随津脱等变证，应结合临床实际进行补液治疗，或静脉推注参麦注射液、口服淡盐水等。呕吐患者应注意饮食调理，不可暴饮暴食，少食肥甘厚味，以及生冷、辛辣刺激性食物，以免损伤胃气。

九、哮喘

1. 概述

哮喘是一种发作性痰鸣气喘类疾病，发作时可见喘促，喉间有哮鸣声，甚则喘息不能平卧。古人认为，哮以声响名，喘以气息言，故古医籍中哮与喘分论。鉴于临床上哮多兼喘，且二者病机大致相同，故现代中医通常将二者一起讨论，名曰哮喘。该病一年四季均可发生，以寒冷之季、气候剧变时为多发。哮喘的主要临床特点为突然发作，胸闷气促，张口抬肩，鼻翼扇动，呼吸困难，喉中哮鸣，甚则唇甲紫绀，面目肿胀，不能平卧。西医学的哮喘、哮喘性支气管炎，以及其他原因引起的哮鸣喘息见上述相似表现者，可参考本部分内容辨证治疗。

2. 病因病机

饮食不节，恣食肥甘厚味，或气郁伤脾，皆可伤及中焦脾胃，导致痰湿内生（脾为生痰之源）。外感诸邪留于肺系，可影响肺之宣发肃降，导致水湿不布，痰浊内停，经新邪触发，则痰随气动，发为哮喘；外感六淫侵入肺系，壅阻肺气，引动内伏宿根，可致痰阻气逆，发为哮喘；饮食不当，积痰蕴热，可触发内伏之痰浊宿根，气郁痰壅，发为哮喘；为七情所伤，可引起脏腑功能失常，进而为饮、为涎、为痰，七情太过亦可使脏气不和，气迫于肺，导致肺失宣通，引动伏痰，发为哮喘；素有伏痰，肺脾肾之气亏虚，每遇房劳或劳作过度，可致正不胜邪，伏根萌动，气痰相搏，发为哮喘；肺脾肾气虚，则水湿浊液聚而为饮、为痰，宿根不除，哮喘复作，还会加重肺脾肾之亏虚。

3. 诊断要点

（1）病史、诱因

哮喘的发病多与先天禀赋不足有关，家族中可有哮喘病史。常见的诱因有气候突变、饮食不当、情志失调、劳累等。

（2）症状

哮喘常呈反复发作性，多为突然发作，可见鼻痒、打喷嚏、咳嗽、胸闷等先兆，喉中哮鸣有声，呼吸困难，不能平卧，甚至面色苍白，唇甲青紫，数分钟或数小时后缓解，甚至可在大发作时持续难平，出现喘脱。平时可一切如常，或稍感疲劳、纳差，但若病久，哮喘反复发作，导致正气亏虚，可出现动则气喘等症状。

4. 辨证分型

（1）发作期

①寒饮伏肺证：初见恶寒发热，头痛无汗，喉痒咳嗽，呼吸有紧迫感，鼻流清涕，继则喘促加剧，喉中痰鸣，咳吐稀痰，不得平卧，胸闷如窒，面白或青，背冷如水，渴喜热饮，舌淡，苔白滑，脉浮紧。亦可见突然发作，咳喘、哮鸣皆存，兼有风寒表证之象。

②痰热遏肺证：发热头痛，面赤有汗，气促胸高，喉中哮鸣，张口抬肩，不能平卧，痰黄黏稠，呛咳不已，烦躁口渴，舌红绛，苔黄腻，脉滑数。

③心肾阳虚证：发作过程中突见喘促气短，呼多吸少，动则喘甚，气难接续，形神疲惫，畏寒肢冷，尿少浮肿，甚则喘息不安，心悸烦躁，冷汗淋漓，唇甲青紫，神昏肢厥，舌淡青暗，苔白滑，脉微欲绝。

（2）缓解期

①肺脾气虚证：咳嗽气短，动则加剧，呼吸气促，痰多清稀，自汗畏风，易感冒，

食少纳呆，便溏，头面、四肢浮肿，舌淡有齿痕，苔白，脉濡弱。

②肺肾阴虚证：咳嗽气短，咳痰黏少，头晕耳鸣，口干咽燥，盗汗遗精，腰膝酸软，舌红，苔少，脉细数。

5. 中药特色蜡疗

（1）特色蜡疗材料

基础方为定喘方，其组成为白果 60g，麻黄、款冬花、半夏、桑白皮、苦杏仁、细辛、桂枝、瓜蒌、紫苏子各 30g。治疗时用紫德堂特色中药蜡块 1000g。

（2）特色蜡疗部位

肺俞穴区、肾俞穴区、脾俞穴区等。

（3）特色蜡疗疗法

每日治疗 1 次，每次治疗 30 分钟，10 次为一疗程。

该病可以使用蜡疗金套盒治疗。

6. 其他治疗

（1）普通针刺

主要针对患者的膻中、大椎、合谷及丰隆穴展开治疗，将留针时间控制在 20 分钟左右，将行针频率控制在 1 次/5 分左右。

（2）穴位敷贴

将芥子、延胡索、细辛、丁香、肉桂等药物粉末分别过细筛后，按比例加入新鲜生姜汁混匀锤炼，制成直径为 1cm、质量为 1g 的药丸，置于患者双侧定喘、肺俞、膈俞、脾俞、肾俞穴上并固定，每次敷贴 6 小时，每周 1 次，每个疗程敷贴 6 次，共 6 周。若敷贴过程中出现皮肤红肿、瘙痒、起水疱等情况，应及时取下药物。

【按语】

中医学认为，哮喘为痰气交阻，闭塞气道，肺气升降失职所致，多以风、寒、痰、热、瘀、湿为标，以肺、脾、肾三脏俱虚为本，证属本虚标实。哮喘炎症表型的异质性与中医辨证论治的理论相似，因此推测哮喘炎症表型与中医证候可能存在一定的相关性。

治疗哮喘时通常选用定喘方加减。方中用麻黄辛温，可宣肺平喘、解表散邪；白果甘涩，可敛肺定喘、祛痰止咳。两药合用，一散一收，既能增强平喘之功，又能防麻黄辛散太过，耗伤肺气，二者共为君药。苦杏仁、紫苏子、款冬花、半夏皆能降气平喘，化痰止咳，协助君药加强平喘祛痰之功，故共为臣药。甘寒之桑白皮、苦寒之瓜蒌可清泄肺热、止咳平喘，共为佐药。细辛、桂枝配伍使用，可温通经脉、解表。诸药相合，共奏宣降肺气、止咳平喘、清热化痰之功，使痰热清、外寒解、肺气降，如此则哮喘诸症自除。

肺俞是肺的背俞穴，是肺脏经气输注于背部之处，近肺脏，可调节肺气，具有宣肺平喘、化痰止咳、补益肺气之功效，故选用肺俞穴区。肾俞穴区具有温肾纳气、固本平喘之功效。脾俞穴区具有健脾益气、除湿化痰、降气平喘之功效。

中药特色蜡疗凭借较强的渗透力使药力直达病所，药物作用和温热作用可改善肺部循环，增加血供，改善代谢，对哮喘有良好的治疗作用，在临床上可与针刺、穴位敷贴等疗法相结合，效果更显著。

第六节　妇科疾病

一、慢性盆腔炎

1. 概述

慢性盆腔炎常为急性盆腔炎未彻底治疗，或患者体质较差、病势迁延所致，也可为其他感染所致，比如沙眼衣原体感染就可导致输卵管炎。

2. 病因病机

慢性盆腔炎属于中医学"妇人腹痛""带下病""痛经""不孕症"等疾病范畴，其主要病因病机为瘀、寒、湿、热之邪与冲任气血相搏结，蕴积于胞宫，反复进退，耗伤气血，虚实错杂，缠绵难愈。

3. 诊断要点

（1）症状

下腹部疼痛，痛连腰骶，可伴有低热起伏、易疲劳、劳则复发、带下增多、月经不调，甚至不孕。

（2）检查

妇科检查可触及子宫压痛，活动受限，宫体一侧或两侧附件增厚，可触及压痛，甚至可触及炎性肿块。完善盆腔 B 超、子宫输卵管造影及腹腔镜检查有助于诊断。

4. 辨证分型

（1）气滞血瘀证

下腹部疼痛，痛连腰骶，精神抑郁，烦躁易怒，胸胁胀满，嗳气叹息，舌紫暗或有瘀点，脉沉弦或涩而有力。

（2）寒湿凝滞证

小腹冷痛拒按，得热则痛缓，形寒肢冷，面色青白，舌紫暗，苔白，脉沉紧。

（3）湿热蕴结证

小腹或少腹疼痛，腰骶酸痛，神疲乏力，白带增多、色黄而稠，阴痒，纳呆，口苦、口干，月经先期、量多、色鲜红，小便浑浊，大便干结，舌苔黄腻，脉濡数。

（4）气虚血瘀证

下腹部疼痛，痛连腰骶，刺痛或隐隐作痛，经色淡红、质稀，肢倦神疲，气短懒言，面色㿠白，舌紫暗或有瘀点，脉涩无力。

5. 中药特色蜡疗

（1）特色蜡疗材料

基础方为盆腔炎方，其组成为柴胡、郁金、香附、延胡索、川楝子、白花蛇舌草、牛膝、苍术各100g，泽兰、甘草梢各60g。气滞血瘀者加木香、丹参各100g；寒湿凝滞者加制附子、小茴香各100g；湿热蕴结者加金钱草、黄柏各100g；气虚血瘀者加黄芪、川芎各100g。中药共研细末备用，治疗时用紫德堂特色中药蜡块1000g。

（2）特色蜡疗部位

主要选取关元穴区、腹股穴区、阴陵泉穴区。

（3）特色蜡疗疗法

每日1次，每次30分钟，20～30次为一疗程。

该病可以使用蜡疗水套盒治疗。

6. 其他治疗

（1）耳针治疗

取内生殖器、皮质下、内分泌、肝、脾、肾穴，使用毫针刺法、埋针法或压丸法。

（2）穴位注射

每次选取脾俞、肾俞、肝俞、三阴交、血海、足三里、关元中的2～3个穴位，选用当归注射液或丹参注射液进行常规穴位注射。

【按语】

慢性盆腔炎属于中医学"带下病""腹痛""痛经"等范畴，多为先天禀赋不足，平时养护不慎，阴户不洁，或劳倦过度所致，主要以瘀、寒、湿、热之邪为患，损伤脏腑功能，影响任、带二脉，致胞脉气机阻滞。该病病势缠绵，多有余毒未尽、瘀血内阻、正气受损的问题，临床上常见寒热错综、虚实夹杂之症，治疗以补益气血、散寒除湿、清利湿热、化浊止带、行气活血、化瘀消癥为法。

盆腔炎方中，柴胡、郁金可疏肝解郁，肝之经脉抵少腹、绕阴器，治肝者，治本也；气滞血瘀，则炎症不散，故用香附、延胡索、川楝子行气活血，通络止痛；白花蛇舌草、苍术、泽兰可清热利湿，化瘀消炎；牛膝可化瘀消癥，以消除炎性粘连及包块；甘草梢善走前阴，调和诸药。根据辨证分型的不同，气滞血瘀者加木香、丹参，以行气活血；寒湿凝滞者加制附子、小茴香，以散寒利湿；湿热蕴结者加黄柏、金钱草，以清热利湿；气虚血瘀者加黄芪、川芎，以补气活血。

所选关元穴区可益气温阳、散寒利湿，直通冲任；腹股穴区可清除病邪、行气活血，又在病变部位，可消炎止痛；阴陵泉穴区走阴腹，可化瘀利湿。气滞血瘀者配血海穴区、太冲穴区，以行气活血；寒湿凝滞者配腰骶穴区，以散寒利湿；湿热蕴结者配腰骶穴区，以清利湿热；气虚血瘀者配背俞中穴区、三阴交穴区、血海穴区，以疏肝解郁、健脾益气、活血化瘀。

中药特色蜡疗将局部蜡疗与循经蜡疗相结合，可调节神经与血管的功能，促进盆腔血液循环，缓解炎症与粘连，消除少腹坠痛等症。若加用针灸，集药物、针灸、热疗等疗法于一体，多管齐下，可标本兼治。

该病的治疗需要患者坚持个人卫生保健；若有原发病应及时、彻底治愈，防止病情进一步恶化或病势迁延不愈；应积极锻炼身体，增强个人体质；应解除思想顾虑，正确认识疾病，增强治疗的信心。

二、乳腺增生

1. 概述

乳腺增生是一种增生性疾病，临床上以肿块和疼痛为特点，是一种慢性病，多与女性的月经周期有关，是一种内分泌失调导致乳腺结构异常的常见病，常见于 30～40 岁女性，多数为单侧发病，少数可双侧发病。该病属于中医学"乳癖"范畴。

2. 病因病机

中医学认为，该病多因情志内伤、冲任失调、痰瘀凝结而成。乳房为肝胃两经所司，足太阴脾经循其腋侧。情志不舒，肝失条达，气机阻滞，气血为之逆乱；肝郁抑脾，水湿失运，痰湿阻滞乳络，形成肿块。宋代《圣济总录》云："以冲任二经，上为乳汁，下为月水。"冲任两脉隶属于肝肾，久病、多产、坠胎或房事不节等可损及肝肾，使冲任失调，则经络失养而成瘤疾，在上则痰凝乳络，在下则经水逆乱。

3. 诊断要点

（1）发病特点

该病多发生于青壮年女性，最常见于 30～40 岁女性。

（2）临床表现

一侧或两侧乳房出现多个大小不同的颗粒状或条索状肿块，其边界不清，质硬不坚，边缘光滑，或呈结节状，推之可动。结块随患者的喜怒而消长，或在经前增大、经后缩小，但不会溃破。可有疼痛感，并在经前期加剧，月经来潮后减轻。有时可从乳头流出少量淡黄色、咖啡色或血性物质。

（3）检查

完善活体组织细胞学检查有助于诊断。

4. 辨证分型

（1）肝郁痰凝证

多见于青壮年女性，乳房肿块随喜怒消长，质韧不坚，胀痛或刺痛，伴有胸闷胁胀，善郁易怒，失眠多梦，心烦口苦，舌苔薄黄，脉弦滑。

（2）冲任失调证

多见于中年女性，乳房肿块于月经来潮前增大、来潮后减小，乳房疼痛较轻或无疼痛，伴有腰酸乏力，神疲倦怠，月经失调，量少色淡，或闭经，舌淡，苔白，脉沉细。

（3）气血虚弱型

乳腺隐痛，触之有硬结肿块，质地柔软，头晕失眠，面色萎黄，食欲减退，消瘦乏力，腹胀便溏，月经过少，或推迟而稀发，舌质红，苔薄白，脉细弱。

5. 中药特色蜡疗

（1）特色蜡疗材料

基础方为乳腺增生方，其组成为柴胡、郁金、枳壳、川芎、王不留行、夏枯草、浮海石、海藻各 100g，制鳖甲 50g。肝郁痰凝者，加木香、陈皮各 100g；冲任失调者，加当归、益母草各 100g；气血虚弱者，加黄芪、当归各 100g。中药共研细末备用，治疗时用紫德堂特色中药蜡块 1000g。

（2）特色蜡疗部位

主要选取乳腺增生部位、背俞中穴区。

（3）特色蜡疗疗法

每日 1 次，每次 30 分钟，20～30 次为一疗程。

该病可以使用蜡疗水套盒治疗。

6. 其他治疗

针刺：以厥阴经、胃经腧穴为主穴，根据辨证分型选用相应配穴。

【按语】

乳腺增生属于中医学"乳癖"范畴，是一种中青年女性的常见病、多发病。乳腺为肝胃二经所司，足太阴脾经亦与之相邻，若内伤情志，肝郁气结，气滞血瘀，脾失健运，痰浊内阻，则凝结于乳房而发病。治疗以疏肝解郁、调理冲任、补益气血、活血化瘀、软坚散结为法。

乳腺增生方中，柴胡、郁金、枳壳可疏肝解郁；川芎、王不留行可活血化瘀，通经活络；夏枯草、浮海石、海藻可化痰消瘀；制鳖甲可软坚散结，除包块与增生，"结者散之"。肝郁痰凝者加木香、陈皮，以疏肝理气、健脾化痰；冲任失调者加当归、益母草，以调和冲任气血；气血虚弱者加黄芪、当归，以补益气血、扶正祛邪。

选用乳房局部穴区，可祛除病邪、活血化瘀、软坚散结、消除增生；背俞中穴区含肝俞、胆俞、脾俞、胃俞等穴，可疏肝健脾、补益气血。根据辨证分型，肝郁痰凝者配丰隆穴区、阴陵泉穴区、太冲穴区，可解郁化痰、利湿祛邪；冲任失调者配关元穴区，可益气温阳、通调冲任；气血虚弱者配胃肠穴区、三阴交穴区，可健脾益胃、补益气血。

蜡疗的理疗作用配合方剂的药物作用，可通过局部作用调理全身脏腑、经络之气血，再加上对患者进行情志疏导，可获得较好的疗效。除蜡疗外，还可配合针刺、按摩、穴位注射、中药湿敷、外用药物敷贴等疗法治疗乳腺增生。

该病的治疗需要患者调畅情志，避免忧思恚怒；饮食要清淡、富含营养，禁食辛辣之品，忌烟酒。

三、痛经

1. 概述

痛经是指妇女在经行中间或前后出现周期性小腹疼痛或痛引腰骶，甚至因剧痛而昏厥的病症，是育龄期女性的常见病、多发病，以青年女性为多见，亦称"经行腹痛"。

2. 病因病机

中医学认为，痛经病位在子宫、冲任，以不通则痛或不荣则痛为主要病机，之所以伴随月经周期而发，与女性在经期及经行前后的特殊生理状态有关。未行经期间，由于冲任气血平和，致病因素不足以引起冲任、子宫气血瘀滞或气血不足，故平时没有疼痛的表现。经行前后，血海由满盈转而泻溢，气血由盛实转而骤虚，子宫、冲任气血变化较平时急剧，易受致病因素干扰，加上体质因素的影响，导致子宫、冲任气血运行不畅或失于煦濡，不通或不荣则痛。经净后，子宫、冲任气血渐复则疼痛自止。如果病因未除，机体状况未获改善，下次月经来潮时疼痛即可复发。

3. 诊断要点

（1）发病特点

原发性痛经常见于青少年期，多在月经初潮后 1～2 年发病。

（2）症状

疼痛多自月经来潮后开始，最早出现于经前 12 小时，经行第 1 日疼痛最剧烈，持续 2～3 日，而后缓解。疼痛常呈痉挛性，通常位于腹部耻骨上，可放射至腰骶部和大腿内侧，可伴发恶心、呕吐、腹泻、头晕、乏力等症状，严重时面色发白、出冷汗。

（3）妇科检查

原发性痛经患者的妇科检查一般无异常发现，继发性痛经患者的妇科检查常有异常发现。

4. 辨证分型

（1）气滞血瘀证

经前或经期小腹胀痛拒按，经血量少，经行不畅，经色紫暗，有血块，块下痛减，胸胁、乳房胀痛，舌紫暗，或有瘀点，脉弦涩。

（2）寒凝胞宫证

经前或经期小腹冷痛拒按，得热则痛减，或月经周期后延，经血量少，色暗，有血块，畏寒肢冷，面色青白，舌暗，苔白，脉沉紧。

（3）气血虚弱证

经期或经后小腹隐痛喜按，月经量少，色淡质稀，神疲乏力，头晕心悸，失眠多梦，面色苍白，舌淡，苔薄，脉细弱。

（4）肝肾虚损证

经期或经后小腹隐隐作痛，喜按，伴腰骶酸痛，月经量少，色淡质稀，头晕耳鸣，面色晦暗，小便清长，舌淡，苔薄，脉沉细。

5. 中药特色蜡疗

（1）特色蜡疗材料

基础方为通经止痛方，其组成为柴胡、香附、白芍、当归、益母草、延胡索各100g，生蒲黄、五灵脂、木香各60g，冰片5g。气滞血瘀型用原方；寒凝胞宫型加小茴香、乌药各50g；气血虚弱型加黄芪、丹参各100g；肝肾虚损型加淫羊藿、牛膝各100g。中药共研细末备用，治疗时用紫德堂特色中药蜡块1000g。

（2）特色蜡疗部位

主要取关元穴区、阴陵泉穴区、三阴交穴区。

（3）特色蜡疗疗法

每日1次，每次30分钟，15次为一疗程。

该病可以使用蜡疗水套盒治疗。

6. 其他治疗

（1）针刺

以小腹部局部穴位为主穴，配以循经远端取穴，再根据辨证分型取穴。

（2）艾灸

利用艾条点燃时产生的温热感，达到温经散寒、活血化瘀的目的。

【按语】

痛经一名目前已知最早见于《金匮要略》："带下，经水不利，少腹满痛，经一月再见者……"《诸病源候论》首次提到"月水来腹痛候"，认为"妇人月水来腹痛者，由劳伤血气，以致体虚，受风冷之气客于胞络，损伤冲任之脉"，为研究痛经的病因病机奠定了理论基础。明代《景岳全书》云"经行腹痛，证有虚实"，不仅详细地归纳了痛经的常见病因，还提出了疼痛的时间、性质、程度，以及"辨虚实之大法"的见解，对后世临证多有启迪。其后，《傅青主女科》《医宗金鉴》等又进一步补充了痛经的辨证论治方法，使其治疗趋于完善。该病以实证居多，虚证比较少，但也有些病情比较复杂，实中有虚，虚中有实，虚实夹杂，因此在临床上应该仔细辨证。因为该病的病位在子宫、冲任，变化在气血，所以治疗以调理子宫、冲任之气血为主。

通经止痛方中，柴胡、香附可疏肝解郁；白芍、当归、益母草可活血养血，化瘀通经；延胡索、生蒲黄、五灵脂可活血化瘀而止痛；木香可行气，气行则血行；冰片芳香走窜，可通窍止痛。根据辨证分型，寒凝胞宫者加小茴香、乌药，以温肾暖肝、散寒止痛；气血虚弱者加黄芪、丹参，以益气活血、通经止痛；肝肾虚损者加淫羊藿、牛膝，以滋补肝肾、通经止痛。

中医学认为，痛经多因肝郁气滞、气滞血瘀、寒湿或湿热下注胞宫而成，经脉不通，不通则痛。胞宫者，为冲任二脉所主，蜡疗选取关元穴区，直通冲任二脉，可温经散寒利湿，有补益气血与温通的作用，又因位于痛经主要部位，故适用于各型痛经；阴陵泉穴区包含阴陵泉、漏谷、地机等穴，是治疗妇科诸病的穴区，可补益脾肾、散寒利湿、活血通经而止痛；三阴交穴区为足太阴脾经所主，可补益气血、利湿通经。气滞血瘀者配太冲穴区，以行气活血；气血虚弱者配胃肠穴区，以补益气血；肝肾虚损者配腰骶脊穴区、内踝穴区，以补益肝肾、活血化瘀、行气止痛。诸穴相合，可使冲任二脉通畅，胞宫气血和顺，如此则痛经自愈。

蜡疗可以温经止痛、疏经通络，辨证分型不同，选用的穴位也不同，如此可以激发对经络气血的调节作用，从而达到治疗疾病的目的。蜡疗通过作用于局部特定穴区发挥治疗作用，其温热效用可以促进药物的吸收和利用，发挥更好的调理功效。除蜡疗外，还可配合使用局部中药膏剂外敷、艾灸、中药内服、针刺、铺灸、隔物灸等治疗方法。

在治疗的过程中，医生应该注意控制蜡的温度，防止出现皮肤烫伤，还应嘱患者注意经期卫生，调节寒温，使心情舒畅，忌食生冷、辛辣，这样对痛经的治疗有利。

四、月经不调

1. 概述

月经不调，也称月经失调，是妇科常见病，表现为月经周期或出血量异常，或表现为月经前、经期的全身症状，其病因可能是器质性病变或功能性异常，如血液疾病、高血压、肝病、内分泌疾病、流产、异位妊娠、葡萄胎、生殖道感染、肿瘤（卵巢肿瘤、子宫肌瘤）等。

2.病因病机

月经先期主要与气虚不固或热扰冲任有关。气虚则统摄无权，冲任失固；血热则流行散溢，以致月经提前而至。月经后期有虚有实，实者或因寒凝血瘀、冲任不畅，或因气郁血滞、冲任受阻，虚者或因营血亏损，或因阳气虚衰，以致血源不足，血海不能按时满溢。月经先后不定期主要责之于冲任气血不调，血海蓄溢失常，多为肝气郁滞或肾气虚衰所致。月经不调与肝脾肾三脏，以及冲任二脉关系密切。

3.诊断要点

（1）月经提前

平时月经周期正常，突然出现月经周期缩短，短于21天，而且连续出现2个月经周期以上，但月经量正常。有排卵，基础体温双相，卵泡期短，仅7～8天，或黄体期短于10天，或体温上升不足0.5℃。

（2）月经延迟

平时月经规律，但月经错后7天以上，甚至40～50天一行，并连续出现2个月经周期以上，月经量正常。有排卵者，基础体温双相，但卵泡期长，高温相偏低；无排卵者，基础体温单相。

（3）经期延长

月经周期正常，经量正常，但经期延长，经期超过7天，甚至2周方净。有炎症者平时小腹疼痛，经期加重，平时白带量多，色黄或黄白，质稠，有味。黄体萎缩不全者伴有月经量多；子宫内膜修复期延长者在正常月经期后仍有少量、持续性阴道出血。

（4）月经先后不定期

月经提前或延迟不定，周期或短于21天，或长于35天。

（5）月经中期出血（又称经间期出血、排卵期出血）

月经中期出血是指在2次规律、正常的月经周期中间出现的出血，其原因是雌激素水平短暂下降，使子宫内膜失去激素的支持，导致子宫内膜脱落，引起出血。

4.辨证分型

（1）血寒证

月经错后，量少，色淡质稀，小腹隐痛，喜热喜按，腰酸无力，小便清长，面色㿠白，舌淡，苔白，脉沉迟无力。

（2）气虚证

月经提前，或兼量多，色淡质稀，神疲肢倦，气短懒言，小腹空坠，纳少便溏，舌淡红，苔薄白，脉缓弱。

（3）血虚证

月经错后，量少，色淡质稀，小腹空痛，头晕眼花，心悸失眠，皮肤不润，面色苍白或萎黄，舌淡，苔薄，脉细无力。

（4）肾虚证

月经提前，量少，色淡暗，质清稀，腰酸腿软，头晕耳鸣，小便频数，面色晦暗或有暗斑，舌淡暗，苔薄白，脉沉细。

5. 中药特色蜡疗

（1）特色蜡疗材料

基础方为调经止痛方，其组成为柴胡、香附、白芍、当归、益母草、延胡索各100g，生蒲黄、五灵脂、木香各60g，冰片5g。血寒者加小茴香、乌药各50g；气虚者加黄芪100g；血虚者加丹参100g；肾虚者加淫羊藿、牛膝各100g。中药共研细末备用，治疗时用紫德堂特色中药蜡块1000g。

（2）特色蜡疗部位

主要取腰骶脊穴区及关元穴区。

（3）特色蜡疗疗法

每日1次，每次30分钟，20次为一疗程。

该病可以使用蜡疗水套盒治疗。

6. 其他治疗

（1）针刺

以小腹部及腰部局部穴位为主穴，配以循经远端取穴，再根据辨证分型取穴。

（2）艾灸

利用艾条点燃时产生的温热感，达到温经散寒、活血调经的作用。

【按语】

中医学认为，此类疾病的主要病机是脏腑功能失常、气血不和、冲任二脉损伤及"肾－天癸－冲任－胞宫"轴失调。《景岳全书》说："故调经之要，贵在补脾胃以资血之源，养肾气以安血之室，知斯二者，则尽善矣。"所以，调经之法，以补肾扶脾为要。

蜡疗药方中，柴胡、香附可疏肝解郁；白芍、当归、益母草可活血养血，化瘀调经；延胡索、生蒲黄、五灵脂可活血化瘀而调经；木香行气，气行则血行；冰片芳香走窜通络。根据辨证分型，血寒者加用小茴香、乌药，以温肾暖肝、散寒调经；气虚者加用黄芪，以益气调经；血虚者加用丹参，以益气活血通经；肾虚者加用淫羊藿、牛膝，以增强滋补肝肾之功。

蜡疗选用关元穴区，可直通冲任二脉，温经散寒利湿，有补益气血与温通的作用；腰骶脊穴区由督脉线上的悬枢、命门、腰阳关、腰俞、上髎、次髎、中髎、下髎穴及腰部夹脊穴组成，为胞宫所在，可以调理胞宫气血、强腰固下、调经止带、通督脉。血寒证配神阙穴区及背俞下穴，神阙穴区由神阙、水分、阴交、天枢穴组成，位于脐部周围，血液循环丰富，药物易于渗透吸收，因气血互化，有补益气血的作用；背俞下穴区有益肾壮阳、培元固本、调理下焦的作用。气虚证配神阙穴区、带脉穴区，神阙穴区由神阙、水分、阴交、天枢穴组成，位于脐部周围，血液循环丰富，药物易于渗透吸收，具有益气固脱的作用；带脉穴区由五枢、维道、带脉穴组成，其功用为"总束诸脉"，可健运腰腹与下肢，为胞宫和下焦之位，有固摄下元、通冲任的作用，与男女生殖器官的关系尤为密切。血虚证配阴陵泉穴区、三阴交穴区，含阴陵泉、漏谷、地会等穴，是治妇科诸病的穴区，可补益脾肾、活血通经；再配背俞中穴区，由膈俞、肝俞、胆俞、脾俞、胃俞穴组成，有疏肝利胆、行气通络、健脾补血之效。肾虚证配背俞下穴区，由三焦俞、肾俞、气海俞、大肠俞、关元俞、小肠俞、膀胱俞穴组成，有益肾壮阳、培元固本、调理下焦的作用，诸穴合用，主治下焦疾病。

月经不调有多种表现形式，但要抓住其病因、病机，准确辨证，在辨证论治的原则下选用不同的穴区，将蜡疗与中药疗法配合使用，使自身的调节功能发挥最大的作用，从而更好地调节脏腑功能，通调冲任二脉，使胞宫阻滞得以疏通，从而达到正常行经的效果。配合中药内服、中药外敷、针刺、艾灸等治疗方法使用，能获得更好的综合疗效。

患者日常应注意调畅情志，避免忧思郁怒；适度锻炼，避免过度劳累和剧烈运动；节制饮食，不宜吃肥甘厚味、生冷寒凉、辛烈香燥之物；节房事。

第七节　男科疾病

一、性功能障碍

所有影响患者性行为正常进行的疾病均属性功能障碍，分别为阳痿、早泄、遗精。阳痿是指青壮年男子虽有性欲但阴茎不能勃起，或虽能勃起但不能维持足够的硬度，或因不能持续一定时间而不能进行正常性交的病症。早泄是指男性射精提早，阴茎未入阴道即射精，或抽插不满15次而射精，以致不能进行正常性交的病症，是男子性功能障碍的常见表现之一。遗精泛指非性交或自慰状态下发生的射精行为。遗精原属自然生理现象，是男子性成熟的重要标志，但若遗精次数增加，并伴随某些性功能改变及神经精神症状，便属病理现象，临床上称之为"病理性遗精症"。

1. 阳痿

（1）概述

该病是指青壮年男子虽有性欲但阴茎不能勃起，或虽能勃起但不能维持足够的硬度，或因不能持续一定时间而不能进行正常性交的病症。

（2）病因病机

中医学认为，该病多因恣情纵欲、自慰而致肝肾精亏；因劳累过度、思虑，或后天失养而致心脾两虚；因抑郁、恐惧而致肝气郁结；因纵酒、嗜食肥甘厚味而滋生湿热。

（3）诊断要点

①功能性：具体如下。

- 生殖器发育正常，对性刺激有反应。
- 阴茎勃起强度测量带测试正常。
- 在夜间或清晨等非性交时间可有正常勃起，性欲和射精正常。
- 血清睾酮测定正常。
- 阴茎在男女性交时突然变软，导致性交失败。

②器质性：阴茎在性刺激或其他任何情况下均不能勃起，或阴茎痿软呈持续性和进行性加剧。

（4）辨证分型

①命门火衰证：阳痿不举，性欲减退，或举而不坚，精薄清冷，神疲倦怠，畏寒肢冷，面色㿠白，头晕耳鸣，腰膝酸软，夜尿清长，五更泄泻，阴器冷缩；舌淡胖，苔薄白，脉沉迟或细。

②阴虚火旺证：阳痿不举，性欲亢进，易举易泄，心烦寐差，潮热颧红，腰酸耳鸣，口干多饮，溲黄便结；舌红，苔少或薄黄，脉细数。

③心脾两虚证：阳痿不举，遇劳加重，心悸，失眠多梦，神疲乏力，面色萎黄，食少纳呆，腹胀便溏；舌淡，边有齿痕，苔薄白，脉细弱。

④肝气郁结证：临房不举，睡中自举，或起而不坚，情志抑郁，胸胁胀痛，嗳气，脘闷不适，食少便溏；舌质淡，苔薄白，脉弦或弦细。

⑤恐惧伤肾证：临房不举，时有自举，兼见胆怯多疑，言迟声低，心悸惊惕，夜寐多梦；舌质淡，苔白，脉弦细。

（5）中药特色蜡疗

①特色蜡疗材料：基础方为补肾起痿方，其组成为仙茅、淫羊藿、墨旱莲、女贞子、

肉苁蓉、锁阳、巴戟天、菟丝子各100g，雄蚕蛾、九香虫各60g。命门火衰型加肉桂100g；阴虚火旺型加黄柏、知母各100g；心脾两虚型加党参、黄芪、白术各100g；肝气郁结型加柴胡、郁金各100g；恐惧伤肾型加远志、五味子、茯神各100g。中药共研细末备用，治疗时用紫德堂特色中药蜡块1000g。

②特色蜡疗部位：主要选取腰脊下穴区、关元穴区。

③特色蜡疗疗法：每日1次，每次30分钟，20～30次为一疗程。该病可以使用蜡疗土套盒之肠胃套盒、水套盒治疗。

（6）其他治疗

①推拿：在腰骶部、小腹部采用揉法治疗。

②针刺：以取肾经、脾经、肝经穴位为主，配以辨证选穴。

【按语】

阴茎生于前阴，为宗筋所聚。阴茎之勃起有赖于脏腑经络气血之功能协调：肾主生殖，肾精化生天癸，乃相火发生之源，性欲启动及宗筋勃起与相火密切相关；心主君火，君相之火相生相济，互助互制；肝藏血，主疏泄，宗筋勃起有赖于肝血之充、肝气之疏；脾为后天之本，宗筋之勃起仍然需要脾的运化功能正常，化源不足，或输布不利，或阴阳失调，都可导致宗筋失于鼓动、充养、濡润、温煦，发为阳痿。该病的治疗原则为调补阴阳、濡养气血、通经活络、振阳兴痿。

蜡疗方以补肾为要，方中仙茅、淫羊藿补肾壮阳，益命火，可兴阳事；治阳痿者，勿忘补阴（《素问·本病论》中称阳痿为"阴萎"），方用墨旱莲、女贞子滋补肾阴，使"阳得阴助而生化无穷"；肉苁蓉、锁阳、巴戟天、菟丝子可补肾填精，益髓壮腰，精髓盛、腰肾强，则阳事举坚；雄蚕蛾、九香虫为血肉有情之品，既可兴阴阳有情之事，又可鼓舞阴阳气血。根据辨证分型，命门火衰者加肉桂，以温补命门；阴虚火旺者加黄柏、知母，以滋阴降火；心脾两虚者加党参、黄芪、白术，以补益心脾；肝气郁结者加柴胡、郁金，以疏肝解郁；恐惧伤肾者加远志、五味子、茯神，以安神定志。

所选腰脊下穴区含命门等穴，可温补下焦，壮阳而起痿；关元穴区含关元、气海等穴，通任脉，直达阴茎，可温壮补益，提高性功能。命门火衰证选用腰脊下穴区、关元穴区，以温壮下焦、补益肾阳；阴虚火旺证加背俞下穴区、三阴交穴区，以补肾填精、滋阴壮阳；心脾两虚证加背俞中穴区、三阴交穴区，以疏肝健脾益胃、濡养气血；肝气郁结证加背俞中穴区，以疏肝健脾；恐惧伤肾证加背俞下穴区，以补肾填精、安神定志。

蜡疗选取特定穴区，配合一定的方药，可调补阴阳、濡养气血、通经活络、振阳兴痿，配合心理疏导、中药内服等调畅患者情志，可提高治疗效果。

因该病的发生与恣情纵欲有关，故患者应清心寡欲、戒除自慰；如患者全身衰弱、营养不良或身心过劳，应适当加强营养或注意劳逸结合，节制性欲。在调摄方面，患者要树立战胜疾病的信心，适当进行体育锻炼，夫妻暂时分床，注意相互关心，这些都有辅助治疗的作用。

2. 早泄

（1）概述

早泄是指男性射精提早，阴茎未入阴道即射精，或抽插不满15次即射精，以致不能进行正常性交的病症，是男子性功能障碍的常见病症之一。

（2）病因病机

房事不节或自慰过度，可致肾气亏虚、肾阴不足、相火妄动，或湿热下注、流于阴器，或肝气郁结、疏泄失职；大病、久病，或思虑过度，可到心脾两虚、肾失封藏、固摄无权。

（3）诊断要点

● 病史：可询及既往性交时不正常的心理病史。

● 症状与体征：性交时阴茎未接触或刚接触女方外阴，或插入阴道抽动不足15次，时间不满1分钟，尚未达到性欲高潮时即射精，随后阴茎疲软，可伴有神经衰弱、头晕、健忘、乏力等。器质性原因引起的早泄伴有原发病的症状和体征。

● 实验室检查：完善前列腺液及精液常规分析，有助于生殖系统炎症的诊断。

● 神经系统检查：完善神经系统检查，如阴茎震动感觉度测定、阴茎背神经体感诱发电位测定、球海绵体反射潜伏期测定等，有助于区分功能性和器质性早泄。

（4）辨证分型

①肾虚不固证：早泄，遗精，性欲减退，腰膝酸软，小便清长，夜尿多，面色㿠白；舌淡，苔白，脉沉弱。

②心脾亏虚证：早泄，心悸怔忡，健忘多梦，食少，腹胀便溏，神疲乏力；舌淡，脉细弱。

③阴虚火旺证：早泄，阳事易举，腰膝酸软，五心烦热，潮热盗汗；舌红苔少，脉细数。

④肝郁气滞证：早泄，平素情志抑郁，胸闷善太息，胁肋、少腹、会阴或睾丸胀痛满闷，纳差，少寐；舌质暗红，苔薄白，脉弦。

（5）中药特色蜡疗

①特色蜡疗材料：基础方为止遗固精方，其组成为黄芪、山茱萸、山药、五味子、金樱子、沙苑子、女贞子、菟丝子、锁阳各100g，远志、知母各60g。肾虚不固证用原

方；心脾亏虚证加龙眼肉、酸枣仁、当归各 100g；阴虚火旺证加黄柏 100g；肝郁气滞证加柴胡、枳壳、郁金、白芍各 100g。中药共研细末备用，治疗时用紫德堂特色中药蜡块 1000g。

②特色蜡疗部位：主要选取腰脊穴区、关元穴区。

③特色蜡疗疗法：每日 1 次，每次 30 分钟，20～30 次为一疗程。该病可以使用蜡疗土套盒之肠胃套盒、水套盒治疗。

（6）其他治疗

①推拿：在腰骶部、小腹部采用揉法治疗。

②针刺：以肾经、脾经、肝经穴位为主穴，配以辨证选穴。

【按语】

早泄为常见男科疾病，以心肾亏虚、肝气郁结为病机。早泄发病为各种致病因素所致，临床上多以培肾固本、疏肝理气、补益心脾为法，使性功能得以恢复。

蜡疗药方中，黄芪可益气摄精；金樱子、山茱萸、山药、五味子、菟丝子、锁阳、沙苑子可补肾固精；女贞子、知母可滋阴降火；远志可交通心肾。心脾亏虚证加龙眼肉、酸枣仁、当归，以健脾养心；阴虚火旺证加黄柏，以清热；肝郁气滞证加柴胡、枳壳、郁金、白芍，以疏肝理气。

所选穴区中，关元穴区主要由气海、石门、关元穴组成，为任脉循行所过部位，该穴区可益气固本、振阳濡阴，调节脏腑功能；腰脊穴区主要包含悬枢、命门、腰阳关穴，为督脉循行所过之部位，具有补肾壮阳、强腰固下的功效，主治下焦疾病。肾虚不固证选用关元穴区和腰脊穴区，可补肾固下；心脾亏虚证加用背俞中穴区、三阴交穴区，主要包含脾俞、胃俞、三阴交，有健脾益胃、补益心脾的作用；阴虚火旺证加用内踝穴区，该穴区主要由太溪、大钟、水泉、照海组成，太溪为足少阴肾经之输穴、原穴，水泉为足少阴肾经之郄穴，照海为八脉交会穴，通于阴跷，诸穴合用，有补肾滋阴之功；肝郁气滞证加用背俞中穴区，主要包含肝俞、胆俞、脾俞，可以疏肝理气。

蜡疗通过作用于特定穴区调理脏腑功能，中药外用可通过透皮吸收提高治疗效果，从而增强患者在性交过程中的持久性，缓解早泄，提高性生活的满意度。在治疗过程中亦需要对患者的情志进行疏导，配合针刺、功能锻炼等来提高疗效。

在早泄的治疗上，医生除了要帮助患者树立治疗的信心，还要注意给予婚前性教育和性指导，帮助患者掌握性生活的常识，了解和掌握正常的性交方法和性交过程。在日常生活中，患者要注意不要酒后性交，节制性生活；处理好人际关系、家庭关系及夫妻关系，保持心情舒畅，努力营造温馨、良好的家庭氛围和幽静的性生活环境；生活要有规律，加强体育锻炼；努力克服心理障碍，提高对早泄的正确认识。

3. 遗精

（1）概述

遗精泛指非性交或自慰状态下发生的射精行为。遗精本属自然生理现象，是男子性成熟的重要标志，但若遗精次数增加，并伴随某些性功能改变及神经精神症状，便属病理现象，临床上称之为"病理性遗精症"。

（2）病因病机

早婚，房事太过，肾精失于封藏，可引起真阴耗损，相火炽盛，干扰精室，导致梦遗；阴损及阳，肾气亏损，精关不固，可致滑精；过食肥甘厚味，或饮酒过度，损伤脾胃，湿热内蕴，下注精室，可引起遗精；素体虚弱，肾精不足，心阴亏损，工作过劳，心阴耗伤，损及肾，心火与肾水不能相互交济，虚火干扰精室，可导致梦遗；素体亏虚，下元亏损，气不摄精，心肾不交，相火炽盛，经久不愈，损及肾，可致精关不固，滑精频作。有梦而遗者名为"梦遗"；无梦而遗，甚至清醒时精液自行滑出者为"滑精"。有梦而遗往往是清醒滑精的初起阶段，梦遗、滑精是遗精轻重不同的两种情况。

（3）诊断要点

未性交而精液自行遗泄，包括梦遗与滑精。

（4）辨证分型

①肾虚不固证：遗精频作，多为无梦而遗，甚而滑精不禁，伴见头昏，腰膝酸软，形寒肢冷，面色㿠白，阳痿早泄，精液清冷，夜尿清长；舌质淡胖而嫩，苔白滑，脉沉细。

②心脾亏虚证：遗精时作，劳则加重，失眠健忘；伴心悸气短，四肢倦怠，纳少腹胀，面色萎黄，大便溏薄；舌淡胖，边有齿印，苔薄白，脉细弱。

③阴虚火旺证：遗精，骨蒸潮热，口燥咽干，烦躁失眠，盗汗，颧红，便秘尿短，或出血，或口舌生疮；舌红少津，脉细数。

④心肾不交证：遗精梦泄，性欲亢进，易举易泄，心烦寐差，潮热颧红，腰酸耳鸣，口干多饮，溲黄便结；舌红，苔少或薄黄，脉细数。

（5）中药特色蜡疗

①特色蜡疗材料：基础方为止遗固精方，其组成为黄芪、山茱萸、山药、五味子、金樱子、沙苑子、女贞子、菟丝子、锁阳各100g，远志、知母各60g。肾虚不固者用原方；心脾亏虚者加炒酸枣仁、茯神各100g；阴虚火旺者加墨旱莲、黄柏各100g；心肾不交者加黄连、肉桂各100g。中药共研细末备用，治疗时用紫德堂特色中药蜡块1000g。

②特色蜡疗部位：主要选取背俞下穴区、关元穴区。

③特色蜡疗疗法：每日1次，每次30分钟，20～30次为一疗程。该病可以使用蜡

疗土套盒之肠胃套盒、水套盒治疗。

（6）其他治疗

①推拿：在腰骶部、小腹部采用揉法治疗。

②针刺：以肾经、脾经、肝经穴位为主穴，配以辨证选穴。

【按语】

遗精与心肾的关系最为密切，多为先实后虚或虚实夹杂之证，多为肾虚精关不固，或心肾不交，或湿热下注所致。心神妄动者，应清心安神；心肾同病者，应滋阴降火，或固摄精关；劳伤心脾者，应温之以气，或补之以味。取穴与用药均以此为原则。

蜡疗方中，黄芪可益气摄精；五味子、金樱子、沙苑子、女贞子、菟丝子、锁阳可补肾固精；山茱萸、知母可滋阴降火；山药、远志可补益心脾，交通心肾。依据辨证分型，心脾亏虚者加炒酸枣仁、茯神，以养心安神；阴虚火旺者加墨旱莲、黄柏，以滋阴降火；心肾不交者加黄连、肉桂，以交通心肾。药物与蜡疗作用直达病所，可益肾固精、补益心脾、滋阴潜阳、固本涩精。

所选背俞下穴区有滋阴壮阳的功效，又为肾府所在部位，可壮腰肾而固精；配关元穴区，可固本止遗。肾虚不固证加用腰脊下穴区，以益肾固精；心脾亏虚证加用背俞中穴区、三阴交穴区，以健脾养心；阴虚火旺证加用内踝穴区，以滋阴降火；心肾不交证加用背俞上穴区、背俞中穴区，以交通心肾、固精止遗。诸穴相合，使心火得降，肾水得滋，心肾相交；心脾得养，湿热分利，则精关自固。

遗精过频可导致患者的记忆力、注意力、精力等下降，影响正常的生活和工作，蜡疗可以益气温阳、升阳举陷，作用于特定穴区可达到固摄调精止遗的效果，同时可加用针刺、艾灸、中药内服、心理疏导等配合治疗，提高疗效。

该病患者需要注意精神调养，排除杂念；丰富文体活动，适当参加体力劳动或运动；晚餐不宜吃得过饱，被褥不宜过厚，内裤不宜过紧；少食辛辣、刺激性食物，忌烟酒、咖啡等。

二、前列腺增生

1. 概述

前列腺增生是一种中老年男性的常见疾病，增生的前列腺挤压尿道，可导致一系列排尿障碍表现，如尿频、尿急、尿流细弱、尿不尽等，严重影响患者的生活质量。50岁以上的男性约有一半会出现临床症状。

2. 病因病机

由于肾脏功能衰弱，肾主水、司二便的功能自然衰减。肾阳虚弱，不能气化水液，致使膀胱气化无权，水液内停，溺不能出。肾虚是前列腺增生症的主要病因。

3. 诊断要点

（1）临床表现

该病多见于中老年男性。早期表现为尿频，夜尿增多，排尿困难，尿流无力。晚期可出现严重的尿频、尿急、排尿困难，甚至点滴不通，小腹胀满，可触及充盈的膀胱。

（2）直肠指诊

前列腺增大，质地较硬，表面光滑，中央沟消失。

（3）辅助检查

B超可显示增生的前列腺。完善膀胱镜、排泄性尿路造影等对前列腺增生的诊断有帮助。

4. 辨证分型

（1）肾气不足证

排尿淋沥，稍劳后尿道即有白色分泌物溢出，腰膝酸冷，早泄，形寒肢冷；舌淡胖，边有齿痕，苔白，脉沉细。

（2）气滞血瘀证

病程较长，少腹、会阴、睾丸、腰骶部坠胀疼痛，尿不尽；舌暗或有瘀斑，苔白或薄黄，脉涩。

5. 中药特色蜡疗

（1）特色蜡疗材料

基础方为前列通方，其组成为柴胡、郁金、延胡索、川楝子、荔枝核、白花蛇舌草、牛膝、黄柏、苍术、路路通、皂角刺各100g。肾气不足型加淫羊藿100g；气滞血瘀型加丹参、鳖甲各100g。中药共研细末备用，治疗时用紫德堂特色中药蜡块1000g。

（2）特色蜡疗部位

主要选取关元穴区、骶脊穴区。

（3）特色蜡疗疗法

选用特色蜡疗药方散剂蜡布敷贴法、特色蜡疗药方汤剂蜡布敷贴法、特色蜡疗药方散剂蜡饼法、特色蜡疗药方膏剂蜡饼法、特色蜡疗刷蜡法、特色蜡疗药方汤剂药布蜡饼法、特色蜡疗药方酊剂药布蜡饼法。每日1次，每次30分钟，30次为一疗程。

该病可以使用蜡疗金套盒、水套盒治疗。

6. 其他治疗

（1）推拿

在腰骶部、小腹部采用揉法治疗。

（2）针刺

以肾经、脾经、肝经穴位为主穴，配以辨证选穴。

【按语】

前列腺增生是一种中老年男性泌尿生殖系统的多发病，严重影响患者的生活质量，给患者造成极大的痛苦。该病属于中医学"癃闭""淋证"等范畴，治疗时主要采用补肾、行气、活血等方法，中医外治法对其有很好的疗效。

选用的蜡疗方药中，柴胡、郁金可疏肝解郁；延胡索、川楝子、荔枝核可行气活血，通络止痛，以消除坠胀、疼痛等症；白花蛇舌草、黄柏、苍术可清热利湿，消炎散结；牛膝可补肝肾、壮腰膝、活血化瘀、引药下行；皂角刺、路路通可化瘀通络，穿透前列腺包膜，使药力直达病所，还可疏通前列腺小管，使炎性物质排出，获得治疗效果。肾气不足证加用淫羊藿，以补肾壮阳，缓解内分泌失调；气滞血瘀证加用丹参、鳖甲，以行气活血、软坚散结。

所选穴区中，骶脊穴区为前列腺投影所在，可补肾壮阳；关元穴区下为任脉循行所过部位，可益气固本、振阳濡阴，改善脏腑功能失衡。肾气不足证加用背俞下穴区，以补益肾气；气滞血瘀证加用背俞上穴区、背俞中穴区，以行气活血。

蜡疗可调理局部气血、疏通经络，从而减轻增生所引起的小便不利的症状，通过选穴配伍，可以疏通经络、行气止痛。中药外用可以从肝肾、气血方面进行调理。临床上还可配合针刺、拔罐、红外线照射等疗法进行综合治疗，减轻不适症状。

患者需要注意控制饮食，禁饮烈酒，少吃甜、酸、辛辣食品，多饮水排尿；调畅情志，保持心情愉悦；不宜憋尿；性生活要有节制；保持局部清洁。

第八节　其他疾病

一、小儿遗尿

1. 概述

遗尿，又称尿床，是指 3 周岁以上的小儿在睡梦中小便自遗，醒后发觉的病症。正常情况下，小儿 1 岁后已基本上能在白天控制小便，随着小儿经脉、气血、脏腑的充盛，小儿对排尿的控制与表达能力逐步提高。若 3 岁以后小儿在夜间仍不能自主控制排尿，经常尿床，就可诊断为遗尿。该病多见于 10 岁以下的儿童。

2. 病因病机

中医学认为，引起该病的主要原因是气虚，《金匮要略》曰"虚则遗尿"。肾主封藏，司气化；膀胱为津液之腑，依赖于肾阳的温养气化，具有贮藏和排泄小便的功能。如果肾阳不足，下元虚寒，则膀胱约束无权，发为遗尿。肺主一身之气，通调水道，下输膀胱；脾主中气，运化水湿而治水。如果脾肺气虚，上虚不能治下，则膀胱约束无力，发为遗尿。肾与膀胱互为表里，司二便。如果先天禀赋不足，后天调护不当，损伤下元，则固摄无权，膀胱失约，亦可发为遗尿。

3. 诊断要点

寐中小便自出，醒后方觉。睡眠较深，不易唤醒，每夜或隔几天发生尿床，甚则每夜遗尿数次。

尿常规及尿培养无异常发现。部分患儿腰骶部 X 线摄片显示隐性脊柱裂。

4. 辨证分型

（1）肾阳亏虚证

寐中多遗，小便清长，面色苍白，四肢不温，智力较同龄儿稍差，舌质淡，苔白滑，脉沉无力。

（2）肺脾气虚证

夜间遗尿，日间尿频量多，经常感冒，面色少华，神疲乏力，纳呆，大便溏薄，舌质淡红，苔薄白，脉沉无力。

5. 中药特色蜡疗

（1）特色蜡疗材料

基础方为遗尿方，其组成为黄芪、山药、益智、金樱子、桑螵蛸、五味子各100g，肉桂、覆盆子各60g，甘草梢30g。肾阳亏虚型加补骨脂、乌药各100g；肺脾气虚型加党参、白术各100g。中药共研细末备用，治疗时用紫德堂特色中药蜡块1000g。

（2）特色蜡疗部位

主要选取背俞下穴区、关元穴区。

（3）特色蜡疗疗法

每日1次，每次30分钟，20次为一疗程。

该病可以使用蜡疗土套盒之肠胃套盒、水套盒治疗。

6. 其他治疗

小儿推拿：补脾经、补肾经、补肺经、推三关各200次。

【按语】

《素问·经脉别论》云："饮入于胃，游溢精气，上输于脾，脾气散精，上归于肺，通调水道，下输膀胱。"历代医家认为遗尿的发病原因多为先天禀赋不足，素体虚弱，肾气不足，下元不固；或病后失调，肺脾气虚；或肺脾及肾，导致肾虚。由此可见，遗尿一证不仅与肾、膀胱有关，还与肺、脾、肝等脏腑有非常密切的联系。治疗该病时以温补下元、固摄膀胱为要，可采用温肾阳、益脾气、补肺气、醒心神、固膀胱等治法。

蜡疗方药的功效以补肾健脾、固涩止遗为主。方中黄芪、山药可补益肺脾肾之气，益气摄水；益智、金樱子、桑螵蛸、五味子可固涩止遗；肉桂、覆盆子可温肾阳，促气化，增强膀胱的控尿功能；甘草梢善走前阴，可利尿解毒。肾阳亏虚证加补骨脂、乌药，增强温肾阳、促气化之效；肺脾气虚证加党参、白术，以健脾益气。

蜡疗所选背俞下穴区可补肾固本；关元穴区位于病变部位附近，下系膀胱，有相应的神经与动静脉分布，该穴区可调节神经、血管的功能，改善血液循环，促进膀胱括约肌、逼尿肌、后尿道括约肌功能的恢复。肾阳亏虚证加用腰脊穴区，该穴区由腰部督脉线上的悬枢、命门、腰阳关及腰夹脊穴组成，具有补肾壮阳、强腰固摄之功；肺脾气虚证加用背俞上穴区以补益肺气，加用背俞中穴区以益气健脾。根据不同证型选用不同穴区，能有效地治疗遗尿，改善临床症状。

蜡疗无痛、无刺激，小儿易于接受该疗法，再加上中药外用，使药物的作用能通过蜡疗作用于机体，从而达到无痛治病的目的，还可配合王不留行籽贴压、穴位敷贴等方法治疗遗尿。

因为小儿的皮肤比较娇嫩，对温度变化的感觉较为敏锐，所以在治疗前一定要将蜡调节到适合的温度，防止发生烫伤等不良事件。不要让患儿在白天玩耍过度，不要在睡前饮水太多；每晚应按时唤醒患儿排尿，帮助患儿逐渐养成自行控制排尿的习惯；在患儿夜间尿床后及时更换裤褥，保持衣物干燥及外阴部清洁；在严格要求患儿养成排尿习惯的同时，切忌打骂体罚，要消除患儿的紧张心理，使患儿积极配合治疗。

二、单纯性肥胖

1. 概述

单纯性肥胖是一种无明显内分泌代谢原因，且排除因水钠潴留或肌肉发达而使蛋白质增多的诸多因素，实际体重超过标准体重20%的疾病。

2. 病因病机

该病的发生与脾、胃、肾功能失调有关。脾胃功能失常，肾元虚衰，则引起气血偏盛偏衰、阴阳失调，导致肥胖。脾胃虚弱，则水湿不化，酿成痰浊；胃肠腑热，则食欲偏旺，水谷精微反被炼成痰浊；真气不足，则气不行水，凝津成痰，遂致痰湿浊脂滞留肌肤，引起肥胖。

3. 诊断要点

● 无明显内分泌代谢原因，且排除因水钠潴留或肌肉发达等引起蛋白质增多的诸多因素。

- 体重超过标准体重的 20%。

4. 辨证分型

（1）胃肠腑热证

消谷善饥，食欲亢进，口干欲饮，怕热多汗，腹胀便秘，小便短黄，舌质红，苔黄腻，脉滑数。

（2）脾胃虚弱证

食欲减退，心悸气短，嗜睡懒言，面唇少华，大便溏薄，舌淡，苔薄，脉细弱。

（3）真元不足证

畏寒怕冷，面色㿠白，头晕腰酸，月经不调或阳痿早泄，舌淡，苔薄，脉沉细。

5. 中药特色蜡疗

（1）特色蜡疗材料

基础方为减肥瘦身方，其组成为荷叶、山楂、大腹皮、苍术、冬瓜皮、白术、泽泻、茯苓、陈皮、莱菔子、藿香、车前子、半夏、香附各 50g。胃肠腑热型加牛黄、冰片各 10g；脾胃虚弱型加半夏、厚朴、党参、木香各 100g；真元不足型加附子、肉桂各 50g。中药共研细末备用，治疗时用紫德堂特色中药蜡块 1000g。

（2）特色蜡疗部位

主要选取神阙穴区、丰隆穴区、中脘穴区、局部肥胖部位。

（3）特色蜡疗疗法

每日 1 次，每次 30 分钟，20 ～ 30 次为一疗程。

该病可以使用蜡疗土套盒之减肥套盒治疗。

6. 其他治疗

（1）皮肤针治疗

按针灸主方选穴或加减选穴，或取肥胖局部阿是穴，用皮肤针叩刺。实证者给予重刺激，以皮肤轻微渗血为度；虚证者给予中等刺激，以皮肤潮红为度。

（2）耳针治疗

每次在口、胃、脾、肺、三焦、内分泌、皮质下中选用 3 ～ 5 穴，采用毫针刺法或埋针法，其间嘱患者在餐前或有饥饿感时自行按压穴位 2 ～ 3 分钟，以增强刺激。

【按语】

单纯性肥胖属于中医学痰湿证范畴。中医学认为，该病的主要病因是饮食不节、劳逸失常、七情失调，病机总属阳气虚衰、痰湿偏盛，病位在脾肾肝三脏，以温阳益气、健脾化痰等为主要治法。

治疗该病所采用的方药中，苍术、白术、泽泻、茯苓、陈皮、半夏可健脾化痰燥湿；山楂、莱菔子可消食化积；荷叶、大腹皮、冬瓜皮、车前子可健脾利湿；藿香、香附芳香化浊。胃肠腑热证加牛黄、冰片，以清热通腑；脾胃虚弱证加半夏、厚朴、党参、木香，以健脾养胃、化痰理气；真元不足证加附子、肉桂，以温肾通阳。

所选穴区中，神阙穴区主要由神阙、天枢组成，可以调理肠胃；中脘穴区主要由上脘、中脘、建里、下脘等组成，可以健脾和胃；丰隆穴区主要由丰隆、条口、下巨虚穴组成，可以健脾利湿、化痰理气、调和肠胃。胃肠腑热证加足背趾穴区，该穴区主要由内庭、厉兑等组成，可以清泄胃肠湿热；脾胃虚弱证加背俞中穴区、背俞下穴区，两穴区主要由脾俞、胃俞、肝俞等组成，可以补益脾胃、升清降浊；真元不足证加腰脊穴区、关元穴区，两穴区主要由肾俞、命门、关元、气海等组成，可以补肾益阳。

蜡疗可以调理脾胃、升清降浊，减肥瘦身方可以健脾化痰，二者联合使用对单纯性肥胖有较好的疗效。将石蜡涂抹在特定部位和穴区后就将身体或身体局部与外界完全隔离了，皮肤在密封的温蜡保护壳中，经过15～25分钟的治疗，表皮的角质层会因大量排汗而出现肿胀现象，在水的膨胀作用下，分离层和角质层的第一层细胞会互相脱离，产生轻微的脱皮现象，使皮肤的改善效果变得明显。由于结缔组织中多余的水分被排出，因此全身和局部都会有变瘦的迹象。此外，由于石蜡中的活化因子在熔蜡过程中被磁化，活动能力增强，在蜡疗过程中皮肤表面产生的热能使血管扩张，活化皮肤表面的血液循环，有助于营养物质的扩散、渗透。经过蜡疗保养，皮肤外貌、纹理、触感及光泽获得全面改善，可起到保湿、滋润和瘦身的作用。

医生在治疗前应嘱咐患者进食，不要过饱或过饥；在治疗过程中要观察患者的出汗情况，防止患者因大量出汗而虚脱晕厥，如果患者出现晕厥、大量出汗等不适情况，应予对症处理，并停用该疗法。在取得效果后，医生应嘱咐患者巩固治疗1～2个疗程，防止体重回升。患者应当减低膳食热量，用低热量食品代替高热量食品，优先考虑削减主食，逐步减少糖多、油大、营养价值不高食品的选择；注意补充各种维生素；多进行有氧锻炼；建立健康的生活习惯，合理进行营养摄入，积极锻炼，保证充足的睡眠，善于调节心理压力，保持情绪稳定；不吸烟、不酗酒。

三、白细胞减少症

1.概述

白细胞减少症，又称白细胞减少状态，是末梢血中白细胞总数持续低于 $4.0\times10^9/L$（4000/mm³）的一组综合征，其中以中性粒细胞减少为主。该病属于中医学"气血虚""虚损""温病"等范畴，临床主要表现为低热，偶有高热，往往有头晕乏力、腰膝酸软、食欲减退、失眠多梦等伴随症状。由于体内白细胞减少，患者易患感染性疾病。该病多发于青壮年人群。

2. 病因病机

目前多数学者认为该病属虚证，为心、脾、肝、肾亏损所致，与脾、肾的关系最为密切。中医学认为，"血者，水谷之精也，生化于脾"，若脾虚则血之生化无源。肾主骨、藏精、生髓，血为精所化，若肾虚则髓不得满，血不能化。

3. 诊断要点

白细胞减少症的诊断主要依据病史、临床症状及实验室检查结果进行。患者往往有头晕乏力、腰膝酸软、失眠多梦等症状，较常人易发生感染。

实验室检查方面，若白细胞数目持续低于 4.0×10^9/L（4000/mm^3），则可诊断为该病。若周围血中的白细胞数目低于 2.0×10^9/L（2000/mm^3），而中性粒细胞数目低于 1.0×10^9/L（1000/mm^3），则为粒细胞缺乏症，病情凶险。

白细胞的生理变异较大，故当诊断为疑似白细胞减少症时，应反复、定期检查，以明确诊断。

4. 辨证分型

（1）肝肾亏虚证

头晕耳鸣，腰膝酸软，手足心热，失眠多梦，遗精，早泄，舌红，脉细数。

（2）脾肾阳虚证

面色㿠白，精神不振，失眠，头昏，倦怠气短，不思饮食，大便稀溏，或黎明即泻，小便清长，畏寒肢冷，腰际酸楚，阳事不举，精冷。舌质淡，苔薄，脉沉细。

（3）气滞血瘀证

面色晦暗，肢体麻木，周身疼痛，肌肤甲错，可触及腹内包块，舌质暗淡或紫暗，苔薄白，脉细涩。

（4）气阴两虚证

全身乏力，反复外感，经久不愈，低热恶寒，五心烦热，咽干咽痛，周身不适，失眠，盗汗，舌红，苔薄，脉细数。

（5）心脾两虚证

心悸气短，神疲乏力，头晕目眩，纳呆，便溏，面色无华，舌淡，边有齿痕，苔薄白，脉沉细无力。

5. 中药特色蜡疗

（1）特色蜡疗材料

基础方为扶正补血方，其组成为黄芪150g，当归、补骨脂、肉桂、地龙各100g，没药、木香各 50g，冰片 10g。肝肾亏虚型加墨旱莲、杜仲各 50g；脾肾阳虚型加杜仲、炒白术各 50g；气滞血瘀型加丹参、莪术、枳壳各 50g；气阴两虚型加北沙参 100g；心脾两虚型加党参、白术各 100g。中药共研细末备用，治疗时用紫德堂特色中药蜡块 1000g。

（2）特色蜡疗部位

主要选取膻中穴区、背俞中穴区、背俞下穴区。

（3）特色蜡疗疗法

每日 1 次，每次 30 分钟，25 次为一疗程。

该病可以使用蜡疗土套盒之肠胃套盒、火套盒治疗。

6. 其他治疗

（1）灸法

取膏肓、神阙、气海、关元、脾俞、肾俞、足三里穴，每 1～2 日灸 1 次。

（2）耳针治疗

取脾、胃、肾、内分泌、皮质下穴，选用毫针刺法或压丸法。

（3）穴位注射

取足三里、血海穴，选用当归注射液、参麦注射液或黄芪注射液等进行治疗。

【按语】

白细胞减少症的常见病因有先天不足、饮食不节、劳欲过度或正虚邪犯等，涉及心、肝、脾、肾。血者，水谷之精也，生化于脾，中焦受气取汁，变化而赤是为血。所谓"取汁"，即指取水谷中的精微物质，水谷之气与精微物质变化而赤，形成血液，可见脾胃与血关系之密切，但脾的功能又有赖于元阳真火的温煦，如此方能使清气上升，宗气宣散。肾为先天之本，脾为后天本，"水为万化之源，土为万物之母"，肾主骨、生髓、藏精，血为精所化，真阴受五脏六腑之精而藏之，若肾阴亏虚，必涉及肝木，乙癸同源，当肝肾同治。该病多以补益肝肾、健脾理气、活血化瘀、补益心脾为主要治则。

扶正补血方重用补气之黄芪，以及补肾之补骨脂、肉桂，因气能生血，气为血帅，而肾藏精，为精血化生之源；地龙、没药、木香、当归等为活血化瘀之剂，中医学认为，离经之血便是瘀血，瘀血不祛，新血不生；冰片可清热消肿、止痛。肝肾亏虚证加墨旱莲、杜仲，以补益肝肾；脾肾阳虚证加杜仲、炒白术，以温补脾肾；气滞血瘀证加丹参、莪术、枳壳，以行气活血；气阴两虚证加北沙参，以益气生血、补肾滋阴；心脾两虚证加党参、白术，以补益心脾、益气生血。

治疗时主要选取膻中穴区、背俞中穴区、背俞下穴区，有膻中、命门、心俞、肝俞、脾俞、胃俞、肾俞等强壮之穴，具有补益气血、壮骨生髓、补益肝肾、促进气血生化之功。肝肾亏虚证加关元穴区、腰脊穴区、骶脊穴区，上述穴区主要由关元、气海、肝俞、肾俞等组成，可以补益肝肾、生化气血；脾肾阳虚证加腰脊穴区、骶脊穴区，两穴区主要由脾俞、肾俞等组成，可以温补脾肾、补益气血；气滞血瘀证加血海穴区、胸脊上穴区，两穴区主要由血海、神道、灵台等组成，配合主穴区使用可以行气活血；气阴两虚证加关元穴区、内踝穴区，两穴区主要由关元、气海、太溪、照海等组成，可以益气生血、补肾滋阴；心脾两虚证加足三里穴区，配合主穴区使用可以补益心脾、益气生血。

该病的重要病因是各种原因导致的脊髓损伤。粒细胞生成的部位为脊髓，对脊柱部位穴区进行蜡疗，可提高脊髓的生化功能，阻断各种致病因素对脊髓造成损伤，使脊髓的造血功能得以尽快恢复。另外，也有学者发现蜡疗通过对局部皮肤进行温热刺激，可达到改善循环、促进抗体生成、提高机体免疫功能、提高网状内皮系统功能活性的目的，还有促进骨髓生长的功能，对白细胞减少症有独特疗效。

该病患者常有发热症状，容易耗伤津液，而中药特色蜡疗在治疗过程中亦可造成部分津液的损伤，故医生应时刻观察患者在治疗过程中的反应，如果出现汗出较多的情况，应立即停用该疗法，让患者多饮用温热的糖盐水以补充体液。若患者病情较重，需要单独隔离，预防感染。患者应吃富含营养、容易消化的食物，保持充足的睡眠，适量运动，适量饮水，调畅情志，保持心情愉悦。

第八章

中药特色蜡疗的养生保健作用机理与应用

第一节　养生保健作用机理

一、平衡阴阳

在正常情况下，人体的阴阳始终保持着相对平衡的状态，即"阴平阳秘"。如果阴阳失去平衡，则会出现阴阳的偏盛偏衰，即"阳胜则阴病，阴胜则阳病"，进而导致疾病的发生，久之就会使人形神衰老。灸法可调节阴阳的偏盛与偏衰，达到预防与治疗疾病的目的，也有抗衰老的作用。灸法调节阴阳，是通过经络及腧穴的配伍，腧穴的刺激作用，以及补泻手法的应用实现的，比如阴病灸阳经、阳病灸阴经、阳盛用泻法、阴盛用温补法等。在具体应用方面，治疗肝阳上亢者可取肝经的太冲、胆经的阳陵泉、膀胱经的肝俞，灸用泻法，有平肝潜阳的作用；治疗肾阳不足者可取督脉的命门、膀胱经的肾俞、任脉的关元，灸用补法，以达到温补肾阳之目的。

二、调节脏腑功能

人体以五脏六腑为中心，各个组织器官之间相互联系与协调，从而维持人体的正常生理功能。例如，心主血脉，主神志，维持人体血液循环系统，以及精神、神经系统的生理功能；肺主呼吸，维持人体呼吸系统的生理功能；脾主运化，维持了人体消化系统的生理功能，并参与人体的水液代谢；肝主藏血，主疏泄，维持人体血液循环与情志系统的生理功能；肾主藏精，主骨，主水液，维持人体的生殖发育，以及骨髓系统、水液代谢的生理功能；等等。人体各脏腑与组织器官之间有着密切的联系，比如心开窍于舌，其华在面；肺开窍于鼻，其华在皮毛；肝开窍于目，其华在爪甲；脾开窍于口，主四肢肌肉；肾开窍于耳，其华在发；等等。如果脏腑生理活动失调，就会影响人体各系统的功能活动，从而导致各类疾病发生，还会引起人体功能衰退与形体衰老。

灸法可调节脏腑与各个组织器官的功能，祛除各种致病因素，减少对脏腑的损伤，以达防病治病之目的。具体应用时，主要根据辨证，在相应的经络腧穴上施灸，比如取心俞、肺俞、肝俞、脾俞、肾俞、胆俞、中脘等腧穴，并应用循经取穴等取穴方法，组成灸疗处方，进而确定治法。又如肾气和肾精不足可导致腰膝无力、行动迟缓、记忆力减退、耳鸣耳聋、牙齿松动、发白发脱等，不仅可引起形体衰老，还可影响与肾相关的组织器官，导致功能衰退，施灸时可取肾俞、关元、气海，以补益肾气、益精填髓，配百会、听宫、绝骨、太溪等，以壮骨、健脑、聪耳乌发，共奏补肾抗衰之效。

三、疏通经络

经络遍布全身，内属脏腑，外络肢节，是沟通人体体表、四肢、五官九窍的桥梁，帮助人体形成一个有机整体。经络还是人体气血运行的通道，维持人体正常的生理功能。如果经络功能失调，则可导致脏腑功能失调，产生整体与局部的病症，亦可导致形体衰老；如果外邪侵袭经络，或因受外伤导致经络损伤，或因其他致病因素导致经络阻塞，则可引发疾病的产生与人体衰老。

灸法可疏通经络，扶经络之正气，祛经络之病邪，行经络之气血。具体应用时，可遵循经络辨证与辨病，确定灸疗处方，施用不同的灸治方法，以达到防病治病与延缓衰老的目的。

四、扶正祛邪

中医学把各种致病因素统称为"邪气"，把人体正常的功能活动，以及人体具备的抗病能力、康复能力称为"正气"。疾病发生、发展及转归的过程，是正气与邪气相互斗争的结果。如果正气充盛，则邪气不足以致病；如果正气虚衰，邪气就会乘虚侵入，进而致病。正所谓"正气存内，邪不可干""邪之所凑，其气必虚"，正气不足是疾病发生的内在因素，感受邪气是发病的重要条件。因此，扶正祛邪是辨证论治的重要治则。

灸法有扶助正气、祛除病邪的功效。如果脏腑正气不足，可取具有补益脏腑正气功能的腧穴，如心俞、肺俞、肝俞、脾俞、肾俞、胆俞、气海、关元等，并用补法，以补益脏腑正气、增强抗病能力；如果经络正气不足，可取本经腧穴或配伍有补益正气功效的重点腧穴，如胃经的足三里、脾经的三阴交、任脉的气海及关元等，用补法施灸，以补益经络正气；如果脏腑病邪较盛，邪气侵犯经络，可取本经腧穴或配伍有显著祛邪作用的腧穴，如大椎、曲池、外关、合谷、风池等，用泻法施灸，以祛除病邪，清除致病因素；如果正虚邪实，虚实夹杂，可取具有补益作用与祛邪作用的腧穴施灸，以扶正祛邪、达到防病治病、强身健体的目的。

五、行气活血

气与血都来自脾胃运化的水谷精微，为精所化，均是不断运动的精微物质，但血流脉中，气可达全身。"气为血之帅"，具体来说就是气能生血、行血、摄血，也就是说气可化生血，气是血运行的"动力泵"，气能使血运行在血脉中，而不溢于脉外。"血为气之母"，血是气的载体，气依附于血。气与血相互依存，气血的正常运行维持着人体的正常生理功能。若气血运行不畅，则会气滞血瘀，进而引起疾病、使人衰老。

灸法可使局部乃至全身感到温暖舒适，灸法的温热刺激可使气机调畅，营卫和谐，起到行气活血的作用。无病常灸可调畅气机、助血运行，使人耳聪目明，有助于延年益寿；若气血运行不畅，则用灸法行气活血，达到防病治病之目的。在具体应用时，应根据气血的关系，进行经络辨证取穴，对具有行气活血作用的腧穴施灸。正如《神灸经论》所说："夫灸取于火，以火性热而至速，体柔而用刚，能消阴翳，走而不守，善入脏腑，取艾之辛香作炷，能通十二经，入三阴，理气血，以治百病，效如反掌。"

六、灸药结合

常用的治病方法有针灸结合、针药结合或针灸药结合，均为两种或三种治法同时应用。在养生保健灸法中，何天有独创何氏药物铺灸疗法，将灸药结合于一体，操作时将具有养生保健作用的中药配方研为粉末，铺撒在施灸腧穴与穴区的皮肤上，在药物之上铺置姜饼，然后施灸。在药物之上施灸，能发挥灸疗与药物治疗的双重作用，更能发挥防病治病与养生保健的作用。

七、调节作用

灸法具有调节作用。艾灸作为一种非特异性刺激，会使人体产生一种应激反应、一种冲动，激发机体产生一系列的调节反应，从而产生反馈性、良性调节作用，进而发挥防病治病、养生保健的作用。

1. 双向调节

灸法可对经络腧穴产生兴奋与抑制作用，使机体从失常状态朝着正常状态转化，使紊乱的功能恢复正常。对衰退、低下的，灸疗可使之增强；对亢奋、亢进的，灸疗可对其进行抑制或使之减弱。例如，灸肝俞穴，可使患有肝血不足等衰弱病证的人群变得强壮，还可使上亢之肝阳得以潜降；灸天枢穴，可对肠虚腹泻产生固涩作用，还可使肠实便秘得以缓解。凡此种种，数不胜数。

2. 整体调节与局部调节

对一部位的腧穴施以灸疗，可同时对该穴邻近部位的功能产生调节作用，从而达到治疗局部病症的目的。灸疗的整体调节作用，一是指作用于经络腧穴后可对多个脏腑、多个系统产生调节作用；二是指对某一器官进行调节是通过调节该器官所属的系统，甚至全身各系统的功能实现的。例如，灸关元穴既对该穴局部有调节作用，又对肠胃系统乃至全身各系统有调节作用。具体应用时要根据局部与整体的关系，应用局部取穴、辨证取穴、循经取穴等方法，或局部取穴与整体取穴相结合，以达到调节与治疗的目的。

3. 品质调节与自律调节

品质调节，一是指调节经络腧穴功能可提高体内各调节系统的品质，从而增强自身调节能力，以维持各生理功能的稳定性，生理功能的品质与稳定性提高了，就可减少疾病的发生，以达到养生保健的目的；二是灸疗对正常的生理功能无影响，但对病理现象有调节作用，无论机体处于生理状态还是病理状态，都可提高调节系统的品质，增强调节能力，达到防病保健之目的。例如，人体的阴阳始终处在一个相对平衡的生理状态，这种平衡是经过不断调节而实现的，经常艾灸可提高阴阳平衡的品质，若处于阴阳失调的病理状态，则可通过灸疗对阴阳失衡的状态进行调节，以达到新的平衡。

自律调节是指艾灸的调节规律，艾灸的调节必须借助脏腑、经络等的整体性与完整性来实现。在进行灸疗时，我们可根据这一规律取穴、配穴，以纠正失调与紊乱的机体状态，达到防病治病与养生保健的目的。

4. 免疫调节

现代研究表明，灸法可改变机体特异性或非特异性，改善细胞免疫功能，提高机体的免疫力，从而达到防病治病和养生保健的目的。例如，灸足三里、气海、命门穴，能明显提高老年人红细胞的免疫功能；灸大椎穴，可提高吞噬细胞的免疫功能；直接灸可提高血清中免疫球蛋白的含量；铺灸督脉穴，可调节机体免疫功能，从而提高细胞免疫功能、抑制体液免疫功能；等等。养生保健灸法中常选用的膻中、中脘、气海、关元、足三里、三阴交及背部腧穴等，都具有增强免疫功能的功效，有助于发挥防病保健的作用。

八、养生保健

灸法有养生保健的作用：一是未病先防，人在无病时而灸，可扶助正气，正气充足，则虚邪贼风等邪气不能侵犯人体，即所谓"正气存内，邪不可干"，体现了中医治未病的理念，民间有俗语说"若要身体安，三里常不干""三里灸不绝，一切灾病息"，灸足三里有扶助正气、养生保健的作用，灸气海、关元等腧穴也可扶助正气，增强机体的抗病能力，从而达到防病养生之目的；二是既病防变，若已患病，在符合适应证的前提下可及时使用灸疗，以扶正祛邪，不使病变进一步发展，促进尽快痊愈，以达到防治疾病的目的；三是病后调养，在病情减轻或痊愈后继续使用灸法，可调养正气，预防病情复发，以达养生保健之目的。

第二节　养生保健应用

现代社会快速发展，生活节奏加快，人们面临各种挑战，压力不断增大，随之而来的就是身体透支，进而引起各类不适，如失眠、头痛、消化不良等，这使得很多人处于亚健康状态，加之老龄化社会的到来，更多的人开始找寻不用打针吃药的绿色健康理疗方法，蜡疗就是一种很好的养生保健方法。

中医学认为，蜡疗具有温通经络、散寒除湿、消肿散结、行气止痛、活血化瘀、调节脏腑功能、健脾和胃、平衡阴阳、调和气血、增强免疫力等作用。根据中医辨证理论，在蜡中溶入不同的中药方剂，形成中药蜡，敷于患处，可在蜡的特性作用、药物作用下，通过相应的穴区、经脉进行多途径给药，以治疗不同的病证，或用于养生保健。

目前，蜡疗已经被很多医院、诊所、理疗机构列为养生保健首选项目，这是对蜡疗保健与治疗效果的认可。人们在运用蜡疗的过程中会不断总结出更多的宝贵经验，助力中药蜡疗的健康发展。

第九章

中药特色蜡疗的临床疗效观察

【案例一】

1. 患者痛点档案

患者痛点档案见表9-1。

表9-1　患者痛点档案1

项目	详情
姓名	王某
性别	女
年龄	58 岁
职业特点	长期站立
主诉	双侧膝盖痛、发凉，小腿肚胀痛，遇阴雨天加剧，痛时不能下床走路，夜间较日间严重
历史治疗	在当地做过针灸、理疗、按摩，效果不明显

2. 蜡疗调理方案

蜡疗三阶疗法见表9-2。

表9-2　蜡疗三阶疗法1

阶段	治疗内容	治疗效果
1～3次（初期）	热敷环跳穴区域＋膝盖＋委中穴整个包裹＋小腿肚全覆盖	热敷时膝盖和臀部深层热感明显，敷后可以上下楼梯，晚上睡觉时疼痛减轻30%
4～8次（中期）	热敷环跳穴区域＋膝盖＋委中穴整个包裹＋小腿肚全覆盖	夜间疼痛基本消失，白天走路正常
9～15次（后期）	热敷环跳穴区域＋膝盖＋委中穴整个包裹＋小腿肚全覆盖，拉伸训练	日常活动恢复90%以上，膝盖不再发凉，夜间不再疼痛

3. 患者反馈

"腿痛折磨了我好多年，一到冬天就膝盖痛，两腿冰凉、暖不热，夏天不敢开空调，应用中药蜡疗的第1天就像在腿里装了个'发热包'，从屁股热到脚底，现在不仅可以逛公园、逛菜市场，周末还能带孙子出去玩。"

【案例二】

1. 患者痛点档案

患者痛点档案见表 9-3。

表 9-3　患者痛点档案 2

项目	详情
姓名	张某
性别	男
年龄	70 岁
既往史	脑血栓后遗症病史 2 年
主诉	左侧肢体痉挛性偏瘫，走路困难，必须拄拐，手指僵硬，无法抓握，左侧手臂无法举起
历史治疗	康复训练进展缓慢，曾口服肌松药但不良反应大

2. 蜡疗调理方案

蜡疗三阶疗法见表 9-4。

表 9-4　蜡疗三阶疗法 2

阶段	治疗内容	治疗效果
1～2 周（初期）	上肢痉挛：敷肩周区域 + 曲池、手三里、外关包裹，配合腕关节背伸牵引训练 下肢僵直：热敷整个膝盖 + 小腿包裹加腰部热敷	热敷后关节可被动运动，上肢可以举高，可以不拄拐走一段路
3～4 周（中期）	上肢痉挛：敷肩周区域 + 曲池、手三里、外关包裹，配合腕关节背伸牵引训练 下肢僵直：热敷整个膝盖 + 小腿包裹加腰部热敷	自诉感觉全身的血液活动起来了，胳膊可自如抬起，腿脚比以前灵活得多，手也能掰开了
5～6 周（后期）	上肢痉挛：敷肩周区域 + 曲池、手三里、外关包裹，配合腕关节背伸牵引训练 下肢僵直：热敷整个膝盖 + 小腿包裹加腰部热敷	走路不用拄拐，可以用勺子吃饭，可以自理

3. 患者反馈

"这两年左手像块冰坨子，掰都掰不开，应用中药蜡疗的第 3 天就感觉有股暖气往骨头里钻，现在能拿着勺子吃饭了。"

【案例三】

1. 患者痛点档案

患者痛点档案见表9-5。

表9-5　患者痛点档案3

项目	详情
姓名	张某
性别	女
年龄	38 岁
职业	会计（长期伏案工作）
主诉	颈后部明显隆起（"富贵包"），伴随持续性酸胀、僵硬感，尤其在下午和劳累时会加重。转头、低头受限，伴有头晕、头痛，影响睡眠和工作状态
历史治疗	尝试过按摩，但疗效持续时间短且病情易反复

2. 蜡疗调理方案

蜡疗三阶疗法见表9-6。

表9-6　蜡疗三阶疗法3

阶段	治疗内容	治疗效果
1～3 次（初期）	蜡疗热敷颈部	热敷时患者感觉舒适，温热直达深层，酸胀感明显减轻。热敷后即刻感觉颈部轻松许多，僵硬感缓解，转头范围增大。头晕、头痛有所减轻
4～7 次（中期）	蜡疗热敷颈部	"富贵包"区域开始变得柔软，僵硬感减轻，酸胀感显著减轻，工作专注度提高，睡眠质量改善
8～10 次（后期）	蜡疗热敷颈部	"富贵包"肉眼可见地缩小、扁平化，颈部线条恢复流畅，酸胀、僵硬感基本消失，活动自如，头晕、头痛未再发作

3. 患者反馈

"这个'富贵包'困扰了我很多年，又难看、又不舒服，我曾经去按摩过，但只能管一时。中药蜡疗的效果真是出乎意料，热乎乎的，感觉特别舒服，感觉药劲能透进去，治疗了几次就感觉松快多了，包块摸起来也软了。现在已完成了 1 个疗程，'富贵包'小了一大圈，脖子轻松太多了，头也不晕了！"

【案例四】

1. 患者痛点档案

患者痛点档案见表9-7。

表9-7 患者痛点档案4

项目	详情
姓名	周某
性别	女
年龄	70岁
主诉	右肩持续酸胀痛，夜间加剧，影响睡眠；手臂外展、后伸受限，无法梳头、穿衣；遇冷疼痛加重
历史治疗	曾口服止痛药，但疗效持续时间短；曾尝试接受按摩，但疼痛易反复

2. 蜡疗调理方案

蜡疗三阶疗法见表9-8。

表9-8 蜡疗三阶疗法4

阶段	治疗内容	治疗效果
1～3次（初期）	蜡疗热敷肩周＋伸展	热敷时肩部深层温热感明显，当晚睡觉时疼痛减轻30%，手臂可抬至腰部高度
4～8次（中期）	蜡疗热敷肩周＋伸展	夜间痛基本消失，可完成梳头动作；肩关节外展角度提升至70°
8～12次（后期）	蜡疗热敷肩周＋伸展	活动度恢复90%，能反手扣内衣；肩部肌肉僵硬感消除。半年后随访未复发

3. 患者反馈

"这半年我被肩周炎折磨得彻夜难眠，连穿衣服都要老伴儿帮忙。应用中药蜡疗配合锻炼治疗1次后就睡了一个整觉！现在肩膀灵活多了，昨天还和老姐妹去爬山了。蜡疗的渗透力特别强，热乎乎的，药力能钻到骨头缝里！"

【案例五】

1.患者痛点档案

患者痛点档案见表9-9。

表9-9　患者痛点档案5

项目	详情
姓名	李某
性别	男
年龄	50岁
主诉	左腿、左脚连着痛（腰椎间盘突出，压迫神经）
历史治疗	长期贴膏药，效果不明显，按摩后症状可短暂缓解，但疼痛反复发作

2.蜡疗调理方案

蜡疗三阶疗法见表9-10。

表9-10　蜡疗三阶疗法5

阶段	治疗内容	治疗效果
1～3次（初期）	蜡疗热敷腰部	热敷时深层温热感明显，腰部疼痛减轻70%
4～8次（中期）	蜡疗热敷腰部＋膝盖、小腿关节包裹	腰不痛了，走路时腿也不痛了
8～15次（后期）	蜡疗热敷腰部＋膝盖、小腿关节包裹	活动度完全恢复，腰腿都不痛了，腿踩地也不痛了

3.患者反馈

"我有腰痛很多年了，连带着腿也不得劲，平时贴膏药贴得皮肤都溃烂了，蜡疗热敷的第1天就感觉有上百根针扎进疼痛点，现在走几百米路也不会痛了！"

第十章

中药特色蜡疗与其他中医适宜技术的结合应用

第一节　针刺疗法

一、概念

针刺疗法是一种以中医针灸理论为基础，运用针刺预防、治疗疾病的方式。

二、理论依据

针刺疗法的形成基于中医学脏腑学说、经络学说、阴阳五行学说。经络内而脏腑、外而肢节、纵横交错、遍布全身，起到运行气血的重要作用，将人体的内外表里、上下前后、五脏六腑、四肢百骸、五官九窍、筋脉皮肉各个部分统一成一个有机的整体，并与外界环境相适应。人体发生病变时，阴阳失调、脏腑失和、气血偏盛或偏衰，都与经络、穴位有密切的关系。只有熟悉了经络的循行分布、生理功能，才能用经络学说说明病理变化，指导辨证归经，进行针刺治疗。脏腑证治是中医各种辨证论治方法的基础，是根据脏腑的生理功能、病理表现，结合八纲、病因、经络等理论，四诊合参，对疾病的证候进行分析归纳，借以推断病因病机、病变部位、病变性质、正邪盛衰，以确定所患为何证，然后根据证来决定治疗原则和方式的治疗方法。五行理论的基本意义是用自然界中的五种基本物质代表五种抽象的功能属性，借以反映事物之间的相生相克现象及其规律。五行学说对针刺的临床使用有着重要的指导作用。

三、作用机理

针刺具有疏通经络、调和阴阳、扶正祛邪的作用。

西医学认为，针刺主要是通过对人体产生物理性刺激作用来发挥广泛的生物物理和生物化学效应的。

四、常用工具

治疗盘、消毒液、棉签、无菌毫针盒（内备各种毫针、电针或火针，见图 10-1）、干棉球、纱布、镊子及清洁弯盘，必要时备好屏风。

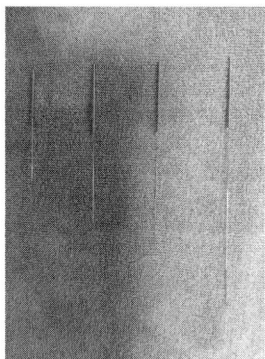

图 10-1　毫针

五、操作方法

1. 毫针

毫针疗法的操作流程如下。

（1）备齐用物，携至床旁，做好解释工作，取得患者配合。

（2）协助患者松开衣物，根据针刺部位协助患者取合理体位。

（3）选好腧穴后，先用拇指按压穴位，并询问患者有无感觉。

（4）消毒进针部位后，根据腧穴深浅和患者体形选取合适的毫针，同时检查针柄是否松动，针身和针尖是否弯曲或带钩，术者消毒手指。

（5）根据针刺部位选择相应的进针方法，正确进针。

（6）当将针刺入一定深度时，患者局部产生酸、麻、胀、重等感觉或向远处传导，即为"得气"。得气后调节针感，一般留针 10 ~ 20 分钟。

（7）在针刺及留针过程中，密切关注患者有无晕针、滞针等情况。如出现意外情况，应紧急处理。

（8）起针时一般用左手拇（食）指端按压针孔周围皮肤处，右手持针柄慢慢捻动将针尖退至皮下，迅速拔出，随即用无菌干棉球轻压针孔片刻，防止出血。最后检查针数，以防遗漏。

（9）操作完毕，协助患者穿戴好衣物，将患者安置于舒适卧位，整理床铺。

（10）清理用物，归还至原处。

2. 电针

电针疗法的具体操作流程如下。

（1）先将毫针刺入腧穴，产生"得气"感应。

（2）把输出电位器旋钮调到零位。

（3）将电针器上每对输出的电极分别接在两根毫针上，负极接主穴，正极接配穴，也可不分正负极，将两根导线接在任意两根针上。

（4）打开电源开关，选择适当的频率和波形。

（5）逐步调高输出电流至所需强度。

（6）一般通电时间为 5～20 分钟，有时可延长至数小时。

（7）结束时将输出电位器旋钮调到零位，然后关闭电源，取下导线。

（8）单穴使用电针时，可选取有神经干通过的穴位，将针刺入，接上电针器的一根导线，另一个电极接在浸湿的纱布上，固定在同侧经络走行的皮肤上。

3. 火针

火针疗法的具体操作流程如下。

（1）定位经穴、压痛点、病灶局部。

（2）取 75% 乙醇消毒。

（3）将酒精灯点燃，右手以握笔式持针，将针尖和部分针体插入火焰中，根据针刺深度的需要，决定针体烧红的长度。烧针以通红为度，针红则效力强。

（4）趁着针红，迅速、准确地将针刺入穴位，并敏捷地将针拔出，全过程在 0.5 秒内完成。

（5）用棉球按压针孔，既可减轻疼痛，又可保护针孔。

（6）接受火针治疗后当天的正常反应为针孔发红、发痒，嘱患者注意不能搔抓，当天不能洗澡。

六、适用范围

1. 神经系统疾病

分离性障碍、癫痫、中风、神经衰弱、精神分裂症等。

2. 消化系统疾病

溃疡病、胃下垂、胃痉挛、胃炎、肠炎、消化不良、痢疾等。

3. 呼吸系统疾病

气管炎、扁桃体炎、咽炎、喉炎、哮喘等。

4. 泌尿生殖系统疾病

尿路感染、阳痿、遗精、早泄、遗尿、月经不调、痛经、子宫出血、子宫脱垂、附件炎等。

5. 运动系统疾病

风湿性关节炎、肌炎、良性关节痛、扭伤等。

6. 循环系统疾病

心动过速、心绞痛、休克、脉管炎、心脏神经症等。

7. 五官科疾病

眼病、鼻病、耳病等。

8. 其他

甲状腺肿、皮肤病、贫血等。

七、注意事项

第一，扎针前一定要仔细检查针体上有无瘢痕、锈，针体是否弯折，针尖有没有钩，针柄是否松动，要特别注意检查针体与针柄连接的地方。

第二，注意消毒。

第三，根据所选用的穴位协助患者取舒服的体位，一般不应站立扎针。

第四，对害怕针刺的患者要做好解释工作，消除患者对针刺治疗的恐惧心理。针刺面部、眼部时应尽量防止出血，以免针刺部位出现青斑，有碍美观。

第五，怒、惊、恐、醉者勿刺。

第二节 艾灸疗法

一、概念

点燃艾绒，在体表的腧穴或患部熏照，使患者产生温热或灼痛的感觉，通过发挥温和组织或器官等作用，达到预防或治疗目的的治疗方法，叫作艾灸疗法。

二、理论依据

艾灸疗法的形成离不开经络腧穴理论、中药学理论。艾之所以成为最佳施灸材料，除具有来源、炮制及操作方面的优势外，更重要的在于其具有明显的温通特性。《本草纲目》曰："艾叶，生则微苦太辛，熟则微辛太苦，生温熟热，纯阳也。可以取太阳真火，可以回垂绝元阳……灸之则透诸经而治百种病邪，起沉疴之人为康泰，其功亦大矣。"《本草从新》记载艾叶"苦辛，生温熟热，纯阳之性，能回垂绝之元阳，通十二经，走三阴，理气血，逐寒湿，暖子宫，止诸血，温中开郁，调经安胎……以之灸火，能透诸经而除百病"。艾灸疗法通过烧灼、温熨，借灸火的热力及药物的作用，达到治病、防病和保健的目的。

三、作用机理

艾灸具有温经通络、行气活血、祛风散寒、补中益气、防病保健的作用。

经络腧穴与艾灸理化作用的有机结合，产生了灸法的"综合效应"。艾灸作为一种适宜刺激，作用于穴位，通过经络的传导作用调节脏腑器官功能。现代研究也表明，灸法可调节脏腑功能，促进代谢，提高机体的免疫功能，从而防病治病。

四、常用工具

1. 常用物品

治疗盘、艾条、点火工具（打火机、线香、线捻等）、弯盘、小口瓶、纱布、快速手消毒液、镊子、灭火管，必要时备好屏风。

2. 灸材选择

（1）艾条灸：应选择合适的清艾条或药艾条，检查艾条是否霉变、潮湿，包装有无破损。

（2）艾炷灸：应选择合适的清艾绒，检查艾绒是否霉变、潮湿。

（3）间接灸：应准备好所选用的药材，检查药材是否变质、发霉、潮湿，将大小、形状、平整度、气孔等处理至合适的状态。

（4）温灸器灸：应选择合适的温灸器，如灸架、灸筒、灸盒等。

（5）温针灸：应选择合适的针具。

五、操作方法

1. 消毒

（1）针具消毒：针具可选择高压消毒法消毒。可选择一次性针具。

（2）治疗部位消毒：针刺部位可用含 75% 乙醇或 0.5% ～ 1% 碘伏的棉球在施术部位由中心向外做环形消毒。强刺激部位宜用含 0.5% ～ 1% 碘伏的棉球消毒。

（3）术者消毒：术者双手应先用肥皂水清洗干净，再用含 75% 乙醇的棉球消毒。

2. 施术方法

（1）艾条灸法：包括悬起灸法、实按灸法。

①悬起灸法：分为温和灸、回旋灸、雀啄灸。术者手执艾条，将艾条的一端点燃，直接悬于施灸部位之上，与之保持一定距离，使热力较为温和地作用于施灸部位。其中，将艾条燃着端悬于施灸部位距皮肤 2 ～ 3cm 处，灸至患者感到温热舒适但无灼痛、皮肤稍有红晕者为温和灸；将艾条燃着端悬于施灸部位距皮肤 2 ～ 3cm 处，平行往复

回旋熏灸，使皮肤有温热感而不至于灼痛者为回旋灸；将艾条燃着端悬于施灸部位距皮肤 2～3cm 处，对准穴位，上下移动，使之像鸟雀啄食一样一起一落、忽远忽近者为雀啄灸。

②实按灸法：在施灸部位上铺 6～8 层绵纸、纱布、绸布或棉布，术者手持艾条，将艾条的一端点燃，将艾条燃着端对准施灸部位直按其上，停 1～2 秒，使热力透达深部。待患者感到按灸局部灼烫、疼痛时即移开艾条。每次每穴可按 3～7 次，以移去艾条和铺设的纸或布后见皮肤红晕为度。

（2）温针灸法：首先在选定的腧穴上针刺，将毫针刺入穴位得气并施以适当的补泻手法后，在留针过程中将 2～3g 艾绒包裹于毫针针柄顶端，捏紧成团状，或将 1～3cm 长的艾条段直接插在针柄上，点燃施灸，待艾绒或艾条燃尽无热度后除去灰烬。艾灸结束后将针取出。

（3）艾炷灸法：包括直接灸法和间接灸法。

①直接灸法：首先在穴位局部皮肤上涂可增强黏附性或刺激作用的液汁，如大蒜汁、凡士林、甘油等，然后将艾炷置于其上，点燃艾炷尖端。

在艾炷燃烧过半，局部皮肤潮红、灼痛时，术者即用镊子移去艾炷，更换另一艾炷，连续灸足应灸的壮数。因该法刺激量小且灸后不引起化脓、不留瘢痕，故称为非化脓灸法（无瘢痕灸）。

在艾炷燃烧过半，局部皮肤潮红、灼痛时，术者用手在施灸穴位的周围轻轻拍打或抓挠，以分散患者注意力，减轻施灸时的痛苦。待艾炷燃毕，即可换用另一艾炷，直至灸足应灸的壮数。因该法刺激量大，局部组织经灸灼产生无菌性化脓现象（灸疮）并留有瘢痕，故称为化脓灸法（瘢痕灸）。

②间接灸法：将选定备好的中药材放置于灸处，再把艾炷放在药物上，点燃艾炷尖端。艾炷燃烧至患者局部皮肤潮红、有痛觉时，可将间隔药材稍许上提，使之离开皮肤片刻，旋即放下，再行灸治，如此反复操作。需刺激量小者，在艾炷燃至 2/3 时即更换另一艾炷续灸，或移去艾炷，直至灸足应灸的壮数；需刺激量大者，在艾炷燃至 2/3 时术者可用手在施灸穴位的周围轻轻拍打或抓挠，以分散患者注意力，减轻施灸时的痛苦，待艾炷燃毕再更换另一艾炷续灸，直至灸足应灸的壮数。

（4）温灸器灸法：包括灸架灸法、灸筒灸法、灸盒灸法。

①灸架灸法：将艾条点燃后插入灸架顶孔，对准穴位，固定好灸架。术者或患者可通过上下调节插入艾条的高度来调节艾灸的温度，以患者感到温热略烫且可耐受为宜。灸毕，移去灸架，取出艾条并熄灭艾火。

②灸筒灸法：首先取出灸筒的内筒，装入艾绒后安上外筒，点燃内筒中央部的艾绒，

放置于室外，待灸筒外面热烫而艾烟较少时，盖上顶盖并取回。术者在施灸部位上放置8～10层棉布或纱布，将灸筒放置于布上，以患者感到舒适、热力足而不会烫伤皮肤为宜。灸毕，移去灸筒，取出灸艾并熄灭艾火。

③灸盒灸法：将灸盒安放于施灸部位的中央，将艾条段或艾绒点燃后放置于灸盒内中下部的铁纱上，盖上盒盖。灸时以患者感到温热舒适、无灼痛感、皮肤稍有红晕为度。如患者感到灼烫，可略掀开盒盖，或抬起灸盒使之离开皮肤片刻，旋即放下，再行灸治，如此反复操作，直至灸足应灸量。灸毕，移去灸盒，取出灸艾并熄灭艾火。

（5）药物铺灸法：具体如下。

①根据辨证结果确立治法，以法统方，制定与病证相适宜的铺灸药方，共研细末，装瓶备用。

②依据辨证进行配穴，组成穴区，在施灸时选用。

③根据施灸的需要，选择不同的隔灸材料（如生姜、大蒜、大葱等），将其捣烂如泥，根据施灸部位的特点，制成大小、薄厚等适宜的灸饼。

④根据施灸部位的不同，制作不同规格的艾炷，并根据施灸的壮数备足艾炷。

⑤选择正确的体位，先在施灸穴区的皮肤上（若取头部穴区，应剃去毛发）擦生姜汁、大蒜汁、葱汁或透皮剂，然后均匀撒上一层铺灸药末，以覆盖皮肤为度，再在药末上铺设灸饼（姜泥、蒜泥、葱泥饼），将艾炷置于灸饼之上，并将艾炷点燃，让其自行燃烧，待患者有灼热感或不能忍受时，将艾炷移去，续一壮灸之（根据病情需要决定需灸壮数），完成需灸壮数后，去掉艾炷与灸饼，用干净的湿巾擦净施灸部位即可。如需要留灸，则在灸疗结束后移去艾炷（保留药物与灸饼），用胶布或绷带固定，根据病情保留0.5～3小时，然后去掉施灸物。

3. 施灸后处理

（1）红晕、灼热感：施灸后，局部皮肤多有红晕、灼热感，一般无须处理，可自行消失。

（2）水疱：施灸时如对表皮基底层以上的皮肤组织造成了灼伤，可在灸后出现水肿或水疱。如水疱的直径在1cm左右，一般无须处理，待其自行吸收即可；如水疱较大，可用消毒针剪刺破或剪开疱皮，放出水疱内容物，并剪去疱皮，暴露被破坏的基底层，涂擦消炎膏药以防止感染，疮面的无菌脓液一般无须处理，待结痂自愈即可。灸疱皮肤一般经过5～8天可结痂，痂皮可自动脱落，愈后一般不留瘢痕。

（3）结痂、感染：灸后有时会因皮肤基底层或真皮组织被破坏而出现水肿、溃烂、体液渗出，甚至形成无菌性化脓。轻者仅皮肤基底层被破坏，受损的皮肤一般经过7～20天可结痂，痂皮可自动脱落，留有永久性浅在瘢痕；重者真皮组织被破坏，疮面一般经过20～50天可结厚痂，痂皮可自动脱落，愈后留有永久性瘢痕，此即古代医著所记载的灸疮。患者在灸疮化脓期间不宜从事体力劳动，要注意休息，严防感染。若发生感染，轻者发红或红肿，可在局部作抗感染处理，感染一般可在短时间内消失；如出现红肿热痛且范围较大，在进行上述处理的同时应口服或外用抗感染药物；如化脓部位较深，应请外科医生协助处理。

六、适用范围

慢性病，感受风寒湿邪气所致之肌肉、关节痛等。

七、注意事项

第一，艾灸时必须注意防止艾灰脱落灼伤皮肤或烧毁衣物。

第二，施灸的顺序一般为先上后下，先灸头部、胸背，后灸腹部、四肢。

第三，施灸后局部皮肤微红灼热属于正常现象。如灸后出现小水疱，一般无须处理，可自行吸收。如水疱较大，可用无菌注射器抽去疱内液体，然后覆盖无菌纱布，保持干燥，防止感染。

第四，若患者发生晕灸，应立即停止艾灸治疗，协助患者保持头低位平卧，注意保暖。轻者一般在休息片刻或饮温开水后即可恢复；重者一般在掐按水沟、内关、足三里穴后即可恢复；特别严重者按晕厥处理。

第三节 拔罐疗法

一、概念

拔罐疗法是一种以罐为工具，利用燃烧、抽吸、蒸汽等方法造成罐内负压，使罐具吸附于体表腧穴或患处，使局部皮肤充血，产生良性刺激，达到调节脏腑功能、平衡阴阳、疏通经络、防治疾病目的的方法。

二、理论依据

拔罐疗法是通过用罐具吸拔病变部位，或特定经络、穴位，将充斥于体表的病灶，以及经络、穴位，乃至深层组织器官内的风寒、瘀血、热毒、脓血等病邪排出体外，使邪出正复，经络气血的运行得以通畅。这种良性刺激能引起局部或全身反应，从而增强机体功能，充分发挥经气的作用，扶持正气，调节阴阳平衡，加强祛除病邪之力，疏通经络、开达抑遏、宣通气血、活血散瘀、消肿止痛、除湿逐寒、协调脏腑功能，促进病体康复。西医学认为，拔罐疗法具有机械刺激作用、温热效应、解毒作用和生物作用。治疗时，罐内形成负压，使局部毛细血管充血、扩张，甚至破裂。红细胞破裂后出现自身溶血现象，使表皮紫黑，随即产生一种类组胺物质，随体液周流全身，可刺激各个器官，增强其功能活动，提高机体的抵抗力。同时，机械刺激可通过皮肤感受器的反射途径传到中枢神经系统，调节其兴奋与抑制过程。

三、作用机理

拔罐疗法具有祛风除湿、温经散寒，活血化瘀、消肿止痛、拔毒吸脓、去腐生新、温阳益气、扶正固本等作用。

相关研究表明，拔罐疗法的机械刺激作用和温热作用可以促进血液循环和代谢，从而调节神经系统功能，调节肌肉及关节活动，缓解机体疼痛，改善功能状态，起到治疗疾病、预防疾病和强身健体的作用。

四、常用工具

1. 常用罐具

（1）玻璃罐：玻璃罐系由耐热、质硬的透明玻璃烧制成的罐具，口平、腔大、底圆，罐口平滑，口缘稍厚略外翻，内外光滑，大小、规格多样。玻璃罐的优点是质地透明，使用时可以随时观察罐内皮肤瘀血的程度，以便把握治疗时间；缺点是传热较快，容易被摔碎。

（2）竹罐：将直径为 3 ～ 5cm 的竹子制成 6 ～ 10cm 长的竹筒，一端留节做底，另一端打磨光滑，即可制成管壁厚度为 3 ～ 9mm、中间呈腰鼓状的竹罐。竹罐的特点是轻巧、价廉、取材容易、制作简单、不易摔破，可用于身体各部位，适用于多种拔罐法。但是，竹罐容易爆裂漏气，吸拔力不强，且质地不透明，难以观察罐内皮肤的变化情况，不宜用于刺血拔罐法。

（3）陶罐：陶罐又名陶瓷罐，是由陶土烧制而成的，罐口平滑，形如木钵，口底稍小、腔大如鼓，有大、中、小和特小等类型。陶罐的优点是吸拔力较大，易于高温消毒，适用于全身各部。但是，陶罐较重，易于破碎，且质地不透明，目前已较少使用。

2. 新型罐具

（1）抽气罐：抽气罐是用有机玻璃等材料制成的带有抽气装置的罐具，分为罐体和抽气筒两部分，罐口的大小规格很多。抽气罐的特点是可随意调节罐内负压，控制吸力。抽气罐的优点是可以避免烫伤，操作方法简单，易于掌握，不足之处是没有火力的温热刺激。

（2）多功能罐：系配置了其他治疗作用的现代新型罐具，比如在罐顶中央安置刺血针的刺血罐，在罐内架设艾灸，灸后排气拔罐的灸罐，以及罐内安有电热元件（电阻丝等）的电热罐（电罐）等，具有拔罐与相应疗法（如刺血、艾灸、电热等）的双重治疗作用。

3. 代用罐具

凡口小腔大、口部光滑平整、不怕热、能产生一定吸拔力的器具均可选作代用。临床上人们最喜欢使用的就是玻璃罐头瓶，选用其他物品（如杯子、小口碗等）时需注意口部是否光滑、无破损，以免伤及皮肤。代用罐具的优点是取材简便，缺点是瓶口薄、不耐高温、易碎。

五、操作方法

拔罐的常用方法有闪罐、留罐、走罐、排罐、针罐 5 种。

1. 闪罐

用闪火法将罐吸拔于应拔部位，随即取下，再吸拔，再取下，反复吸拔至局部皮肤潮红，或以罐体底部发热为度，动作要迅速而准确，必要时也可在闪罐后留罐。闪罐法适用于肌肉较松弛、吸拔不紧或留罐有困难之处。该法适用于局部皮肤麻木或功能减退的虚证患者，常用于治疗风湿痹证、中风后遗症，以及肌肤麻木、肌肉痿软等。

2. 留罐

留罐法又名坐罐法，操作时将吸拔在皮肤上的罐具留置一定时间（5～10 分钟），使浅层皮肤和肌肉局部潮红，甚或皮下瘀血呈紫红色后再将罐具取下。罐大、吸力强者应适当减少留罐时间，留罐时间视患者拔罐后的反应与体质而定，老年人与儿童的留罐时间不宜过长，夏季、肌肤薄弱处的留罐时间也不宜过长，以免起疱。该法适用于临床各科的多种疾病，常用于深部组织损伤、颈肩腰腿痛、关节病变等。

3. 走罐

走罐法又名推罐法、拉罐法，操作时先于施罐部位涂上润滑剂（医用凡士林、医用甘油、液状石蜡或润肤霜等），也可用温水或药液代替，还可在罐口上涂油脂，使用闪火法将罐吸仕后，立即用于握住罐体，略用力将罐沿着一定路线反复推拉，以走罐部位皮肤紫红为度，推罐时着力点在罐口，用力应均匀，防止罐漏气脱落。该法适用于病变范围较广、肌肉丰厚而平整的部位，如背部脊柱两旁、下肢股四头肌处、腰骶部、腹部及肩关节等。操作时应根据病情、患者的体质调节负压，以及走罐的快慢与轻重，若负压过大、用力过重或速度过快，往往会使患者疼痛难忍，且易拉伤皮肤；若负压过小，吸拔力不足，则罐容易脱落，治疗效果较差。

4. 排罐

沿某一经脉循行路线或某肌束的体表位置，按照顺序吸拔多个罐具的方法称为排罐法。

5. 针罐

针罐法根据使用针具的不同可分为如下 3 种。

（1）留针拔罐：在毫针针刺留针时，以毫针为中心拔罐，留置满规定时间后起罐，再起针。该法不宜用于胸背部，因罐内负压易增加针刺深度，容易引起气胸。

（2）出针拔罐：在毫针针刺出针后，立即于该部位拔罐，留置满规定时间后起罐，起罐后再用消毒棉球将拔罐处擦净。

（3）刺络拔罐：用皮肤针、三棱针或粗毫针等，在腧穴或患处点刺出血，或用三棱针挑刺后再行拔罐、留罐。起罐后注意用消毒棉球擦净血迹，挑刺部位用消毒敷料或创可贴敷贴。

针罐法适用于热证、实证，如实寒证、瘀血证等，以及某些皮肤病症。

六、适用范围

拔罐疗法的适用范围非常广泛，尤其对各种疼痛类疾病、软组织损伤、急（慢）性炎症、风寒湿痹，以及脏腑功能失调、经脉闭阻不通所引起的各种病症均有较好的疗效。临床上该疗法的使用已从早期疮疡治疗拓展到了包括内科疾病、外科疾病、妇科疾病、儿科疾病、皮肤科疾病、五官科疾病等在内 100 多种疾病的治疗。

1. 内科疾病

感冒、发热、咳嗽、急（慢）性支气管炎、哮喘等肺系疾病；呕吐、便秘、胃肠痉挛、慢性腹泻等胃肠疾病；中暑、高血压、面神经麻痹、头痛、三叉神经痛、神经衰弱、中风后遗症、尿潴留、尿失禁等其他内科疾病。

2. 外科疾病

疖、疔、痈、疽、丹毒、痔、脱肛、虫蛇咬伤等。

3. 妇科疾病

痛经、月经不调、闭经、带下、盆腔炎、围绝经期综合征、乳腺炎等。

4. 儿科疾病

厌食症、腹泻、消化不良、遗尿、百日咳、流行性腮腺炎等。

5. 皮肤科疾病

痤疮、湿疹、荨麻疹、神经性皮炎、皮肤瘙痒症、白癜风、带状疱疹等（还可用于养颜美容）。

6. 五官科疾病

鼻炎、牙痛、口腔溃疡、慢性咽喉炎、扁桃体炎等。

七、注意事项

第一，拔罐时一般以选择肌肉丰满、皮下组织充实及毛发较少的部位为宜。吸拔力过大、吸拔时间过久，可能会使拔罐部位的皮肤起疱。拔罐前应充分暴露应拔部位，有毛发者宜将毛发剃去，注意防止烫伤操作部位。

第二，患者所取体位应舒适，局部宜舒展、松弛。拔罐时嘱患者不要变换体位，以免罐具脱落。拔罐数目较多时，罐具之间的距离不宜太近，以免罐具牵拉皮肤造成疼痛，或因罐具间互相挤压而致罐具脱落。

第三，对于老年人、儿童、体质虚弱及初次接受治疗等易发生意外的患者，拔罐数量宜少，留罐时间宜短，以取卧位为宜。妊娠妇女及婴幼儿慎用拔罐疗法。

第四，若留针拔罐，选择的罐具宜大、毫针针柄宜短，以免吸拔时罐具触碰针柄而造成折针等损伤。

第五，使用电罐、瓷罐时，应注意询问患者体内有无心脏起搏器等金属物件，若有则禁用拔罐疗法。

第六，拔罐手法要熟练，动作要轻、快、稳、准。用于燃火的乙醇棉球不可吸含过多的乙醇，以免拔罐时滴落到皮肤上造成烧烫伤。若不慎造成烧烫伤，应按外科烧烫伤处理。

第七，若患者在拔罐过程中出现头晕、胸闷、恶心欲呕、肢体发软、冷汗淋漓，甚至瞬间意识丧失等晕罐现象，应立即起罐，使患者保持头低脚高卧位，必要时让患者饮用温开水、温糖水，或掐水沟穴等。密切注意监测患者血压、心率的变化，严重时按晕厥处理。

第四节　刺络放血疗法

一、概念

刺络放血疗法是一种用三棱针、皮肤针等针具，刺破人体的某些腧穴、病灶处、病理反应点或浅表小静脉等部位，放出适量血液，以达到防治疾病目的的外治方法。

二、理论依据

病在血络是刺络放血疗法的主要作用依据，"血实宜决之""菀陈则除之"是刺络放血疗法应用的基本原则。刺络放血之刺在"络"，放出的是"血"。三棱针点刺出血、皮肤针叩刺出血、刺络拔罐等疗法，都是直接刺激络脉或络脉分布区（如孙络、浮络之所在）的。

三、作用机理

刺络放血具有泄热解毒、调和气血、活血祛瘀、通经活络、清热开窍的作用，进而使脏腑功能和谐、经脉畅通、气血调和、阴阳平衡。

刺络放血的作用机制在于出恶血、通经脉、调血气，改变经络中气血运行不畅的病理变化，从而达到调节脏腑气血功能的目的。

四、常用工具

1. 三棱针

针身呈三棱形，头端三面有刃，针尖锋利，常用规格有大、中、小 3 个型号，是刺络放血疗法的专用工具（图 10-2）。

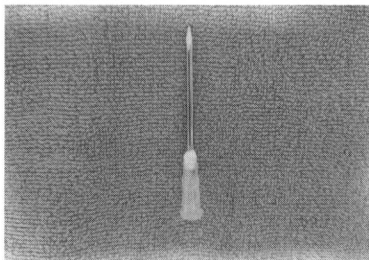

图 10-2　三棱针

2. 皮肤针

皮肤针针头呈小锤形，由多根短针集成一束或均匀附于莲蓬状的针盘上，并固定在针柄上制成，根据短针支数的不同，又分为梅花针（五支短针，图 10-3）、七星针（七支短针）等。针尖不宜太锐或太钝，整体应呈松针形，全束针尖应平齐，避免出现歪斜、钩曲、锈蚀或缺损等现象。

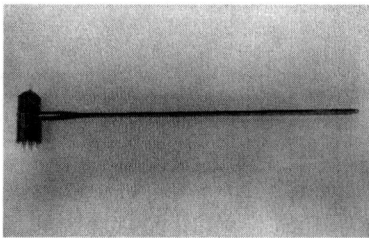

图 10-3　梅花针

3. 单针采血器

单针采血器是现代研制的新型刺络工具，形似圆珠笔，末端可拆卸，以安装一次性采血针，上端有弹簧、扳机装置（图 10-4、图 10-5）。按动扳机后靠弹簧的推力迅速将针尖刺入皮肤，针尖旋即退回。由于单针采血器刺血时速度快，减轻了患者的痛感，且安全性较高，所以近些年在临床上得到了迅速的推广应用。

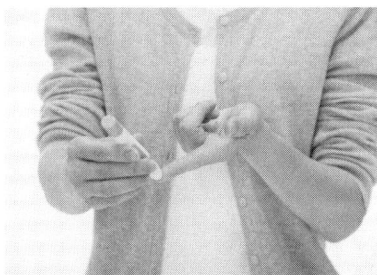

图 10-4 使用单针采血器

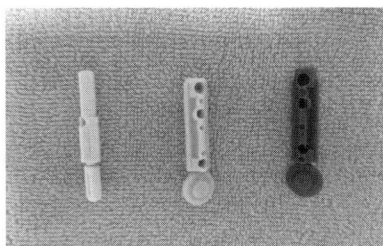

图 10-5 采血针

4. 罐具

为了达到足够的放血量，临床上刺络放血疗法常与拔罐疗法配合使用，用于刺络放血的罐具多为透明的玻璃罐（图 10-6）和有机玻璃制成的抽气罐（图 10-7），以便观察出血量的多少。

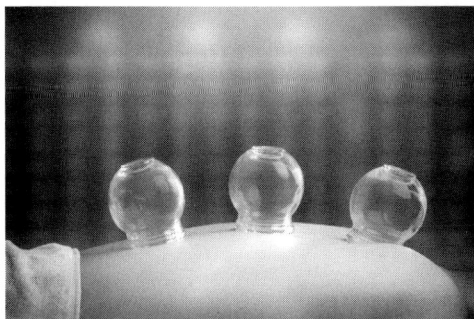

图 10-6 玻璃罐

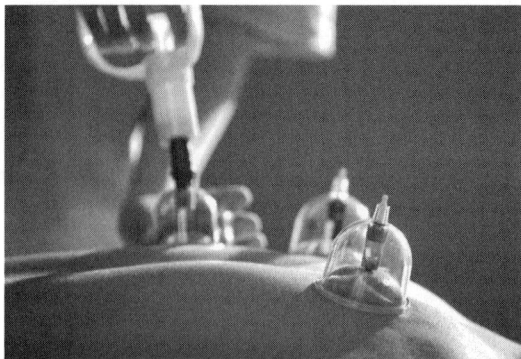

图 10-7　抽气罐

五、操作方法

三棱针的针刺方法一般分为点刺法、散刺法、刺络法和挑刺法 4 种。

1. 点刺法

针刺前，在预定针刺部位上下用左手拇指及食指向针刺处推按，使血液积聚于针刺部位，继之用 2% 碘酒棉球消毒，再用 75% 乙醇棉球脱碘，针刺时左手拇、食、中三指捏紧被刺部位，右手持针，用拇、食两指捏住针柄，中指指腹紧靠针身下端，针尖露出 3 ～ 5mm，对准已消毒的部位刺入 3 ～ 5mm，随即将针迅速退出，轻轻挤压针孔周围，使针孔出血少许，然后用消毒棉球按压针孔。该法多用于指（趾）末端的十宣、十二井穴，耳尖，以及头面部的攒竹、上星、太阳等穴。

2. 散刺法

散刺法，又叫豹纹刺，是一种对病变局部周围进行点刺的方法。根据病变部位大小的不同，可刺 10 ～ 20 针，由病变外缘向中心环形点刺，以促使瘀血或水肿消除，达到祛瘀生新、通经活络的目的。该法多用于局部瘀血、血肿（或水肿）、顽癣等。

操作时，嘱患者取合理体位，术者协助患者松开衣物，暴露叩刺部位，对治疗部位皮肤进行消毒。术者检查针具后，手握针柄后段，食指伸直压在针柄中段，将针尖端对准叩刺部位，使用手腕之力，将针尖垂直叩刺在皮肤上，然后迅速提起，如此反复操作，频率一般为 70 ～ 90 次 / 分。刺激的强度根据患者体质、年龄、病情及叩刺部位的不同分为弱、中、强 3 级。在叩刺过程中，术者应观察患者的面色、神情，及时询问患者有无不适。叩刺完毕，消毒局部皮肤，以防感染。

3. 刺络法

先将带子或橡皮管扎在针刺部位上端（近心端），然后迅速消毒。针刺时左手拇指压在被针刺部位下端，右手持三棱针对准针刺部位的静脉刺入（2 ～ 3mm），然后立即将针退出，使针孔流出少量血液，出血停止后，再用消毒棉球按压针孔。当针孔出血时，也可轻轻按压静脉上端，以助瘀血排出，使毒邪得除。该法多用于曲泽、委中等穴，治疗急性吐泻、中暑、发热等。

4.挑刺法

用左手按压施术部位两侧，或捏起皮肤，使皮肤固定，右手持针，将针迅速刺入皮肤 1～2mm，随即将针体倾斜，挑破皮肤，放出少量血液或黏液，根据治疗需要可再刺入 5mm 左右，将针体倾斜并将针尖轻轻挑起，挑断皮下部分纤维组织，然后出针，覆盖敷料。该法常用于肩周炎、胃痛、颈椎病、失眠、哮喘、血管性头痛、神经性头痛等。

六、适用范围

刺络放血疗法具有通经活络、开窍泄热、消肿止痛等作用，适用范围较为广泛，各种实证、热证、瘀血证、疼痛等的治疗均可应用，较常用于一些急症和慢性病的治疗，如昏厥、高热、中暑、中风闭证、咽喉肿痛、目赤肿痛、顽癣、疖痈初起、扭挫伤、痄证、痔、顽痹、头痛、丹毒、指（趾）麻等。

七、注意事项

第一，对患者做好必要的解释工作，消除患者的思想顾虑。

第二，严格消毒，防止感染。

第三，点刺时手法宜轻、稳、准、快，不可用力过猛或刺入过深，以免创伤过大，损害其他组织。出血一般不宜过多，切勿伤及动脉。

第四，体质虚弱者、孕妇、产后妇女及有出血倾向者，均不宜使用刺络放血疗法。注意要协助患者取舒适的体位，谨防晕针。

第五，每日或隔日治疗 1 次，1～3 次为 1 个疗程，一般每次的出血量以数滴或 3～5mL 为宜。

第五节 推拿疗法

一、概念

推拿疗法又称按摩疗法，是一种术者将各种手法作用于患者体表的特定部位或穴位，以达到治疗疾病目的的疗法。

二、理论依据

推拿疗法以中医脏腑学说、经络学说为理论基础，并结合西医解剖学、病理学内容，将手法作用于人体体表的特定部位，以调节机体生理、病理状态。

三、作用机理

推拿疗法具有扶正祛邪、散寒止痛、健脾和胃、导滞消积、疏通经络、滑利关节、强筋壮骨等作用，更具有保健强身、预防疾病、延年益寿的效果。

推拿疗法还有松解粘连、缓解肌肉痉挛、解除局部病变、纠正解剖位置异常、改变相关系统功能及进行信息调整等作用。

四、常用工具

1. 推拿介质

药膏、油剂、药水、药酒、粉剂等。

2. 其他

治疗巾等。

五、操作方法

1. 一指禅推法

将拇指指腹或指端着力于推拿部位，放松腕部，沉肩、垂肘、悬腕，以肘部为支点，前臂做主动摆动，带动腕部摆动、拇指关节做屈伸活动，频率为 120～160 次 / 分，压力、频率、摆动幅度要均匀，动作要灵活，操作时应达到患者有透热感的要求。该手法常用于头面、胸腹及四肢等处，具有舒筋活络、调和营卫、健脾和胃、祛瘀消积等功能。

2. 揉法

将手掌大鱼际、掌根或拇指指腹着力于推拿部位，腕关节或掌指做轻柔、缓和的摆动。操作时用力要轻柔，动作要协调而有节律，频率一般为 120～160 次 / 分。该手法适用于全身各部位，具有宽胸理气、消积导滞、活血化瘀、消肿止痛等作用。

3. 摩法

将手掌掌面或手指指腹附着于一定部位或穴位，用腕关节连同前臂做有节律性的环旋运动。操作时肘关节自然屈曲，腕部放松，指掌自然伸直，动作要缓和而协调，频率为 120 次 / 分左右。该手法刺激性小，常用于胸腹、胁肋部位，具有理气和中、消食导滞、调节胃肠蠕动等作用。

4. 擦法（平推法）

将手掌大鱼际、掌根或小鱼际附着在一定部位上，沿直线来回摩擦。操作时手指自然伸开，整个指掌要贴在患者体表的治疗部位上，以肩关节为支点，上臂主动带动手掌做前后或上下往返运动，动作要均匀、连续，推动幅度要大，呼吸要自然，不要屏气，频率为 100 ～ 120 次 / 分。该手法用于胸腹、肩背、腰臀及四肢，具有温经通络、行气活血、消肿止痛、健脾和胃等作用。

5. 抹法

将单手或双手指腹紧贴皮肤，做上下或左右往返运动。操作时用力要轻而不浮、重而不滞。该手法适用于头面及颈项部，具有开窍镇静、醒脑明目等作用。

6. 按法

用拇指端、指腹、单掌或双掌（双掌重叠）按压体表，并停留片刻。操作时着力部位要紧贴体表，不可移动，用力要由轻而重，不可用暴力猛然按压。该手法适用于全身各部（掌按法适用于腰背及腹部），具有放松肌肉、活血止痛等作用。

7. 捏法

用拇指与食、中两指，或用拇指与其余四指，将患处皮肤、肌肉捏起，相对用力挤压。操作时要连续向前提捏推行，均匀而有节律。该手法适用于头部、颈项部、肩背及四肢，具有舒筋活络、行气活血等作用。

8. 拿法

捏而提起谓之拿，即用拇指与食、中两指，或用拇指与其余四指相对用力，在一定部位或穴位上进行节律性提捏。操作时用力要由轻而重，不可突然用力，动作要和缓而有连贯性。临床上该手法常配合其他手法应用于颈项、肩部及四肢等部位，具有祛风散寒、舒筋通络等作用。

9. 弹法

用一手指的指腹紧压住另一手指的指甲，将受压手指端用力弹出，连续弹击治疗部位。操作时弹击力要均匀，频率为 120 ～ 160 次 / 分。该手法可用于全身各部，以头面、颈项部最为常用，具有舒筋活络、祛风散寒等作用。

六、适用范围

1. 骨伤科疾病

颈椎病、落枕、肩周炎、前斜角肌综合征、胸胁迸伤、胸肋软骨炎、急性腰扭伤、各种常见的关节脱位（比如颞下颌关节脱位、肩关节脱位、肘关节脱位、髋关节脱位）、四肢关节扭伤（比如肩关节扭伤、腕关节扭伤等、踝关节扭伤）等。

2. 内科疾病

胃脘痛、胃下垂、胆绞痛、便秘、腹泻、肺气肿、哮喘、高血压、冠状动脉粥样硬化性心脏病（简称"冠心病"）等。

3. 妇科疾病

急性乳腺炎、产后缺乳、围绝经期综合征、痛经、闭经、月经不调等。

4. 五官科疾病

近视、视神经萎缩、慢性鼻炎、慢性咽炎、急性扁桃体炎、耳鸣、耳聋等。

5. 儿科疾病

脑性瘫痪、咳嗽、发热、顿咳、泄泻、呕吐、疳积、佝偻病、肌性斜颈等。

七、注意事项

第一，术者在施治前须修剪指甲，以免伤及患者皮肤。

第二，孕妇的腰骶部与腹部忌用推拿疗法，经期妇女忌用推拿疗法。

第三，年老体衰、久病体虚者，或极度疲劳、剧烈运动后、过饥过饱、醉酒者，均不宜或慎用推拿疗法。

第四，严重心脏病、各种出血性疾病、结核病、肿瘤、脓毒血症、骨折早期（包括颈椎骨折损伤）、截瘫初期、烫伤患者忌用推拿疗法，皮肤破损部位及溃疡性皮炎局部忌用推拿疗法。

第五，操作过程中术者应随时观察患者的反应，若患者感到不适，术者应及时调整手法或停止操作，以防发生意外。

第六，操作时手法应轻重、快慢适宜，用力需均匀，禁用暴力。每次推拿的时间一般为 15 ～ 30 分钟。

第七，操作完毕，清理用物，归还原处。

第六节　针刀疗法

一、概念

针刀疗法是一种将中医针刺疗法与西医外科手术疗法有机结合起来，结合生物力学理论，在骨伤等医学领域有着广泛应用的"简、便、廉、验"的新疗法。

二、理论依据

针刀疗法在中医针灸理论和西医学理论的基础上，结合生物力学的观点，用于治疗慢性软组织损伤等引起的疼痛性疾病，是针与刀相结合形成的一种闭合性微创伤性手术疗法。

三、作用机理

针刀一方面具有针灸针的特点，可以通过刺激经络和穴位行气活血通络，使结者散、闭者通，达到消除瘀血、调畅气机、通则不痛的目的；另一方面具有方向性，有刀刃，可以起到剥离粘连、松解挛缩、疏通堵塞等作用。

西医学认为针刀主要通过手术效应、针刺效应及综合效应等来发挥其功效。针刀的主要作用机理在于调节静态平衡、动态平衡，以及减轻慢性软组织损伤造成的粘连、挛缩、结瘢、堵塞，使肌肉、韧带、筋膜、腱鞘、滑囊的静态位置，以及运动的方向与范围发生变化，使局部静态平衡与动态平衡恢复，使卡压、血管牵拉、神经疼痛等得到缓解。

四、常用工具

以朱汉章教授为主使用的特种针法：针刀、针灸刀、铍针、松针、刃针、长圆针药刀针、新九针、水针刀、松解针、针挑、巨钠针小宽针、齿钩针、针镜、金针拨障、改良针刀，以及外科手术所用的刀片、剪刀、骨膜剥离器。

以陈超然医师为主使用的特种针法：拔针、松筋针、浮针、扁头松解针、圆头松解针，以及外科手术所用的刀柄、血管钳等。

五、操作方法

1. 定点

体位的选择以术者操作方便、患者接受治疗时自我感觉舒适为原则。进行颈部治疗时多选择坐位；进行头部治疗时可根据病情选择仰头位或低头位。

2. 消毒

在选好体位及治疗点后进行局部消毒。

3. 准备

术者戴无菌手套，确认治疗部位，并做标记。对于身体大关节部位或操作较复杂的部位可铺无菌洞巾，以防在操作过程中造成污染。为减轻操作时引起的局部疼痛，可进行局部麻醉，阻断神经痛觉传导。

4. 操作

进针时用左手拇指下压皮肤使之凹陷，然后将针横向拨动一下，再使血管、神经分离，沿拇指甲背进针。每次每穴切割、剥离 2～5 次即可出针，一般治疗 1～5 次即可痊愈，两次治疗相隔的时间可视情况而定，通常为 5～7 天。

六、适用范围

1. 多种软组织损伤性疾病所致的顽固性疼痛性疾病

肩周炎、肱骨外上髁炎、腱鞘炎、滑囊炎、梨状肌综合征、髌下脂肪垫炎、膝关节内外侧副韧带损伤等。

2. 骨质增生所致的疾病

骨质增生性关节炎、颈椎病、腰椎间盘突出症、椎管狭窄、强直性脊柱炎、类风湿关节炎、股骨头坏死等。

七、注意事项

第一，由于针刀疗法是在非直视下进行操作的，如果术者对人体解剖，特别是局部解剖不熟悉，操作手法不当，则容易造成损伤，因此术者必须熟悉欲刺激穴位深部的解剖知识，以提高操作的准确性，提高疗效。

第二，选穴一定要准确，即使选择阿是穴作为治疗点也一定要找准痛点的中心进针，进针时保持针体垂直（非痛点取穴可以灵活选择进针方式），如果偏斜进针易使针体在深部错离病变部位，损伤非病变组织。

第三，注意无菌操作（特别是做深部治疗时），进行重要部位（如膝、髋、肘、颈等）的深处切割时尤当注意，必要时可在局部铺无菌洞巾，或在无菌手术室内进行操作。

第四，使用针刀疗法时进针法要速而捷，这样可以减轻进针给患者带来的疼痛。在深部进行铲剥、横剥、纵剥等剥离操作时手法宜轻，不然会加重疼痛，甚至损伤周围的组织。在关节处做纵向切剥时，注意不要损伤或切断韧带、肌腱等。

第五，操作完成后可对创伤不太重的治疗点做局部按摩，以促进血液循环，防止术后出血、粘连。

第七节 穴位埋线疗法

一、概念

穴位埋线疗法是将医用羊肠线埋入穴位内,利用线对穴位的持续刺激作用激发经气、调和气血,以防治疾病的方法。

二、理论依据

穴位埋药线疗法是针灸学、中药学和现代物理学理论相结合的产物,可通过针具药线在穴位内产生的生物物理作用、生物化学变化,将刺激信息和能量通过经络传入体内,从而达到治疗疾病的目的。

三、作用机理

穴位埋线疗法是一种具有综合效应的穴位刺激疗法,主要有协调脏腑功能、平衡阴阳、疏经通络、调和气血、补虚泻实、扶正祛邪等功效。

羊肠线刺激经络、穴位后,人体肌肉的合成代谢加快,分解代谢减慢,肌蛋白、糖类合成加快,乳酸、肌酸分解减慢,从而增强了肌肉的营养。操作时应先根据患者的个体差异,以及症状、病因的不同进行辨证选穴,然后进行穴位埋线,起到温通经脉、祛除寒湿、调节脏腑气血功能及调节神经功能的作用,这样能使自主神经功能紊乱及内分泌失调的问题得到改善,即通过对"经络 – 神经 – 皮层 – 内脏"的综合调节达到治疗疾病的目的。

应用穴位埋线疗法时应根据疾病特点辨证论治,取穴配方,发挥针刺、经穴和"线"的综合作用。该疗法具有刺激性强、疗效持久的特点,可广泛应用于临床各科。

四、常用工具

1. 埋线针

埋线针是根据腰椎穿刺针的原理改制而成的,目前常用的是一次性微创埋线针,根据针体粗细的不同通常分为 7 号、9 号、12 号 3 种型号,长度为 2.5 ~ 12cm(图 10-8)。

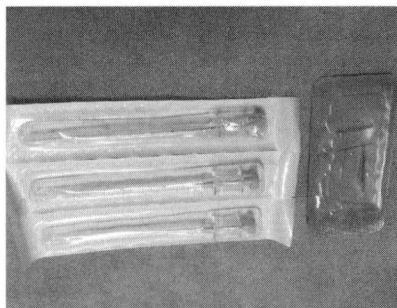

图 10-8　埋线针

2.线体

目前，埋线材料已从最初的羊肠线逐渐扩展至胶原蛋白线及新型高分子聚合物材料。

五、操作方法

常规消毒局部皮肤，取一段 1～2cm 已消毒的羊肠线，放置在专用埋线针针管的前端，后接针芯，一手的拇指、食指绷紧或捏起拟进针的穴周皮肤，另一手持针，将针刺入穴位，到达所需深度，施以适当的提插捻转手法，出现针感后，边推针芯边退针管，将羊肠线埋置在穴位的肌层或皮下组织内。出针后用无菌干棉球（签）按压针孔止血。

六、适用范围

穴位埋线疗法的适用范围较为广泛，可用于哮喘、胃痛、腹泻、便秘、遗尿、面瘫、鼻渊、阳痿、痛经、癫痫、腰腿痛、失眠、瘿病、单性肥胖、脑卒中后遗症、视神经萎缩、神经性皮炎、脊髓灰质炎后遗症、神经症等的治疗，也可用于预防保健。

七、注意事项

第一，严格进行无菌操作，防止感染。线不可暴露在皮肤外面。

第二，根据部位的不同，掌握埋线的深度，不要伤及内脏、大血管和神经干（不要直接扎神经和血管），以免造成功能障碍和疼痛。

第三，皮肤局部有感染或有溃疡时不宜埋线。肺结核活动期患者、骨结核患者、患有严重心脏病的人群、妊娠期妇女等均不宜接受穴位埋线治疗。

第四，对有出血倾向的患者慎用埋线疗法。因糖尿病或其他各种疾病导致皮肤和皮下组织吸收、修复功能障碍者忌用埋线疗法。

第五，在同一个穴位上做多次治疗时应避开前一次治疗的部位，并需间隔 2 周以上。

第六，对精神紧张、过劳或过饥者，禁用或慎用埋线，避免晕针现象的发生。若发生晕针情况，应立即停止治疗，对症处理。

第七，术后出现局部轻度红肿热痛或轻度发热均属正常现象，无须处理，症状多经4～72小时自行消失。若患者出现高热，或局部剧痛、红肿、瘙痒、出血、感染、功能障碍（感觉神经、运动神经损伤），应及时给予相应处理，如局部热敷、抗感染、抗过敏等，严重的应及时抽出羊肠线，并给予对症处理。

第八节 穴位注射疗法

一、概念

穴位注射法是以中西医理论为指导，依据穴位作用和药物性能，向穴位内注入药物以防治疾病的方法，又称"水针疗法"。

二、理论依据

穴位注射疗法是在中医学针刺疗法与西医学封闭疗法相结合的基础上发展而来的，它将针刺刺激与穴位药理有机地结合起来，发挥协同效应，以提高疗效。该疗法具有操作简便、用药量小、适应证广、作用迅速等优点，当前临床应用的穴位注射药物种类越来越丰富，适用病种也日益增多。

三、作用机理

穴位注射的作用机理包含两个方面：一方面是经络穴位的局部刺激作用，即针具对经穴组织的机械性刺激，以及药液被注入穴位后因占有一定空间对周围组织产生压力，从而刺激局部感受器产生酸、麻、胀等感觉；另一方面是注射的药物固有的生物效应，也就是中西药物特有的治疗作用，比如丹参、当归的活血作用，黄芪的补气作用，消炎药的消炎作用等。可见，穴位注射疗法的临床效果来源于针刺和药物的双重作用。

四、常用工具

1. 用具

进行穴位注射时需使用无菌注射器和针头，现在临床上多使用一次性注射器。操作时，术者根据使用药物的种类和剂量大小，以及选穴部位和针刺的深浅，选用不同规格的注射器和针头：一般可使用1mL、2mL、5mL注射器，若治疗部位肌肉肥厚，可使用10mL、20mL注射器；可选用5～7号普通注射针头、牙科用5号长针头，以及封闭用长针头等。

2. 药液

常用药液有以下 3 类。

（1）中草药制剂：如复方当归注射液、丹参注射液、川芎嗪注射液、鱼腥草注射液、银黄注射液、柴胡注射液、板蓝根注射液、威灵仙注射液、徐长卿注射液、清开灵注射液等。

（2）维生素制剂：如维生素 B_1 注射液、维生素 B_{12} 注射液（甲钴胺注射液）、维生素 C 注射液、维丁胶性钙注射液等。

（3）其他常用药物：如 5% ～ 10% 葡萄糖、生理盐水、灭菌注射用水、三磷腺苷、辅酶 A、神经生长因子、胎盘组织液、硫酸阿托品、山莨菪碱、加兰他敏、泼尼松、普鲁卡因、利多卡因、氯丙嗪等。

五、操作方法

1. 选穴

治疗时可根据针灸治疗处方原则选穴，一般选取肌肉比较丰厚的部位进行穴位注射，选穴宜少而精，以 1 ～ 2 个腧穴为宜，最多不超过 4 个腧穴。

临床上常结合经络、经穴触诊法选取阳性反应点进行治疗，操作时常在背腰部的背俞穴、胸腹部的募穴和四肢部的某些特定穴中寻找阳性反应点进行穴位注射，效果往往较好。

2. 操作

（1）选择注射器及针头：根据所选穴位（或部位）、用药剂量，选择合适的注射器及针头，抽吸适当剂量的药液，排出针筒内的空气，备用。

（2）进针：进针前先揣穴，用手指按压、揣摸或循切的方式探索穴位。局部皮肤常规消毒后，将针头迅速刺入选穴处皮肤，然后慢慢推进或上下提插，待针下有得气感后回抽一下，若回抽无血，即可将药推入，注意随时观察患者的反应。

（3）推药：一般选用中等速度推入药物。对患有慢性病、体弱者给予轻刺激，将药物缓慢、轻轻推入；对患有急性病、体强者给予强刺激，将药物快速推入。如果注射药量较大，可以将注射针由深层逐渐退至浅层，边退针边推药，或将注射器变换不同的方向进行穴位注射。

（4）出针：注射后缓慢出针，并用无菌棉签或无菌棉球压迫 1 ～ 2 分钟。

3. 针刺角度及深度的确定

根据穴位所在部位与病变组织的不同，决定针刺的角度和注射的深度。头面及四肢远端等皮肉浅薄处的穴位多浅刺，腰部和四肢等肌肉丰厚部位的穴位可深刺。例如，三叉神经痛于面部有触痛点时，可皮内注射形成"皮丘"；腰肌劳损的部位多较深，故宜适当深刺注射；等等。

六、适用范围

穴位注射的适用范围非常广泛，内、外、妇、儿等各科均可以运用。

1. 运动系统疾病

如肩周炎、关节炎、腰肌劳损、骨质增生、关节扭挫伤等。

2. 神经精神系统疾病

如三叉神经痛、面神经麻痹、坐骨神经痛、多发性神经炎、精神分裂症、癫痫、神经衰弱等。

3. 消化系统疾病

如胃下垂、胃肠神经症、腹泻、痢疾等。

4. 呼吸系统疾病

如急（慢）性支气管炎、上呼吸道感染、哮喘、肺结核等。

5. 心血管疾病

如高血压、冠心病、心绞痛等。

6. 皮肤疾病

如荨麻疹、痤疮、神经性皮炎等。

7. 妇科疾病

如子宫脱垂、滞产等。

8. 儿科疾病

如小儿肺炎、小儿腹泻等。

七、注意事项

第一，严格遵守无菌操作原则，防止感染。

第二，应向患者说明穴位注射疗法的特点和注射后的正常反应。注射后局部会出现酸胀感，注射后 4～8 小时局部有轻度不适，不适感可能会持续更长时间，但是一般不超过 1 天。

第三，注意药物的性能、药理作用、使用剂量、配伍禁忌及不良反应。凡有可能引起过敏的药物，如青霉素、链霉素、普鲁卡因等，必须进行常规皮试，皮试阳性者不可使用该药物。不良反应较严重的药物，使用时应谨慎。注意检查药物的有效期，不要使用过期药物，注意检查药液有无沉淀、变质等情况，如已变质则不可使用。

第四，药物不宜注入关节腔、血管内和脊髓腔。若药物误入关节腔，可致关节红肿、发热、疼痛；若药物误入脊髓腔，有损伤脊髓的可能，严重的可导致瘫痪。

第五，在主要神经干通过的部位做穴位注射时，应注意避开神经干，以免损伤神经。针尖触到神经干时患者会有触电样感觉，此时应及时退针，不可盲目地反复提插。

第六，在背部脊柱两侧进行穴位注射时，针尖以斜向脊柱为宜，避免直刺引起气胸等。内有重要脏器的部位不宜刺入过深，以免刺伤脏器。

第七，耳穴注射应选用易于吸收、无刺激性的药物。

第八，年老体弱及初次接受治疗者，注射时最好取卧位，注射部位不宜过多，药量也可酌情减少，以免导致晕针。孕妇的下腹部、腰骶部，以及合谷、三阴交等穴不宜做穴位注射，以免引起流产。

八、常用封闭方法

在动物实验中，常用的封闭方法有以下 4 种。

1. 病灶周围封闭法

将 0.25% ～ 0.5% 盐酸普鲁卡因注射液注射到病灶周围的健康组织内，根据病灶大小，可分成数点进行皮下、肌内和病灶基底部注射，力求将病灶完全包围封闭。应用该法时，如能向药液中加入青霉素（用量可依动物大小和病灶范围灵活把握，一般用 40 万～ 80 万单位），效果可能更好。

2. 四肢环状封闭法

将 0.25% ～ 0.5% 盐酸普鲁卡因注射液注射在四肢病变部位上方，注射前对病变部位上方进行剪毛、消毒操作，分 2 ～ 3 点，将针头与皮肤成 45° 刺入，直达骨面，然后边注射药液边退针，直到注射完所需剂量。大动物每次注射 50 ～ 200mL，小动物每次注射 5 ～ 20mL，隔 1 ～ 2 天注射 1 次。

3. 静脉内封闭法

将 0.25% 盐酸普鲁卡因注射液缓缓注入静脉内。大动物的剂量为 1mL/kg，小动物的剂量不超过 2mL/kg。每日或隔日注射 1 次，一般注射 3 ～ 4 次即可见效。

4. 穴位封闭法

将盐酸普鲁卡因注射液注射到一定的穴位内，一般治疗前肢疾病时选择抢风穴，治疗后肢疾病时选择百会穴。大动物的应用剂量为 0.25% 普鲁卡因 50 ～ 100mL，小动物的应用剂量为 2 ～ 10mL，每日或隔日注射 1 次，3 ～ 5 次为一疗程。注意，不得将盐酸普鲁卡因注射液直接注入病灶内，否则有使感染扩散的危险。

参考文献

[1] 赵兴梅，陈华德.穴位注射的临床应用及其作用机理 [J].光明中医，2014，29（10）：2242-2244.

[2] 李锐，阳仁达.穴位注射的临床应用方法和效应特性 [J].中医药导报，2007（9）：96-98.

第九节 耳穴疗法

一、概念

耳穴疗法是一种通过对耳郭特定点进行刺激来防治疾病的方法。

二、理论依据

耳穴疗法是指在中医针灸理论及现代技术的指导下，使用毫针针刺或其他方法刺激耳穴以诊治疾病的针法。关于耳的论述古代早有记载，《灵枢·口问》说"耳者，宗脉之所聚也"，《灵枢·邪气脏腑病形》说"十二经脉，三百六十五络，其血气皆上于面而走空窍"，又有《证治准绳》说"肾为耳窍之主，心为耳窍之客"，耳与各经络、脏腑有着密切的联系。耳穴的分布状态形似倒置在子宫内的胎儿，是整个人体的缩影。通过刺激耳穴，可以调节脏腑功能、宣通气血、协调阴阳，获得内外并治、标本兼治的整体效应。

三、作用机理

当人体出现病变时，耳郭上对应的区域就会出现一定的反应点，通过耳穴疗法进行较强烈的良性刺激，可对人体进行动态调节，发挥疏通经络、调节气血、解毒消炎、镇静止痛的作用。

西医学认为，耳穴疗法可以通过神经途径和体液途径调节机体的内分泌系统及免疫系统，进而治疗疾病。

四、常用工具

治疗盘、75% 乙醇、无菌棉签、胶布、镊子、无菌针盒（内盛无菌揿针、26 ～ 30 号粗细的 0.3 ～ 0.5 寸的不锈钢毫针，或王不留行药籽）、探测仪或圆头压棍等。

五、操作方法

1.毫针法

毫针法是利用毫针针刺耳穴，防治疾病的方法。操作时以选定耳穴作为针刺点，针刺前严格消毒，一般协助患者取坐位，选用26～30号粗细的0.3～0.5寸的不锈钢毫针。进针时，术者左手拇、食二指固定耳郭，中指托住针刺部的耳背，然后用右手拇、食二指持针，采用快速插入的速刺法或缓慢捻入的慢刺法进针，刺入深度一般以针头到达软骨后毫针站立、不摇晃为准，行针手法以小幅度捻转为主，刺激强度应根据患者的病情、体质、耐痛度灵活把握，留针时间一般为15～30分钟，治疗慢性疾病、疼痛性疾病时留针时间可适当延长，治疗小儿、老年患者时不宜多留。

2.压丸法

压丸法是在耳穴表面敷贴压丸的简易疗法，既能持续刺激穴位，又安全无痛，目前广泛应用于养生保健，多选用王不留行籽进行敷贴，每日患者可自行按压3～5次，每次每穴按压30～60秒，双耳交替，3～7日更换1次压丸。刺激强度视患者情况而定，一般对儿童、孕妇、年老体弱者、神经衰弱者的刺激应较弱，对急性疼痛者的刺激应较强。

3.埋针法

埋针法是将皮内针埋入耳穴治疗疾病的方法，适用于慢性疾病和疼痛性疾病，能够持续刺激、巩固疗效和预防复发。操作时，术者一手固定常规消毒后的耳郭，绷紧埋针处皮肤，另一手用镊子夹住已消毒的皮内针柄，轻轻刺入所选耳穴，一般刺入针体的2/3，再用胶布固定。临床上大多将皮内针埋于患侧耳郭，必要时可埋于双耳，留针3～5日，每日患者自行按压3～5次。

4.刺血法

按摩耳郭使其充血，严格消毒后用三棱针点刺法将针快速刺入后退出，并轻轻挤压针孔周围，使之出血少许，最后用消毒干棉球按压针孔。隔日治疗1次，急性病可每日治疗2次。

5.耳郭按摩

耳郭按摩是将按、摩、捏、搓、揉、掐、点、提、拉等手法作用于耳郭穴位以防治疾病的外治法，综合了耳穴、按摩两种疗法，能激发经穴效应，改善血液循环，提高免疫力，达到扶正祛邪、防病治病、延年益寿的目的。古今医书中对该法多有论述，很早就有了"以手摩耳轮，不拘遍数……以辅肾气，以防聋聩"的记载。

六、适用范围

耳穴疗法简单易行，且安全无毒、适应证多，不仅对功能性疾病有良好的调节和改善作用，对某些器质性疾病也有一定的疗效，还可用于预防保健、镇痛麻醉等。耳穴疗法的主要适应证如下。

1. 疼痛性疾病

耳穴疗法的功效特点之一是止痛，该疗法对疼痛性疾病的治疗效果最显著，可用于扭伤、切割伤、骨折、烫伤等外伤性疼痛，还可用于减少或代替止痛、麻醉药的使用。耳穴疗法常用于治疗五官、脑、胸、腹、四肢等部位的各类手术后出现的切口痛、瘢痕痛、麻醉后疼痛，乳腺炎、脉管炎、静脉炎、丹毒、前列腺炎、膀胱炎、扁桃体炎、咽炎、风湿性关节炎等引起的炎症性疼痛，以及三叉神经痛、肋间神经痛、坐骨神经痛等神经性疼痛。

2. 炎症性疾病

中耳炎、牙周炎、咽喉炎、扁桃体炎、急性结膜炎、腮腺炎、大叶性肺炎、胸膜炎、气管炎、胃炎、肠炎、阑尾炎、胆囊炎、子宫附件炎、盆腔炎、子宫颈炎、睾丸炎、风湿性关节炎、末梢神经炎等。

3. 其他疾病

过敏性鼻炎、过敏性哮喘、过敏性紫癜、过敏性结肠炎、结节性红斑、红斑狼疮、风湿热、荨麻疹、药疹、糖尿病、肥胖症、甲状腺功能亢进、急性甲状腺炎、尿崩症、垂体瘤、梅尼埃病、心律不齐、高血压、多汗症、性功能障碍、眼睑痉挛、面肌痉挛、神经衰弱、自主神经功能障碍、小儿多动症、月经不调、功能性子宫出血、内分泌失调等。

4. 预防保健

耳穴疗法可用于预防感冒，预防晕车、晕船，还具有一定的美容、减肥、催乳、辅助戒烟、解酒、解毒等功效。

七、注意事项

第一，耳郭结构薄弱，末梢血管不丰富，感染后较难愈合，故应注意无菌操作。

第二，取穴以少而精为宜，应根据主要病症取反应明显的穴位。

第三，留针时间一般为 3～7 天，夏季出汗较多，可减少留针时间，以免发生感染。

第四，留针期间，应避免清洗留针处，若出现留针处剧痛或发热不适，应及时取针并予以局部消炎等处理。

参考文献

［1］贾春生，马铁明.微针系统诊疗学［M］.北京：中国中医药出版社，2009：17.

［2］范春兰.耳穴在中医治疗黄褐斑中的应用进展［J］.中医外治杂志，2010，19（2）：46-48.

［3］蔡蕾，贾红玲.耳穴疗法治疗失眠症的临床研究进展［J］.湖南中医杂志，2014，30（8）：190-191.

第十节　穴位敷贴疗法

一、概念

穴位敷贴是一种在某些穴位上敷贴药物，通过药物和腧穴的共同作用治疗疾病的方法。其中，将一些带有刺激性的药物，如芥子、甘遂、蓖麻子等捣烂或研末，敷贴于穴位，引起局部发疱、化脓（如"灸疮"）的方法，则称为"天灸"或"自灸"，现在也称为发疱疗法；将药物敷贴于神阙穴，通过脐部吸收或刺激作用来治疗疾病的方法，又称为"敷脐疗法"或"脐疗"；将药物敷贴于涌泉穴，通过足部吸收或刺激作用来治疗疾病的方法，又称为"足心疗法"或"涌泉疗法"。

二、理论依据

经络"内属脏腑，外络肢节，沟通表里，贯穿上下"，是人体营卫气血循环运行和出入的通道。穴位通过经络与脏腑密切联系，不仅有反映各脏腑生理或病理状态的功能，也是治疗五脏六腑疾病的有效刺激点。穴位敷贴疗法以中医经络学为理论依据，作用于体表腧穴相应的皮部，通过经络的传导和调整，改善经络气血的运行，调节五脏六腑功能，达到祛邪扶正的目的。

三、作用机理

应用穴位敷贴疗法时，药物透过皮肤角质层，以及毛囊、汗腺等，通过经络由外向内、由表及里，直达病所，可鼓舞正气、逐邪外出。该疗法通常有通经活络、消肿止痛、清热解毒、行气消痞的功能。

相关研究表明，穴位贴敷的特点在于其具有双重治疗作用，既有穴位刺激作用，又可通过皮肤组织对药物有效成分的吸收，发挥明显的药理效应。药物经皮肤吸收，极少通过肝脏，也不经过消化道，可避免肝脏及各种消化酶、消化液对药物成分造成分解破坏，保留更多的有效成分，更好地发挥治疗作用。

四、常用药物

1.药物的选择

凡是临床上有效的汤剂、丸剂，一般都可以熬膏或研末用作穴位敷贴。正如吴尚先在《理瀹骈文》中所说："外治之理即内治之理，外治之药亦即内治之药，所异者，法耳。"这句话说明了外治与内治只是方法不同，治疗原则是一样的。与内服疗法相比，敷贴疗法的用药特点主要有以下 3 个方面。

（1）多用通经走窜、开窍活络之品：《理瀹骈文》载："膏中用药，必得通经走络、开窍透骨、拔毒外出之品为引。"以引领诸药开结行滞，直达病所，逐邪外出。常用的药物有冰片、麝香、丁香、花椒、芥子等。这些药物刺激性较强，不仅本身能治疗相应的病变，而且通经活络、走而不守，能促进其他药物向体内的渗透，以发挥最佳效应。

（2）多选气味俱厚、生猛有毒之品：如生天南星、生半夏、生川乌、生草乌、巴豆、甘遂、马钱子、蓖麻子等。这些药物气味俱厚，药性猛烈，口服有毒，对肝肾等脏器有损害。通过穴位贴敷，透皮给药，能通过经络腧穴直达病所，避免了对肝肾等脏器的损害，又能起到速捷的效果。

（3）选择适当的溶剂调和：选择适当的溶剂调和贴敷药物或熬膏，以达药力专、吸收快、收效速的目的。醋调贴敷药，能起到解毒、化瘀、敛疮等作用，虽用药猛，可缓其性；酒调贴敷药，有行气、活血、通络、消肿、止痛作用，虽用药缓，可激其性；油调贴敷药，又可润肤生肌。常用溶剂有水、白酒或黄酒、猎、姜汁、蜂蜜、蛋清、凡士林等。此外，还可针对病情应用药物的浸剂作溶剂。

2.常用剂型

（1）散剂：将一种或数种药物粉碎、混匀，制成粉状药剂。

（2）膏剂：将所选药物加入适当的基质中，制成容易涂布于皮肤、黏膜或创面的半固体外用制剂。

（3）丸剂：将药物研成细末，用适当的黏合剂（如水、蜜、药汁等）拌和均匀，制成大小不一的圆形药丸。

（4）糊剂：将药物粉碎成细粉，或将药物按所含有效成分用渗漉法或其他方法制得浸膏，再粉碎成细粉，加入适量黏合剂或湿润剂（如水、醋、酒、鸡蛋清或姜汁等），搅拌均匀，调成糊状。

（5）熨贴剂：将中药研成细末装于布袋中敷贴穴位，或直接将药粉或湿药饼敷贴于穴位上，再用艾火或其他热源在所敷药物上进行温熨。

（6）鲜药剂：将新鲜中草药捣碎或揉搓成团块状，或将药物切成片状，然后将其敷贴于穴位上。

（7）其他剂型：穴位敷贴常用的其他剂型还有泥剂、膜剂、锭剂、浸膏剂、水（酒）渍剂等。

五、操作方法

根据所选腧穴，协助患者取适当体位，以便药物能敷贴稳妥。敷贴之前，应定准穴位，用温水将局部洗净，或用乙醇棉球擦净，然后敷药。对于所敷之药，无论其为何种剂型，均应固定好，以免出现移位或脱落，既可直接用胶布固定，也可先将纱布或油纸覆盖于药上，再用胶布固定。目前临床上已有专供穴位敷贴的特制敷料，使用起来很方便。

如需换药，可用消毒干棉球蘸温水，或各类植物油，或液状石蜡，轻轻擦去粘在皮肤上的药物，擦干后再敷药。一般情况下，激性小的药物每隔1~3天换1次；无须使用溶液调和的药物可适当延长敷贴时间，每隔5~7天换1次；刺激性大的药物应视患者的反应和发疱程度确定敷贴时间，一般为数分钟至数小时，如需再敷贴，应待局部皮肤愈合后再进行，或改用其他有效穴位进行交替敷贴。应用敷脐疗法时每次敷贴3~24小时，隔日敷贴1次，所选药物不应为刺激性大及发疱之品；冬病夏治穴位敷贴在每年自入伏到末伏阶段进行，每7~10天敷贴1次，每次敷贴3~6小时，3年为1个疗程。

六、适用范围

穴位敷贴疗法的适用范围较为广泛，既可治疗慢性病症，又可治疗急性病症，如感冒、急（慢）性支气管炎、哮喘、风湿性关节炎、三叉神经痛、面神经麻痹、神经衰弱、胃下垂、胃肠神经症、腹泻、冠心病心绞痛、糖尿病、遗精、阳痿、月经不调、痛经、子宫脱垂、牙痛、口疮、小儿夜啼、厌食、遗尿、流涎等。此外，该疗法还可用于防病保健。

七、注意事项

第一，凡用溶剂调敷药物，需随调制随敷贴，以防因挥发而影响药效。

第二，若用膏剂敷贴，应掌握好温化膏剂的温度（膏剂温度不应超过45℃），以防烫伤或贴不住。

第三，若患者对胶布过敏，可改用低过敏胶布或用绷带固定敷贴药物。

第四，色素沉着、潮红、微痒、有烧灼感、疼痛、轻微红肿、轻度起水疱等属于穴位敷贴的正常皮肤反应，但若敷贴后出现范围较大、程度较重的皮肤红斑、水疱、瘙痒现象，应立即停止用药，并进行对症处理。若出现全身性皮肤过敏症状，应及时到医院就诊。

第五，若需使用刺激性强、毒性大的药物，如斑蝥、马钱子、巴豆等，敷贴药量宜小、穴位宜少、面积宜小、时间宜短，防止发疱过大或发生药物中毒。

第六，久病体弱、消瘦者，或孕妇、幼儿，或有严重心、肝、肾功能障碍者慎用穴位敷贴疗法。

第七，敷贴部位有创伤、溃疡者禁用该疗法。

第十一章

中药特色蜡疗的前景与展望

1.国家非常重视健康产业的发展，这使得中药特色蜡疗的推广应用有了可靠的保障。

2.养生保健市场庞大，中药特色蜡疗作为养生保健新项目，为该领域提供了全新的理念与方法。

3.中药特色蜡疗疗效好、见效快，有很高的应用价值与很好的应用前景。

4.中药特色蜡疗操作安全，易于普及，易于被患者接受，可获得很好的社会效益与经济效益。

5.中药特色蜡疗以中医理论为指导，为蜡疗的应用与发展提供了理论基础，使中药特色蜡疗可持续发展。

6.紫德堂中药特色蜡疗独创了中药特色蜡疗体系，完善了中药特色蜡疗的治疗与养生保健方案，具有明显的特色与优势，以特色求发展。

7.当前中药特色蜡疗学术团队已成功组建，可为该疗法的研究提供可靠的技术指导与支持。

8.中医蜡疗研究院已成立，可继续研究蜡疗新技术，不断输入新项目，增强市场竞争力。

9.加强蜡疗的科学研究，注重中药特色蜡疗的人才培养，全面提高从业人员的素质，有助于促进该项技术的提高，不断适应市场的变化。

10.研究团队树立了明确的目标与远大的志向，力求组成万店联盟与国际合作联盟，打造中药特色蜡疗的"航空母舰"，"立足中原，面向全国，走向世界"。